普通高等教育"十五"国家级规划教材

配套教学用书

新世纪全国高等中医药院校规划教材

温病学习题集

主编单位　广州中医药大学

主　编　林培政

副主编　钟嘉熙

编　委　（以姓氏笔画为序）

史志云　刘亚敏　沈　强

吴智兵　张朝曦

主　审　彭胜权

中国中医药出版社出版

·北　京·

图书在版编目（CIP）数据

温病学习题集/林培政主编. —北京：中国中医药出
版社，2005.9（2021.12重印）

普通高等教育"十五"国家级规划教材配套教学用书

ISBN 978 - 7 - 80156 - 457 - 3

Ⅰ. 温… Ⅱ. 林… Ⅲ. 温病学说－中医学院－习
题 Ⅳ. R254.2 - 44

中国版本图书馆 CIP 数据核字（2003）第 048831 号

中 国 中 医 药 出 版 社 出 版
北京经济技术开发区科创十三街 31 号院二区 8 号楼
邮政编码：100176
传真：64405721
河北品睿印刷有限公司印刷
各地新华书店经销

*

开本 850×1168 1/16 印张 13 字数 300 千字
2005 年 9 月第 1 版 2021 年 12 月第 9 次印刷
书 号 ISBN 978 - 7 - 80156 - 457 - 3

*

定价：39.00 元
网址 www.cptcm.com

前　言

　　为了全面贯彻国家的教育方针和科教兴国战略，深化教育教学改革，全面推进素质教育，培养符合新世纪中医药事业发展要求的创新人才，在全国中医药高等教育学会、全国高等中医药教材建设研究会组织编写的"普通高等教育'十五'国家级规划教材（中医药类）、新世纪全国高等中医药院校规划教材（第一版）"（习称"七版教材"）出版后，我们组织原教材编委会编写了与上述规划教材配套的教学用书——习题集，目的是使学生对已学过的知识，以习题形式进行复习、巩固、强化，也为学生自我测试学习效果、参加考试提供便利。

　　本套习题集与已出版的46门规划教材配套，所命习题范围与现行全国高等中医药院校本科教学大纲一致，与上述规划教材一致。习题覆盖规划教材的全部知识点，对必须熟悉、掌握的"三基"知识和重点内容以变换题型的方法予以强化。内容编排与相应教材的章、节一致，方便学生同步练习，也便于与教材配套复习。题型与各院校各学科现行考试题型一致，同时注意涵盖国家执业医师资格考试题型。命题要求科学、严谨、规范，注意提高学生分析问题、解决问题的能力，临床课程更重视临床能力的培养。为方便学生全面测试学习效果，每章节后均附有参考答案和答案分析。"答案分析"可使学生不仅"知其然"，而且"知其所以然"，使学生对教材内容加深理解，强化已学知识，进一步提高认知能力。

　　书末附有模拟试卷，分本科A、B试卷和硕士研究生入学考试模拟试卷，有"普通、较难、难"三个水准，便于学生对自己学习效果的自我测试，同时可提高应考能力。

　　本套习题集供高等中医药院校本科生、成人教育学生、执业医师资格考试人员及其他学习中医药人员与教材配套学习和应考复习使用。学习者通过对上述教材的学习和本套习题集的习题练习，可全面掌握各学科的知识和技能，顺利通过课程考试和执业医师考试，为从事中医药工作打下坚实的基础。

　　由于考试命题是一项科学性、规范化要求很高的工作，随着教材和教学内容的不断更新与发展，恳请各高等中医药院校师生在使用本套习题集时，不断总结经验，提出宝贵的修改意见，以使本套习题集不断修订提高，更好地适应本科教学和各种考试的需要。

编者

2003 年 5 月

编写说明

"新世纪全国高等中医药院校规划教材"《温病学》一书作为普通高等教育"十五"国家级规划教材之一，是由全国中医药高等教育学会、全国高等中医药教材建设研究会组织广州中医药大学、上海中医药大学、北京中医药大学、成都中医药大学、河南中医学院、安徽中医学院、甘肃中医学院、辽宁中医学院、湖南中医学院、福建中医学院、新疆医科大学中医学院、江西中医学院等12所中医药院校的温病学专家编写，目前已为各中医院校普遍使用。为配合此教材的学习和使用，我们特编写《温病学习题集》一书。

本习题集根据《温病学》教学大纲的要求，按教材的章次进行编写，各章分别由习题及答案组成。每章习题一般分填空题、选择题（A、B、X型题）、改错题、简答题和问答题共5种题型，在各论中还加上了大量的病例分析题。填空题主要针对要求背诵、熟记的内容进行强化训练；选择题的题量最大，目的在于扩大温病学知识面，其中A型题由1个题干和5个备选答案组成，B型题由2个或2个以上题干和5个备选答案组成，X型题由1个题干和5个或5个以上备选答案组成，A型和B型题为单选题，X型题为多选题，每题有2个或2个以上正确答案；改错题目的在于帮助辨别容易混淆的概念和观点；简答题主要在于强化概念性和常识性的知识；问答题目的在于帮助深入理解某些学术观点和理论；病例分析题目的在于帮助提高综合运用温病学知识解决临床实际问题的能力。

本习题集的特点是：紧扣教学大纲和教材内容，力求内容全面又重点突出，对于教学大纲中未做重点要求的内容题量较少，只将其中主要的知识点设题；注重知识点的理解、掌握及基本概念的鉴别；强调了温病学作为中医临床基础学科的特性，重视临床证治内容的训练，加强培养学生运用温病学理法方药的临床思维能力。

本书可供高等中医药院校中医类专业（包括中医、中西医结合、针灸、推拿、骨伤等）在校学生及自学中医人员、临床医生学习《温病学》过程中练习和自我测试，也可作为高等中医药院校检测教学质量的参考。

由于"十五"国家级规划教材《温病学》出版不久，编者尚未在使用过程中积累成熟的经验，因此本书中难免存在有不妥、不当甚或错漏之处，敬请批评指正，以便进一步提高。

主编　林培政
2003年10月于广州中医药大学

目 录

附　篇

总　论

绪　论

习题

一、填空题

1. 温病学的发展过程中，其萌芽阶段是＿＿＿＿＿＿＿时期，成长阶段是＿＿＿＿时期，形成阶段是＿＿＿＿＿＿时期。

2. 温病学发展史上把叶天士、吴鞠通、＿＿＿＿＿、＿＿＿＿＿＿称为清代温病学四大名家。

3. 温病隶属于伤寒是在＿＿＿＿＿＿时期，温病渐从伤寒体系中分化出来是在＿＿＿时期。

4. 首先提出"温病不得混称伤寒"的医家是＿＿＿＿＿。

5. 提出疠气学说的医家是＿＿＿＿＿＿，倡导并完善三焦辨证的温病学专著是＿＿＿＿＿。

二、选择题

（一）A 型题

6. 在温病学发展过程中，"温病学形成阶段"是指：
　　A. 宋到金元　　　B. 明清时期
　　C. 战国到晋唐　　D. 新中国成立后
　　E. 宋到明代

7. 医学史上第一部温病学专著是：
　　A.《温热论》　　　B.《肘后备急方》
　　C.《温热经纬》　　D.《温病条辨》
　　E.《温疫论》

8. 《外感温热篇》作者是：

　　A. 叶天士　　　B. 吴鞠通
　　C. 薛生白　　　D. 王孟英
　　E. 陈平伯

9. 从概念、发病机理和治疗原则上将温病与伤寒明确区分开来的医家是：
　　A. 王叔和　　　B. 孙思邈
　　C. 朱肱　　　　D. 王安道
　　E. 刘河间

10. 温病的病名最早见于：
　　A.《难经》　　　B.《黄帝内经》
　　C.《伤寒论》　　D.《备急千金要方》
　　E.《诸病源候论》

11. 《温热经纬》的作者是：
　　A. 叶天士　　　B. 吴鞠通
　　C. 薛生白　　　D. 王孟英
　　E. 吴又可

12. 提出疠气学说的医家是：
　　A. 叶天士　　　B. 戴天章
　　C. 喻嘉言　　　D. 吴又可
　　E. 郭雍

13. 吴鞠通的代表著作是：
　　A.《时病论》
　　B.《温热经纬》
　　C.《温病条辨》
　　D.《疫疹一得》
　　E.《温热逢源》

14. 最早认识到温病是伏邪温病的书是：
　　A.《温疫论》
　　B.《难经》

C. 《黄帝内经》

D. 《温热论》

E. 《三时伏气外感篇》

15. 《湿热病篇》的作者是：

    A. 叶天士   B. 吴又可

    C. 薛生白   D. 吴鞠通

    E. 王孟英

16. 在温病学发展过程中，"温病学的萌芽阶段"是指：

    A. 战国至晋唐   B. 唐至金元

    C. 战国至金元   D. 宋至金元

    E. 明至清

17. 在温病学的发展过程中，"温病学成长阶段"是指：

    A. 战国至晋唐   B. 宋至金元

    C. 元至明代   D. 明代至清代

    E. 新中国成立后

18. 温病学在因证脉治方面形成较为完整理论体系是在：

    A. 唐代   B. 宋代

    C. 明代   D. 清代

    E. 新中国成立以后

（二）B 型题

    A. 薛生白   B. 王孟英

    C. 吴鞠通   D. 叶天士

    E. 戴天章

19. 《温热经纬》的作者是：

20. 《三时伏气外感篇》的作者是：

    A. 战国至晋唐   B. 宋至金元

    C. 明至清   D. 元至明

    E. 唐至宋

21. 温病学的形成阶段是指：

22. 温病学的萌芽阶段是指：

    A. 王叔和   B. 刘河间

    C. 叶天士   D. 王安道

    E. 朱肱

23. 提出"六气皆从火化"的医家是：

24. 首先提出"温病不得混称伤寒"的医家是：

    A. 《伤寒温疫条辨》

    B. 《疫疹一得》

    C. 《临证指南医案》

    D. 《湿热病篇》

    E. 《广温热论》

25. 余师愚的著作为：

26. 戴天章的著作为：

（三）X 型题

27. 创立卫气营血及三焦辨证，标志温病理论体系形成的医家是：

    A. 吴又可   B. 薛生白

    C. 叶天士   D. 吴鞠通

    E. 王孟英

28. 刘河间对温病学的贡献主要表现在：

    A. 认为六气皆从火热而化

    B. 认为温病不能混称伤寒

    C. 主张治疗热病辛温解表药应配合寒凉清热药

    D. 热病的治疗应以寒凉药为主

    E. 温病表证的治疗有里热清而表证自解者。

29. 刘河间对"热病"的贡献有：

    A. 提出"六气皆从火化"

    B. 认为"六经传受，由浅至深，皆是热证，非有阴寒证"

    C. 认为热病初期，不可单用辛温解表

    D. 认为热病不得混称伤寒

    E. 创制了防风通圣散

30. 温病学中温疫学派的主要代表医家有：

    A. 薛生白   B. 吴又可

    C. 戴天章   D. 余师愚

    E. 杨栗山

31. 《温热经纬》收集了下面哪些医家的温病条文：

    A. 叶天士   B. 陈平伯

C. 余师愚　　D. 丁甘仁
E. 薛生白

三、改错题

32. 誉称王安道"始能脱却伤寒，辨证温病"的医家是叶天士。

33. 叶天士的《温热论》指明新感温病病因是温邪，感邪途径从皮毛而入，首犯部位为足太阳膀胱经，其传变有逆传和顺传两种形式。

四、简答题

34. 温病学发展过程中，在晋唐以前称为什么阶段？有何特点？

35. 请列举民国时期对温病学发展作出较大贡献的三名医家的姓名及其著作？

36. 吴鞠通在温病学方面的主要学术成就是什么？

37. 《温疫论》的主要学术成就有哪些？

38. 刘河间在温病学发展史上的主要贡献是什么？

39. 何谓"伏寒化温"？

五、问答题

40. 温病学发展过程中，在宋金元时期有关温病的主要学术成就是什么？举出该时期两名主要医家对温病学的贡献。

答案

一、填空题

1. 战国至晋唐　宋至金元　明清
2. 薛生白　王孟英
3. 战国至晋唐　宋至金元
4. 王安道
5. 吴又可　《温病条辨》

二、选择题

（一）A 型题

6. B。答案分析：明清时期，对温病学的多个领域进行了开拓性的深入研究，编著大量有关温病的专著，在理、法、方、药诸方面形成了较为完善的理论体系，故称为温病学形成阶段。

7. E。答案分析：明代医家吴又可《温疫论》明确提出温疫与伤寒其性质完全不同，对温疫的病因、病机、治疗等提出了许多独特的见解，是第一部比较系统论述湿热疫的专著。

8. A。答案分析：叶天士的《外感温热篇》又称为《温热论》，是温病学理论的奠基之作。

9. D。答案分析：王安道揭示的发病机理是里热外达，因而主张温病的治疗应以清里热为主，故吴鞠通评价王安道"始能脱却伤寒，辨证温病"。

10. B。答案分析：《黄帝内经》首次提出温病病名，仅《素问》中提出温病病名的就有60多处。

11. D。答案分析：王孟英"以轩岐仲景之文为经，叶薛诸家之辨为纬"，旁考他书，参以经验，经纬交错，著成《温热经纬》，系统论述温病学理论体系。

12. D。答案分析：吴又可提出温疫是感受疬气所致，疬气又称杂气、异气。

13. C。答案分析：吴鞠通《温病条辨》倡导三焦辨证，使温病学形成了以卫气营血、三焦为核心的辨证论治体系。

14. C。答案分析：《素问·生气通天论》提出："冬伤于寒，春必病温"的观点，此为后世温病伏邪学说的渊薮。

15. C。答案分析：薛生白所著《湿热病篇》对湿热病的病因、病机、辨证论治作了较全面、系统的论述，进一步充实和丰富了温病学内容。

16. A。答案分析：晋唐以前对温病的认识尚处于萌芽阶段，在概念上将温病隶属于伤寒的范畴，虽有论治温病的一般原则，但方法尚欠具体、全面。

17. B。答案分析：这一时期逐步从理、法、方、药等方面进行变革、创立新说，促进温病逐渐从伤寒体系中分化出来。

18. D。答案分析：清代众多医家在总结、继承前人有关温病的理论和经验的基础上，编著了大量有关温病的专著，进行开拓性的研究，形成了较为完整的辨证论治理论和方法，使温病学成为独立的学科体系。

（二）B型题

19. B。答案分析：王孟英旁考他书，参以经验，经纬交错，著成《温热经纬》，系统构织出温病学理论体系。

20. D。答案分析：叶天士著《三时伏气外感篇》论述春夏秋季节新感与伏气温病。

21. C。答案分析：明清时期编著了大量有关温病的专著，在病因、病机、诊法、辨证论治等方面形成了较为完善的理论体系。

22. A。答案分析：这段时期温病学无专门的著作，有关温病病名、病因、症状、治疗的记载，均散见于中医历代文献中。

23. B。答案分析：刘河间提出"六经传受，由浅至深，皆是热证，非有阴寒证。"

24. D。答案分析：王安道在《医经溯洄集》强调发热是怫热自内达外，治疗应以清热为主，故清代温病学家吴鞠通评价王安道"始能脱却伤寒，辨证温病"。

25. B。答案分析：余师愚《疫疹一得》又称《疫病篇》，主要论述暑燥疫。

26. E。答案分析：戴天章《广温热论》短小精悍，其内容以论述发于里的温热病（即伏气温病）为主，与时疫与伤寒详加判别。

（三）X型题

27. CD。答案分析：叶天士创立卫气营血辨证，吴鞠通创立三焦辨证。这两种辨证体系相辅相成，使温病辨证理论趋于完善。

28. AD。答案分析：刘河间创造性地提出"六气皆从火化"的观点，为温病寒凉清热为主治疗学的形成奠定了理论基础。

29. ABCE。答案分析：刘河间创新论、立新法、制新方，使温病从伤寒体系束缚的道路上向前推进了一大步。

30. BCDE。答案分析：戴天章《广温疫论》，杨栗山《伤寒温疫条辨》，余师愚《疫疹一得》等，在吴又可《温疫论》基础上，对温疫的病因、病机、诊法和辨证论治，作了补充和发展。

31. ABCE。答案分析：《温热经纬》以叶天士、陈平伯、薛生白、余师愚等诸家温病条文为纬，结合自己体会加以按语，提出了自己的见解。

三、改错题

32. 应改为：誉称王安道"始能脱却伤寒，辨证温病"的医家是吴鞠通。

答案分析：自王安道明确提出"温病不得混称伤寒"，温病学开始从伤寒学说体系中分离出来，成为温病学自成体系的开端，故吴鞠通在《温病条辨》中称王安道"始能脱却伤寒，辨证温病"。

33. 应改为：叶天士的《温热论》指明新感温病病因是温邪，感邪途径从口鼻而入，首犯部位为手太阴肺经，其传变有逆传和顺传两种形式。

答案分析：温邪多从口鼻而入，叶天士说："温邪上受，首先犯肺"，提出了邪从口鼻而入的感邪途径及其首先侵犯的病变部位为手太阴肺经。

四、简答题

34. 答：晋唐以前的温病学阶段为萌芽阶段。这一阶段对温病虽有一定的认识，即在《内经》《伤寒论》等书中已有对温病的病名、病因、证候及治疗等方面的初步记载。但理论上尚较简朴，而且概念上温病与伤寒未有明确划分，把温病隶属于伤寒的范围。

35. 答：张锡纯《医学衷中参西录》，吴锡璜《中西温热串解》，丁甘仁《喉痧证治概要》等。

36. 答：创立了温病的三焦辨证；制定了三焦分证治疗大法；对温病的发生、发展、传变规律进行归纳，组创立了许多温病方剂等。

37. 答：开专论温病先河；立杂气致病学说；创疏利透达之法。

38. 答：提出"六气皆从火化""六经传受，由浅至深，皆是热证"的观点；认为热病初期，不可单用辛温解表；组创新方，主张治疗温热证应以寒凉药为主，创制了双解散等方。

39. 答：指感受寒邪藏于肌肤，至春变为温病，至夏变为暑病。

五、问答题

40. 答：这一时期为温病学的成长时期。在理论上，划清了伤寒与温病的界限，为温病学术体系的形成奠定了理论基础。在治疗上，有了根本性的突破，主张灵活运用经方，强调治疗温热证应以寒凉药为主。其中：刘河间提出"六气皆从火化""六经传受，由浅至深皆是热证，非有阴寒证"的理论，认为热病初期，不可单用辛温解表，并创制了双解散等方剂。王安道认为"温病不得混称伤寒"，提出温病发热是怫热自内达外，治疗应以清里热为主。

第一章 温病的概念

习题

一、填空题

1. 温病是由_____引起的，以发热为主症，具有_____、_____特点的一类急性外感热病。

2. _____伤寒是一切外感热病的总称，它包括温病在内。

3. 温病与伤寒是外感热病中性质完全不同的两类疾病，两者是_____关系。

4. 伤寒学说与温病学说两者关系上：伤寒学说是温病学说发展的_____，温病学说是伤寒学说的_____。

5. 根据《难经·五十八难》经文，伤寒有五，有_____，有伤寒，有_____，有热病，有温病。

6. 根据吴又可的观点，热病、温病、温疫三者的关系是：热病即_____，又名_____。

二、选择题

（一）A 型题

7. "邪之所着，有天受，有传染"，语出：

    A. 《内经》   B. 《难经》

    C. 《温疫论》   D. 《温病条辨》

    E. 《温热论》

8. 说明温病的诸特点中，以下哪种提法是欠妥的？

    A. 病因是感受外邪所致

    B. 有传染性，流行性

    C. 有季节性，地域性

    D. 病程发展具有阶段性

    E. 临床表现有共同性

9. "五疫之至，皆相染易"语出：

    A. 《内经》   B. 《难经》

    C. 《伤寒论》   D. 《千金方》

    E. 《温疫论》

10. 下列病种中，哪种属伏气温病：

    A. 风温   B. 春温

    C. 暑温   D. 湿温

    E. 秋燥

11. 以下哪种不属于温热性质的温病：

    A. 风温   B. 春温

    C. 暑温   D. 伏暑

    E. 秋燥

12. 风温、暑温、湿温、秋燥的命名，主要根据的是：

    A. 四时主气

    B. 初起证候类型

    C. 临床病证的特点

    D. 传变的快慢

    E. 证候的性质

13. "今夫热病者，皆伤寒之类也。"出自：

    A. 《内经》

    B. 《难经》

    C. 《伤寒论》

    D. 《伤寒总病论》

    E. 《伤寒例》

14. 下列外感病中，哪一项不是《难经》所说："伤寒有五"的病种：

    A. 中风   B. 伤寒

C. 湿温　　D. 暑温

E. 热病

15. 指出"温病……又名疫者，以其延门阖户，如徭役之役，众人均等之谓也"出自：

A. 王叔和《伤寒例》

B. 张仲景《伤寒论》

C. 吴又可《温疫论》

D. 杨栗山《伤寒温疫条辨》

E. 叶天士《温热论》

（二）B 型题

A.《内经》

B.《难经》

C.《伤寒论》

D.《伤寒总病论》

E.《类证活人书》

16. "天行之病，大则流毒天下，次则一方，次则一乡"语出：

17. "春月伤寒谓之温病，冬伤于寒轻者，夏至以前发为温病"语出：

A. 风温　　B. 春温

C. 冬温　　D. 湿温

E. 秋燥

18. 属伏气温病的病种是：

19. 肯定属湿热类温病的病种是：

A. 风温　　B. 春温

C. 秋燥　　D. 烂喉痧

E. 温疫

20. 根据发病季节而命名的温病有：

21. 根据四时主气命名的温病有：

22. 根据流行情况而命名的温病有：

A. 叶天士　　B. 吴鞠通

C. 周扬俊　　D. 陆九芝

E. 王孟英

23. "温为温病，热为热病，与温疫辨者无它，盖即辨其传染不传染耳"语出：

24. "一人受之谓之温，一方受之谓之疫"语出：

（三）X 型题

25. 根据发病季节而命名的温病有：

A. 风温　　B. 春温

C. 暑温　　D. 湿温

E. 冬温

26. 根据特殊的临床证候命名的温病有：

A. 风温　　B. 温疫

C. 温疟　　D. 大头瘟

E. 烂喉痧

27. 根据四时主气而命名的温病有：

A. 风温　　B. 春温

C. 暑温　　D. 湿温

E. 秋燥

28. 根据吴鞠通《温病条辨》所论，下列哪些疾病属于温病：

A. 温热　　B. 温疫

C. 温疟　　D. 冬温

E. 湿温

29. 新感温病的特点是：

A. 感邪即发

B. 传变迅速

C. 初起出现表热证，无里热证

D. 初起即见里热见症，且其证候表现与当令主气的致病特点不一致

E. 初起即见里热见症，但其临床表现与当令主气的致病特点一致

30. 伏气温病的特点是：

A. 感而后发

B. 传变迅速

C. 初起即见里热见症，但其临床表现与当令主气的致病特点不相一致

D. 初起以表热证为主，无明显的里热证候

E. 初起有表证，但同时有里热证

31. 下列温病中，属温热类的温病有：

A. 风温　　B. 春温

C. 暑温　　D. 湿温

E. 秋燥

三、改错题

32. 温病是由温邪引起的以发热为主症的具有热象偏重、易化燥伤阴的一种急性外感热病。

33. 温病是由外邪引起的一类急性外感热病。

34. 伤寒有广义、狭义之分，温病属狭义伤寒范围。

35. 狭义伤寒与温病俱属外感热病，两者是隶属关系。

四、简答题

36. 何谓温疫？
37. 试述温病的概念。
38. 温病的主要特点是什么？
39. 温病与温疫有何区别？
40. 简述伤寒与温病的关系？

五、问答题

41. 试述温病的病变过程有何规律性？
42. 风温病与伤寒（狭义伤寒）有何不同？
43. 暑温、湿温，初起即有里热证表现，为何又不属伏气温病？

 答案

一、填空题

1. 温邪　热象偏重　易化燥伤阴
2. 广义
3. 并列
4. 基础　发展
5. 中风　湿温
6. 温病　温疫

二、选择题

（一）A 型题

7. C。答案分析：见《温疫论》，吴又可认识到温病具有传染性，可通过口鼻或接触等途径，传给其他人。

8. A。答案分析：温病是由特异的致病因素温邪引起的，比"外邪"更为具体、明确。

9. A。答案分析：见《素问·刺法论》，本篇说明温病具有传染性。

10. B。答案分析：春温初起即以里热证为主，病邪或由里外达，或内陷深入，属病发于里的伏气温病。

11. D。答案分析：伏暑临床病证、病因兼挟湿邪，故属有热有湿的湿热性质温病。

12. A。答案分析：春天的主气是风，故称风温；夏天的主气是暑，故称暑温；长夏的主气是湿，故称湿温；秋天的主气是燥，故称秋燥。

13. A。答案分析：见《内经》，此处所指伤寒为广义伤寒，广义伤寒是一切外感热病的总称。

14. D。答案分析：见《难经》，应有温病。

15. C。答案分析：吴又可认为温病又可称为温疫，具有传染性。

（二）B 型题

16. D。答案分析：说明温病流行的程度有大流行，小流行和散发等情况。

17. E。答案分析：将温病限定于春季发生的某种温热病。

18. B。答案分析：春温病发于里，病邪由里外达，故为伏气温病。

19. D。答案分析：湿温的病证、病因均有湿有热，故属湿热性质温病。

20. B。答案分析：春温以发病季节命名。

21. A。答案分析：春天主气为风，故称为风温。

22. E。答案分析：温疫可引起广泛流行。

23. D。答案分析：见《世补斋医书》陆九芝认为传染者为温疫，不传染者为温病。

24. C。周扬俊以传染与否区别温病与温疫。

（三）X 型题

25. BE。答案分析：春温发于春季，冬温发于冬季，此二病以发病季节而命名。

26. DE。答案分析：因其头面肿大、灼热疼痛，故命名为大头瘟；因咽喉红肿，甚至糜烂疼痛、肌肤丹痧密布，故命名为烂喉痧。

27. ACDE。答案分析：风温、暑温、湿温、秋燥都是根据不同季节的主气而命名的温病。有的新感温病，如暑温初起发病可见阳明气分热盛证，其临床表现与当今主气的致病特点相一致；伏气温病可因新感引发而表现为表里同病。

28. ABCDE。答案分析：此语出自吴鞠通《温病条辨·上焦篇》第一条。

29. ACE。答案分析：感邪即时发病，病发于表的为新感温病。有的新感温病，如暑温初起发病可见阳明气分热盛为主要证候，与当今主气的致病特点是一致的。

30. ACE。答案分析：感邪后邪气伏藏，过时而发，病发于里的称为伏气温病。

31. ABCE。答案分析：风温、春温、暑温、秋燥病证、病因均为有热无湿，故为温热性质的温病，而湿温是湿热类温病的代表。

三、改错题

32. 应改为：温病是由温邪引起的以发热为主症的具有热象偏重、易化燥伤阴的一类急性外感热病。

答案分析：因为温邪是一类病邪而非一种病邪，所以温邪侵犯人体引起的温病是外感疾病的一大类，非单一病种。

33. 应改为：温病是由温邪引起的一类急性外感热病。

答案分析：温病的病因为温邪，它包括风热病邪、暑热病邪、湿热病邪等。而外邪指一切外感之邪，包括导致伤寒的风寒病邪在内。

34. 应改为：伤寒有广义、狭义之分，温病属广义伤寒范围。

答案分析：广义伤寒是一切外感热病的总称，包括了温病与狭义伤寒。

35. 应改为：狭义伤寒与温病俱属外感热病，两者是并列关系。

答案分析：温病与狭义伤寒是并列关系，与广义伤寒是隶属关系。

四、简答题

36. 答：温疫是指温病中具有强烈传染性，并能引起流行的一类疾病。

37. 答：温病是由温邪引起的，以发热为主症，具有热象偏盛，易于化燥伤阴等特点的一类急性外感热病。

38. 答：①有特异的致病因素。由温邪引起。

②有一定的传染性，流行性，季节性，地域性。

③病程发展有阶段性。大多循卫气营血规律传变发展。

④临床表现具有特殊性：起病急，传变快，发热为主症，易出现险恶证候，易耗伤阴津。

39. 答：温病是由温邪引起的一类急性外感热病。它包括了多种急性传染性疾病和多种感染性疾病。故温病的范围较广。温疫是温病其中之一类，属于温病中具有强烈传染性，并引起流行的一类疾病。二者在概念上有大小之别，但二者又不能截然分开。古人云："一人受之谓之温，一方受之谓之疫"，二者有传染强弱，有无引起流行的不同。

40. 答：《难经·五十八难》说："伤寒有五，有中风、有伤寒、有湿温、有热病、有温病"。从经文看，伤寒有"广义"、"狭义"的不同。"广义伤寒"范围较广、是一切外感热病的总称，包括了温病在内，与温病的关系是隶属关系。"狭义伤寒"范围较窄，仅指感受风寒引起的外感热病，与感受温邪引起的外感热病性质不同，两者属并列关系。

五、问答题

41. 答：温病是由温邪引起的一类急性外感热病，其病变的过程亦是在温邪作用下导致机体卫气营血及三焦所属脏腑功能失调及实质损害的结果。根据温邪侵入的浅深层次不同，及人体卫气受伤轻重、强弱的差异，其病变过程大体上可分为五个阶段。即①邪在卫分阶段；②邪在气分阶段；③邪在营分阶段；④邪在血分阶段；⑤恢复期（或后期）阶段。在新感温病来说，一般循表入里，由浅入深，循卫气营血逐渐演变。若是伏气温病，起病时邪从内发，可向外透发，亦可内陷。但始终不离卫气营血及其相关脏腑之间进行演变。卫、气、营、血，是温病病程演变过程的共同规律。

42. 答：风温病与狭义伤寒均属外感热病。但因感邪性质不同，其证治亦有明显差异。风温病感受是风热病邪，邪从口鼻而入，先犯于手太阴肺经，初起常见发热恶寒、口微渴、咳嗽、无汗或少汗、头痛、舌尖边红苔薄白、脉浮数。传变较速，有卫气营血演变过程，病变过程中易化燥伤阴，初起治宜辛凉解表。狭义伤寒，感受的是风寒病邪，邪从皮毛而入，先犯足太阳膀胱经。初起常见恶寒发热，头痛身痛，无汗，苔薄白，脉浮紧。传变稍慢，一般寒邪化热，才传入于里，病程中有六经传变次第，病变中易伤阳气。初起治宜辛温解表。

43. 答：暑温、湿温初起即见里热证候表现，有似伏气温病。但其临床见证，与当令主气的致病特点一致。如暑温，发于夏季。夏季，暑热当令，易产生暑热病邪，简称暑邪。暑为火邪，邪气强盛，致病迅速，传变较快；初起即见阳明气分大热证候，甚则可直犯心包，引动肝风，出现痉厥危证。此与暑温的临床证候特点相一致，故是新感的暑热病邪所致，属新感温病。同样，湿温多发于长夏。长夏（即夏秋之间）湿土当令，气候多湿，易形成湿热病邪。其致病好犯中焦脾胃，且以脾胃为病变中心，初起即出现湿热困阻脾胃见证。这一点与湿温病的临床证候特点相一致，故属新感温病。

第二章　温病的病因与发病

✒️习题

一、填空题

1. 伏邪温病是指感邪后 _____，_____，_____的温病。

2. 风热病邪的致病特点是_____，易化燥伤阴，_____。

3. 燥热病邪的致病特点是_____，_____，_____。

4. 温病的主要致病因素是_____。

5. 温邪能导致人体 _____ 和 _____ 所属脏腑的 _____ 及 _____。破坏人体相对平衡状态而发病。

6. 暑热病邪的致病特点是_____；_____；_____；_____。

7. 温邪感染途径主要有_____，_____。

8. 与温病发病有关的因素是_____、_____、_____，以及_____。

9. 温病发病类型可分为_____和_____两大类型。

10. 燥热病邪引起_____，多发于_____季。

11. 暑热病邪引起_____，多发生于_____季。

12. 温邪致病多与时令季节密切相关，故又称_____，或简称____。

13. 湿热病邪引起_____，多发生于_____季节。

二、选择题

（一）A 型题

14. 秋燥的致病因素是：
    A. 温热病邪　　B. 燥热病邪
    C. 燥凉病邪　　D. 风热病邪
    E. 温毒病邪

15. 春温的致病因素是：
    A. 温邪　　　　B. 温毒病邪
    C. 疠气　　　　D. 湿热病邪
    E. 温热病邪

16. 下列温病中哪一种是伏气温病：
    A. 冬温　　　　B. 暑温
    C. 湿温　　　　D. 伏暑
    E. 暑湿

17. "伏寒化温"的学说源于：
    A. 叶天士《温热论》
    B. 《内经》
    C. 薛生白《湿热病篇》
    D. 吴鞠通《温病条辨》
    E. 张仲景《伤寒论》

18. 感受温热病邪引起的温病是：
    A. 风温　　　　B. 春温
    C. 暑温　　　　D. 伏暑
    E. 秋燥

19. "夏暑发自阳明"语出：
    A. 吴又可　　　B. 薛生白
    C. 叶天士　　　D. 吴鞠通
    E. 陈平伯

（二）B 型题

    A. 先犯阳明气分

B. 易困阻清阳，阻滞气机

C. 易致津液干燥

D. 易攻窜流走

E. 传染性强

20. 湿热病邪致病特点可见：

21. 燥热病邪致病特点可见：

（三）X 型题

22. 分析伏气与新感温病的不同类型，其主要意义在于：

A. 区分病位的浅深轻重

B. 明确感受何种病邪

C. 指导辨证用药

D. 观察病邪所在部位

E. 预防温病的发生

23. 湿热病邪的致病特点有：

A. 易伤肺胃之阴

B. 传变较慢，病势缠绵

C. 初起即可见阳明证

D. 病变过程以脾胃为中心

E. 易有邪犯手足厥阴之变

24. 下列温病中哪几种是伏邪温病：

A. 风温　　B. 春温

C. 湿温　　D. 秋燥

E. 伏暑

25. 伏邪温病的治疗原则是：

A. 直清里热　　B. 和解少阳

C. 养阴托邪　　D. 领邪外达

E. 清热祛湿

26. 新感温病初起的表现有：

A. 发热　　B. 恶寒

C. 头痛　　D. 口渴

E. 苔黄

27. 伏气温病初起的表现有：

A. 灼热　　B. 烦躁

C. 溲赤　　D. 苔黄

E. 口渴

28. 下列诸温病中，哪些属于新感温病：

A. 风温　　B. 春温

C. 秋燥　　D. 伏暑

E. 湿温

29. 暑热病邪的致病特点是：

A. 先犯上焦肺卫

B. 先入阳明气分

C. 易于耗气伤津

D. 病变以中焦脾胃为主

E. 易于兼夹湿邪

30. 燥热病邪的致病特点是：

A. 病变以肺为主

B. 易逆传心包

C. 易致津液干燥

D. 易从火化

E. 后期常损伤肝肾之阴

31. 湿热病邪的致病特点是：

A. 病位以肺为主

B. 病位以脾胃为主

C. 易于困遏清阳，阻滞气机

D. 病势缠绵，传变较慢

E. 易于逆传心包

32. 风热病邪的致病特点是：

A. 先犯上焦肺卫

B. 先入阳明气分

C. 易于化燥伤阴

D. 变化迅速

E. 病势缠绵，病情较重

三、改错题

33. 伏邪温病是指感受当令之邪即时而发的温病。

34. 暑性升散疏泄，不仅易于劫灼津液，而且易于损伤元气，所以暑温病过程中易于兼夹湿邪。

四、简答题

35. 何谓新感温病？

36. 何谓伏邪温病？

37. 何谓天受？

38. 试述温热病邪的致病特点。

39. 试述疠气的致病特点。

40. 试述新感温病的特点。

41. 温邪的感邪途径有哪几种？

42. 试述伏邪温病的特点。

43. 简述新感温病与伏邪温病的区别。

44. 温毒病邪的致病特点是什么？

五、问答题

45. 风热病邪与燥热病邪致病有何异同？

46. 吴又可提出的疠气病因具有哪些致病特点？

47. 起病即见里热证候的都是伏邪温病吗？试举例说明之。

答案

一、填空题

1. 未即发病　邪气伏藏　逾时而发

2. 多从口鼻而入，首先犯肺　变化迅速

3. 病位以肺为主　易致津液干燥　易从火化

4. 温邪

5. 卫气营血　三焦　功能失常　实质损害

6. 伤人急速，先犯阳明气分　易耗气伤津　易直中心包，闭窍动风　易于兼夹湿邪，郁阻气分

7. 从皮毛而入　从口鼻而入

8. 温邪入侵　体质因素　自然因素　社会因素

9. 新感温病　伏邪温病

10. 秋燥　秋

11. 暑温　夏

12. 时令温邪　时邪

13. 湿温　长夏

二、选择题

（一）A 型题

14. B。答案分析：燥邪有燥热、燥凉两种病邪，燥热病邪引起的温病为温燥，即书本所论之秋燥。

15. E。答案分析：由温热病邪引起的温病是春温。

16. D。答案分析：伏暑是夏季感受暑湿病邪，伏藏体内，发于秋冬季节的伏气温病。

17. B。答案分析：《内经》"冬伤于寒，春必病温"是"伏寒化温"学说的渊源。

18. B。答案分析：温热病邪引起的温病是春温，属伏气温病。

19. C。答案分析：暑热炎蒸，伤人急速，大多初病即入阳明气分，而无卫分过程。故叶天士说"夏暑发自阳明"。

（二）B 型题

20. B。答案分析：湿为重浊阴邪，具郁闭之性，故可见困阻清阳，阻滞气机的特点。

21. C。答案分析：燥胜则干，热盛伤津，故燥热病邪易致津液干燥。

（三）X 型题

22. AC。答案分析：区分新感与伏气温病，其主要意义在于区分病位的深浅轻重，从而指导辨证用药。

23. BD。答案分析：湿属粘腻阴邪，胶着难解，不易祛除；脾胃同属中土，而湿为土气，湿土之气同类相召，故病变以脾胃为中心。

24. BE。答案分析：春温、伏暑为感邪后不即时发病，逾时而发，病发于里的伏邪温病。

25. ACD。答案分析：伏邪温病病发于里，故宜直清里热；伤阴明显，故要顾护阴精，同时要注意透邪外达。

26. ABC。答案分析：新感温病初起多为表热证，故无里热证口渴、苔黄等表现。

27. ABCDE。答案分析：伏气温病初起即可见到一派里热证候。

28. ACE。答案分析：风温、秋燥、湿温为感邪即发的新感温病。

29. BCE。答案分析：暑热炎蒸，既易伤津、又易耗气，常兼夹湿邪、郁阻气分。

30. ACD。答案分析：燥为秋令主气，肺属燥金；燥胜则干，热盛伤津；燥热病邪亢盛时可从火化。

31. BCD。答案分析：脾胃同属中土，湿土之气同类相召；湿为重浊阴邪，易困阻清阳；湿热胶结，不易祛除，故病势缠绵。

32. ACD。答案分析：风热病邪具升散、疏泄特性，故发病先犯肺卫；风、热均为阳邪，易劫灼津液；风邪善行数变，故变化迅速。

三、改错题

33. 应改为：伏邪温病是指感受外邪伏藏于体内过时而发，病发于里的温病。

答案分析：温病按发病的时间和初起病位及性质可分为新感温病和伏邪温病两大类，感受时令之邪，感而即发，初起病邪在卫表者，为新感温病；感邪不即发，邪伏于里，过时而发，初起表现为里热证者为伏邪温病。

34. 应改为：暑性升散疏泄，不仅易于劫灼津液，而且易于损伤元气，所以暑温病过程中易见暑伤津气的表现。

答案分析：暑温病过程中确实易兼夹湿邪，但其原因是因为夏暑之季，暑蒸湿动，暑邪和湿邪多相兼为患所致。而暑邪升散疏泄的性质容易导致津气耗伤。

四、简答题

35. 答：感邪立即发病，病发于表的一类温病。本病初起病邪在表，主要症状为发热重恶寒轻，头痛，咳嗽，无汗或少汗，苔薄，舌边尖红，脉浮数等。

36. 答：感受温邪之后，伏藏于里，或平素内热，复为外感之邪诱发的一类温病。初起多以里热证为主，症见发热口渴，溲赤，舌红，脉数等，治疗以清里热为主。

37. 答：语出吴又可《温疫论》，指通过空气传播感受病邪。

38. 答：①邪气内伏，热自里发。②病变过程中里热内迫特性显著。③易耗伤人体阴液。

39. 答：①其性暴戾，致病力强。②具有强烈的传染性。③感染途径多从口鼻而入。④不同疠气致病对脏腑经络有特异性的病变定位。

40. 答：初起病多在表，以发热，恶寒，无汗或少汗，头痛，咳嗽，苔薄白，脉浮数等卫表证候为主要表现。其传变趋向是由表入里，由浅入深。一般病情较轻，病程较短。初起治疗以解表透邪为基本大法。代表性的病种如风温、秋燥等。

41. 答：①邪从皮毛而入。②邪从口鼻而入。

42. 答：初起以灼热，烦躁，口渴，溲赤，舌红苔黄等热郁于里的证候为主要表现。其传变趋向：如伏热由里外达，为病情好转的表现；如里热进一步内陷深入，则为病情进展的标志，伏邪温病一般病情较重，病程较长。初起治疗以清泄里热为主，主要病种有春温、伏暑等。

43. 答：①感邪发病的方式不同。新感温病，感邪即发，病发于表；伏气温病，感受外邪，不即发病，过时而发，病发于里。②初起临床表现不同。新感温病，初起以发热微恶风寒、少汗、头痛、咳嗽、口微渴、苔薄白、脉浮数等肺卫表热证为主；伏邪温病，初起即见高热、烦渴、尿赤、舌红苔黄，或昏谵、舌绛无苔等气、营分里热证为主。③治疗不同。新感温病，初起治疗以解表透邪为主；伏邪温病治疗以清泄里热为主。④其他：病程、病情、预后亦不同。新感温病，病情较轻，病程较短，治疗得法易愈；伏邪温病，病情较重，病程较长，伏邪透尽方愈。

44. 答：①攻窜流走：温毒病邪可内攻

脏腑，外窜经络、肌腠、上冲头面，下注宗筋、阴器，其病变部位的差异与温毒病邪的性质及感邪重轻有关。②蕴结壅滞：温毒病邪客于脉络，可致局部血脉阻滞，毒瘀互结，而形成肿毒特征，局部出现红肿疼痛等。

五、问答题

45. 答：相同点：①以肺胃为中心；②初起都有肺卫见症。不同点：①发病季节不同，风热病邪多发生于冬、春季节；燥热病邪多发生于秋季。②初起症状，燥伤肺卫证必伴有津液消耗见症。③风热病邪每易出现"逆传心包"的病理变化，燥热病邪病势轻浅，以肺为病变中心。

46. 答：其特点有五：①其性暴戾，致病力强，无问老幼，触之即病。②具有强烈的传染性，易引起广泛传播和蔓延流行。③其侵袭人体多从口鼻而入。④疠气有多种，不同的疠气对脏腑经络有特异的定位性。⑤疠气致病对不同的动物种属有一定的选择性，如"牛病而羊不病，鸡病而鸭不病，人病而禽兽不病"。

47. 答：起病即见里热证候的不一定都是伏气温病，也有属新感温病的。如暑温发于夏季，初起即见阳明气分甚至暑入心包等里热证而无卫分表证，何以属新感？因暑即为火，其性酷烈，传变极速，致病多入阳明气分而无卫分经过。初起即见暑入心包，因暑为火邪，心为火脏，通于夏气，同气相求，致病可直犯心包的特点一致。正是由于这种里热证候的出现，与夏令的主气所形成的暑热病邪的致病特点完全相符，自然是感受当令之邪即时发病的新感温病了。

第三章　温病的辨证

🖊习题

一、填空题

1. 卫分证的辨证要点是_____。
2. 气分证的辨证要点是_____。
3. 营分证的辨证要点是_____。
4. 血分证的辨证要点是_____。
5. 气分证的病理特点是_____。
6. 营分证的病理特点是_____。
7. 血分证的病理特点是_____。

二、选择题

（一）A 型题

8. 发热，咳嗽，胸闷，心烦，口渴，肌肤外发红疹，舌赤，苔薄黄，脉数，其病变阶段是：
    A. 气分　　　B. 卫分
    C. 气营　　　D. 营分
    E. 血分

9. 温病症见身体灼热，昏愦不语，舌謇，肢厥。其病变阶段是：
    A. 卫分兼气分　　B. 气分兼营分
    C. 营分　　　　　D. 血分
    E. 气分兼血分

10. 下列发热类型哪项不属于气分：
    A. 寒热往来　　B. 壮热
    C. 身热夜甚　　D. 日晡潮热
    E. 身热不扬

11. 发热恶寒，汗出，口渴，心烦，头痛如劈，舌红苔黄，脉滑数。其辨证为：
    A. 卫分证　　B. 卫气同病

    C. 气分证　　D. 卫营同病
    E. 气营两燔

12. 身热夜甚，昏愦不语，大便下血，舌深绛，其辨证为：
    A. 湿热酿痰蒙蔽心包
    B. 热入气分，邪闭心包
    C. 湿阻下焦，上蒙清窍
    D. 热入营分，邪闭心包
    E. 邪入血分，邪闭心包

13. 手足心热甚于手足背，口干咽燥，神疲，脉虚，为：
    A. 中焦足太阴（脾）病变
    B. 下焦足少阴（肾）病变
    C. 下焦足厥阴（肝）病变
    D. 上焦手厥阴（心包）病变
    E. 上焦手太阴（肺）病变

14. "三焦"的概念首见于：
    A.《温病条辨》
    B.《外感温热篇》
    C.《临证指南医案》
    D.《黄帝内经》
    E.《伤寒杂病论》

15. 潮热便秘，苔黄黑而燥，脉沉有力，为：
    A. 手阳明病变　　B. 足太阴病变
    C. 手太阴病变　　D. 手厥阴病变
    E. 足阳明病变

16. 温病逆传是指：
    A. 由肺传入肝肾
    B. 由肺传入血分
    C. 由血分传出营分
    D. 由血分传出气分

E. 由肺卫传入心包

17. 壮热，汗多，渴饮，脉洪大，苔黄燥，为：

    A. 手太阴（肺）病变

    B. 足阳明（胃）病变

    C. 手阳明（大肠）病变

    D. 足厥阴（肝）病变

    E. 足太阴（脾）病变

18. 发热。微恶风寒，咳嗽，口微渴，舌边尖红，苔薄白，脉浮数，为：

    A. 邪热壅肺   B. 湿热阻肺

    C. 邪袭肺卫   D. 湿热中阻

    E. 湿蒙心包

19. 身灼热，神昏，肢厥，舌謇，舌绛，为：

    A. 湿蒙心包   B. 邪陷心包

    C. 邪入营分   D. 邪入血分

    E. 热盛动风

20. 神倦肢厥，手指蠕动，舌干绛而萎，脉虚弱，为：

    A. 肾精耗损   B. 虚风内动

    C. 热盛动风   D. 邪陷心包

    E. 湿蒙心包

（二）B 型题

    A. 邪郁卫表，肺气失宣

    B. 胃经热盛，热炽津伤

    C. 热邪久留，肾阴耗损

    D. 热邪壅肺，肺气闭郁

    E. 湿热困脾，气机郁阻

21. 壮热，汗多，渴饮，苔黄燥，脉洪大，其病机是：

22. 手足心热甚于手足背，口干咽燥脉虚神疲，其病机是：

    A. 手指蠕动或瘛疭，舌干绛而萎，脉虚

    B. 夜热早凉，热退无汗，能食消瘦，舌红苔少

    C. 手足心热甚于手足背，口燥咽

干，舌绛不鲜，干枯而萎，脉虚

    D. 神昏肢厥，舌绛

    E. 神志时清时寐，舌苔垢腻

23. 肾阴耗损证的辨证要点是：

24. 虚风内动证的辨证要点是：

25. 邪陷心包证的辨证要点是：

    A. 气分证   B. 血分证

    C. 阴伤证   D. 卫分证

    E. 营分证

26. 湿热酿痰，蒙蔽心窍可归属于：

27. 热陷心包，心窍阻闭可归属于：

28. 吐血便血，斑疹密布可归属于：

（三）X 型题

29. 上焦病候包括：

    A. 足阳明病变   B. 手阳明病变

    C. 手太阴病变   D. 足太阴病变

    E. 手厥阴病变

30. 中焦病候包括：

    A. 足阳明病变   B. 手厥阴病变

    C. 足太阴病变   D. 手太阴病变

    E. 足厥阴病变

31. 下焦病候包括：

    A. 足少阴病变   B. 足阳明病变

    C. 足厥阴病变   D. 手厥阴病变

    E. 手太阴病变

32. 上焦病证所涉及的脏腑是：

    A. 脾   B. 肺

    C. 肝   D. 胃

    E. 心

33. 中焦病证所涉及的脏腑是：

    A. 心   B. 肺

    C. 脾   D. 肾

    E. 胃

34. 下焦病证所涉及的脏腑是：

    A. 胃   B. 心

    C. 肝   D. 肾

    E. 脾

35. 上焦邪热壅肺证的辨证要点有：

A. 身热　　B. 苔白腻

C. 肢厥　　D. 汗多

E. 咳喘

36. 下焦足少阴肾病证的辨证要点有：

A. 手足心热甚于手足背

B. 昏谵

C. 口渴欲饮

D. 苔黄燥

E. 口干咽噪

37. 中焦足阳明胃病证的辨证要点有：

A. 脘痞　　　　B. 壮热

C. 口渴不欲饮　D. 汗多

E. 脉濡

38. 下焦足厥阴病证的辨证要点有：

A. 神昏　　　　B. 瘛疭

C. 舌干绛而萎　D. 身热不扬

E. 胸脘痞闷

39. 气分证的辨证要点是：

A. 壮热　　B. 不恶寒

C. 口渴　　D. 汗多

E. 苔黄

40. 营分证的辨证要点是：

A. 身热夜甚　　B. 心烦谵语

C. 斑疹显露　　D. 口干欲饮

E. 舌红绛

41. 卫分证的辨证要点是：

A. 发热　　　　B. 微恶风寒

C. 口微渴　　　D. 咳嗽

E. 脉浮数

42. 血分证的辨证要点是：

A. 身灼热　　　B. 斑疹

C. 神昏　　　　D. 多部位急性出血

E. 舌质深绛

43. 湿热中阻的辨证要点是：

A. 身热夜甚　　B. 身热不扬

C. 脘痞呕恶　　D. 苔腻

E. 腹痛

44. 湿热积滞、搏结肠腑的辨证要点是：

A. 身热　　　　B. 腹痛

C. 大便溏垢　　D. 便秘

E. 苔腻

45. 湿热阻肺的辨证要点是：

A. 恶寒　　　　B. 身热不扬

C. 胸闷咳嗽　　D. 苔白腻

E. 咳喘

46. 温病病证传变与否，与以下哪些因素有关：

A. 感邪性质　　B. 感邪程度

C. 体质因素　　D. 社会因素

E. 治疗情况

47. 三焦辨证的临床意义在于：

A. 归纳证候类型

B. 确定病变部位及其浅深层次

C. 论述三焦功能

D. 确定病变类型及证候性质

E. 为确定治疗原则提供依据

48. 逆传的特点是：

A. 发病急骤，来势凶猛

B. 温邪以脏传腑

C. 病情危重

D. 预后较差

E. 证候复杂

三、改错题

49. 营分证的辨证要点是身热夜甚，昏愦不语，舌深绛。

50. 卫分证的辨证要点是发热，恶寒，头痛，少汗。

51. 温病身灼热，昏愦不语，痰壅气粗，舌蹇，肢厥。辨证为热入营分。

四、简答题

52. 简述温病辨证的临床意义是什么？

53. 简述卫气营血辨证的临床意义？

54. 何谓"卫营同病"？举例说明之。

55. 何谓卫气同病？

56. 何谓舌謇?

57. 何谓湿蒙心包?

五、问答题

58. 上焦热入心包的病变属于营分范围，其与热入营分有何不同?

59. 试述上焦手太阴肺的主要病理变化，证候。

60. 温病下焦肝肾病变和邪在血分，其病机与证候有何不同?

 答案

一、填空题

1. 发热，微恶风寒，口微渴

2. 壮热，不恶寒，口渴，苔黄

3. 身热夜甚，心烦谵语，舌红绛

4. 身灼热，斑疹，出血见症，舌深绛

5. 邪热剧争，里热蒸迫，热炽津伤

6. 营热阴伤，扰神窜络

7. 动血耗血，瘀热内阻

二、选择题

(一) A 型题

8. C。答案分析：此证既有气分症见证，如发热、口渴、咳嗽、苔薄黄、脉数，又有营分症见证，如心烦、出疹、舌赤，故属气营同病。

9. C。答案分析：营热蒸腾，热入心包，故见身灼热及昏愦不语、舌謇、肢厥等症。

10. C。答案分析：身热夜甚为邪入营分，营阴耗伤所致，故不属气分发热。

11. B。答案分析：此证既有发热恶寒的卫表证，又有心烦、口渴等气分证，故属卫气同病。

12. E。答案分析：邪闭心包则见昏愦不语，邪入血分则见大便下血，舌深绛。

13. B。答案分析：温病后期，邪热久

羁，耗伤肾阴可见以上诸证。

14. D。答案分析：《内经》用三焦概念将人体划分为上、中、下三部，并论述了三焦的功能。

15. A。答案分析：此证为阳明热结，又称阳明腑实，属于阳明大肠经病变。

16. E。答案分析：若感邪较重，治疗失误，或体质虚弱的患者，温邪可由肺卫不经气分而传入心包，称为逆传。

17. B。答案分析：此证为阳明热炽，或胃热炽盛，属足阳明胃的病变。

18. C。答案分析：此证为卫气受郁，肺气失宣之邪袭肺卫证。

19. B。答案分析：温邪内陷，阻闭包络，故出现以神志异常为主的病理变化。

20. B。答案分析：此证为温邪深入下焦，肾精耗损，肝失所养，风从内生、虚风内动的病理变化。

(二) B 型题

21. B。答案分析：阳明胃经气旺，正气奋起抗邪，里热蒸迫，故见此证。

22. C。答案分析：温邪深入下焦，耗伤肾精，脏腑失于濡养，故见此证。

23. C。答案分析：肾阴耗损，脏腑失于濡养，故可见此证。

24. A。答案分析：肝为风木之脏，依肾水而滋养，肾水受劫，肝失涵养，筋失濡养，则风从内生。

25. D。答案分析：温邪内陷，阻闭心包，故出现神志异常等症状。

26. A。答案分析：湿蒙心包指气分湿热酿蒸痰浊，蒙蔽心包的病理变化。

27. E。答案分析：心包的病理变化肯定已进入营分，心主血属营，热陷心包，可见神志异常等证。

28. B。答案分析：邪入血分，引起耗血动血，瘀热互结，故可见各种出血见证。

(三) X 型题

29. CE。答案分析：上焦病候主要包括手太阴肺和手厥阴心包的病变。

30. AC。答案分析：中焦病候主要包括足阳明胃、手阳明大肠、足太阴脾的病变。

31. AC。答案分析：温邪深入下焦一般为温病的后期阶段，主要病变部位包括足少阴肾和足厥阴肝。足少阴肾病变，由于邪热久羁、耗损肾阴，故可见手足心热甚于手足背、口燥咽干、舌绛不鲜、干枯而萎、脉虚等症；足厥阴肝病变，由于肾精虚损、肝失涵养，故可见手指蠕动或瘛疭，舌干绛而萎，脉虚等症。

32. BE。答案分析：心、肺同属上焦，心包为心的外衣，故上焦病证所涉及的脏腑是肺与心。

33. CE。答案分析：脾、胃同属中焦，中焦病证除涉及脾胃外，还可涉及大肠。

34. CD。答案分析：肝、肾同属下焦，多见温病后期，且两者的病变可相互影响。

35. AE。答案分析：邪袭肺卫不解，温邪自表入里，演变为邪热壅肺，肺气闭郁的病理变化。故见身热、咳喘、苔黄等症。

36. A E。答案分析：肾精耗损，虚阳上亢，阴虚内热，则见手足心热；精亏不能上承，故见口干咽燥。

37. BD。答案分析：阳明气旺，正邪剧争，则见壮热；里热蒸迫，故见汗多。

38. BC。答案分析：虚风内动，则见瘛疭；肾精虚损，可见舌干绛而萎。

39. ABCE。答案分析：里热蒸迫，热炽津伤，故气分证辨证要点为壮热，不恶寒，口渴，苔黄。

40. ABE。答案分析：营热阴伤，扰神窜络，故营分证辨证要点为身热夜甚，心烦谵语，舌红绛。

41. ABC。答案分析：邪郁卫表，肺气失宣，故卫分证的辨证要点为发热、微恶风寒、口微渴。

42. ABDE。答案分析：邪入血分，耗血动血，瘀热内阻，故可见此证。

43. BCD。答案分析：湿热中阻是指湿热病邪困阻中焦脾胃的病理变化，故其辨证要点是身热不扬，脘痞呕恶，苔腻。

44. ABCE。答案分析：此为湿热与肠道积滞糟粕相搏，肠道传导失司所致。

45. ABCD。答案分析：此为湿热病邪或暑湿病邪犯肺，出现卫受湿遏，肺气失宣所致。

46. ABCE。答案分析：温病病证传变与否，及其传变方式，主要与感邪性质、感邪程度、体质因素、治疗情况有关。

47. ABDE。答案分析：三焦辨证为清代温病学家吴鞠通所倡导，它与卫气营血辨证经纬交错，相辅运用，才能更全面地指导温病的辨证论治。三焦辨证的主要临床意义是：归纳证候类型；确定病变部位及其深浅层次；确定病变类型及证候性质；为确定治疗原则提供依据。

48. ACD。答案分析：温邪自手太阴肺卫传至手厥阴心包的过程，称为逆传。逆传的特点是：发病急骤、来势凶猛，病情危重，预后较差。

三、改错题

49. 应改为：营分证的辨证要点是身热夜甚，心烦谵语，舌红绛。

答案分析：昏愦不语指意识完全丧失，昏迷不语，多为邪热闭阻心包所致；舌深绛为血分证的辨证要点。

50. 应改为：卫分证的辨证要点是发热，微恶风寒，口微渴。

答案分析：卫分证是由邪郁卫分、肺气失宣所致，故其辨证要点为发热、微恶风寒、口微渴。

51. 应改为：温病身灼热，昏愦不语，痰壅气粗，舌謇，肢厥，辨证为热闭心包。

答案分析：热邪闭阻于内，故身灼热；邪热闭窍扰神则昏愦不语；邪热阻遏气机，阳气不能外达故肢厥；邪热炼津为痰，痰热阻滞机窍脉络故痰壅气粗，舌蹇。所以当辨证为热闭心包。

四、简答题

52. 答：温病辨证的临床意义有以下几点：①归纳证候类型；②分析病机；③判断病位深浅；④阐明证候病变；⑤提供治疗依据。

53. 答：卫气营血辨证的意义是：①明确病变深浅层次；②确定证候类型及病变性质；③为确立正确的治法提供依据。

54. 答："卫营同病"是指卫分证未罢而营分证又起，或一起病即卫分证与营分证同时并见。例如伏暑病初起既有发热微恶风寒，头痛，少汗脉浮数等邪袭卫表的卫分证，又见邪热内舍营分，营热炽盛，营阴耗损的口干，反不甚渴饮，舌红绛少苔等营分证。

55. 答：指温病过程中卫分之邪未尽即见气分证候，或一起病即见卫分证和气分证并见。如发热、微恶风寒、心烦、口渴、舌质红、苔黄、脉数等症。

56. 答：又名舌涩。指舌体运动失灵，言语不清的征象。多因热毒深陷，内闭心包所致。

57. 答：指气分湿热酿蒸痰浊，蒙蔽包络的病机变化。症见：神志昏蒙，时清时昧，舌苔垢腻等。

五、问答题

58. 答：热入心包的病变，虽应归属营分范围，但其病理变化及临床表现与热入营分者有所不同。在病理上，热入心包是邪热炼痰，热痰闭阻心窍；热入营分是热损营阴而心神被扰。在症状表现上，热入心包以灼热肢厥，神昏谵语或昏愦不语，舌蹇为主要见症，神志症状最为严重；热入营分以身热夜甚，心烦不寐，或时有谵语，反不甚渴饮为主要见症，热损营阴症状显著而神志症状较轻。

59. 答：上焦手太阴的病理变化有：①邪袭肺卫，肺卫失宣。症见发热，微恶风寒，咳嗽，头痛，口微渴，舌边尖红，苔薄白欠润，脉浮数。②邪热壅肺，肺气闭郁。症见身热，汗出，咳喘气促，口渴，苔黄，脉数。③湿热阻肺，肺失清肃。症见恶寒发热，身热不扬，胸闷，咳嗽，咽痛，苔白腻，脉濡缓。

60. 答：下焦肝肾的病变为热伤肝肾之阴，邪少虚多之候，属虚证。其中足少阴肾的病变，其病机为热邪久留，肾阴耗损，症见身热颧红，手足心热甚于手足背，口燥咽干，脉虚神倦等。足厥阴肝的病变，其病机为水不涵木，虚风内动，症见手指蠕动，甚或瘈疭，神倦肢厥，心中憺憺大动，舌干绛而萎，脉虚弱等。邪在血分，属实证。病机为热盛动血，热瘀交结。症见身热，吐血，衄血、便血、尿血，斑疹密布，神昏谵狂，躁扰不安，舌深绛。

第四章　温病常用诊法

📖 习题

一、填空题

1. 温病发热的一般规律为：初起邪在肺卫，_____，_____多属实证发热；温病中期，邪在气营血分，_____，_____，邪实为多；温病后期，邪热久羁，阴液耗损，正虚邪少，多属虚证发热。

2. 寒热往来指恶寒和发热交替出现，往来起伏如疟状。提示邪在_____。主要见于湿热类温病中湿热痰浊_____，枢机不利；或_____，气化失司；或湿热秽浊_____。

3. 壮热指高热，通体皆热，热势炽盛，但恶热而_____。主要见于温邪_____，邪正剧争，_____而致。

4. 日晡潮热指热势于下午益甚。多为_____所致。湿温病亦可出现午后身热，一般为午后_____较甚所致。

5. 身热肢厥指胸腹_____，手足_____。为热郁于里，阳气不能外达四肢，邪热深伏，阳盛郁内，不能外达，此为_____。

6. 夜热早凉指夜间发热，天明_____，热退无汗。提示温病后期邪热未净，_____。

7. 昏愦不语指意识_____，沉迷不语，属于神志异常中最严重者。多为_____所致。

8. 痉是指肢体_____或_____之证，又称"动风"。温病中出现痉，与足

9. 斑疹治疗禁忌为：初发时不可过用_____以免_____；另斑疹不可多用_____和_____，用必助长热势或致邪热内闭。

10. 斑疹疏密可反映邪毒之轻重，斑疹分布稀疏均匀，为_____，一般预后_____；分布稠密融合成片，为_____，预后_____。

11. 观察斑疹的色泽，红活荣润为顺，系血行尚属流畅及邪热外透的佳象；色艳红如胭脂为_____，紫赤类似鸡冠花为_____的表现；色黑为_____，病势严重。

12. 神志昏蒙，表现为神志_____，_____，时有_____等，多出现于_____病中。

13. 神志如狂指_____，狂乱不安。为下焦蓄血，_____。

14. _____点大成片，有触目之形，无碍手之质，压之_____。_____小而琐碎，形如粟米，突出于皮面，抚之碍手，消退后常有_____。

15. 舌苔主要反映_____和_____的病变，舌质主要反映_____和_____的病变。

16. 白苔薄者主_____，病多属卫分，病变较为_____，多见于温病_____；厚者主_____，病多属气分，病变_____，但也见湿温初起湿重于热证。

17. 舌苔白厚而腻为_____，浊邪上

泛。多见于湿温病中，邪在 _____ ，_____偏重。

18. 舌苔白厚而干燥，主_____ 未化，_____已伤，津液不能上承；或胃燥肺气受伤不能 _____ 。

19. 舌苔白厚质地干硬如砂皮（白砂苔）主邪热迅速 _____ ，苔未及转黄而_____ 。

20. 舌苔黄腻或黄浊，皆为湿热病_____ ，蕴蒸气分的征象，多见于湿温病湿热流连气分的邪热偏盛或_____ 证。

21. 温病舌诊除了准确掌握舌苔、舌质、舌态征象外，尤要注意 _____互参，注重舌象的 _____ 。

22. 如舌苔、舌质由润转燥，提示_____ ，或湿邪 _____ ；如舌苔从厚浊变薄，多为_____ 之象；如原有舌苔突然退净而光洁如镜，则预示_____ 。

23. 齿缝流血有虚、实之分。早期多_____ ，病变在 _____ ；后期多_____ ，病变在_____ 。

24. 临证通过观察牙齿及牙龈的_____ 、_____ 等，可帮助判断温病发展过程中_____ 、_____ 等情况。

25. 咽喉红肿疼痛溃烂，为 _____上冲，是 _____ 必有见证。温疫病_____也见此证。若咽喉腐烂而颜色紫黑，为 _____ ，属危证。

26. 咽喉红色娇嫩，为 _____ ，_____ 。咽后壁有颗粒状突起，色暗红，为_____ 。

27. 神志异常包括烦躁不安、_____ 、_____ 、_____神志昏蒙、_____ 等。

28. 口渴是温病常见症状，由热邪炽盛，_____ 或湿滞气机，_____ ，津液不布引起。

29. 白（pei）是在_____温病发展过

程中，皮肤上出现的细小 _____ 。在_____病、_____ 病、_____ 病中多见。

30. 胸腹一般分为三个部分，一为_____ ；二为 _____ ；三为_____或 _____ 。

二、选择题

（一）A 型题

31. 下列哪项不属温病热厥的表现：
    A. 胸腹灼热
    B. 四肢逆冷
    C. 脉沉细欲绝
    D. 苔黄燥或少苔
    E. 渴饮尿黄

32. 下列哪项热型不出现于单纯气分阶段：
    A. 日晡潮热　　B. 身热不扬
    C. 身热夜甚　　D. 寒热往来
    E. 身热肢厥

33. 夜热早凉见于：
    A. 温病后期邪热未净，留伏阴分。
    B. 热入营分，邪热炽盛，营阴受损，实中有虚。
    C. 气分腑实内结，邪热闭郁
    D. 湿温初起，邪在卫气，湿中蕴热，热为湿遏征象
    E. 温病后期，邪少虚多，肝肾阴虚，内生虚热的表现

34. 血分热毒极盛最可能见到的舌象是：
    A. 舌紫起刺（杨梅舌）
    B. 紫晦而干（猪肝舌）
    C. 绛舌光亮如镜（镜面舌）
    D. 绛而干燥
    E. 舌苔老黄，焦燥起刺

35. 舌绛不鲜，干枯而痿的舌象可见于：
    A. 气分热盛，津液耗竭
    B. 邪热久留，肾阴欲竭
    C. 热入心包

D. 胃阴衰亡

E. 邪热入营，营阴受伤

36. 温病后期，热邪深入下焦，耗竭肾阴的舌象是：

    A. 黑苔焦燥起刺，质地干涩苍老

    B. 遍舌黑润

    C. 舌苔干黑，舌质淡白无华

    D. 黑苔干燥甚或焦枯

    E. 舌紫起刺，状如杨梅

37. 苔薄白而干，舌边尖红，见于：

    A. 温热病邪初袭人体，客于卫分

    B. 表邪未解，肺津已伤

    C. 是脾湿未化而胃津已伤的征象

    D. 为湿遏热伏之象

    E. 气分热盛津液已伤

38. 舌苔薄白欠润，边尖略红，见于：

    A. 温邪未解，肺津已伤

    B. 温热病邪初袭，客于肺卫

    C. 湿热病邪初犯，郁遏卫气分

    D. 脾湿未化，胃津已伤

    E. 邪热初入气分，热邪未盛，津伤不重

39. 湿遏热伏的舌象一般为：

    A. 舌苔白厚而干燥

    B. 舌苔白厚而腻

    C. 舌质紫绛苔白厚如积粉

    D. 舌苔白腻而舌质红绛

    E. 舌苔白厚如碱状（白碱苔）

40. 舌质紫绛苔白厚如积粉见于：

    A. 温疫病湿热秽浊郁闭膜原

    B. 温病兼有胃中宿滞，夹秽浊郁伏

    C. 湿遏热伏的征象

    D. 湿阻气分，浊邪上泛

    E. 秽浊之气上泛，胃气衰败

41. 舌苔干黑，舌质淡白无华，见于：

    A. 秽浊之气上泛，胃气衰败

    B. 气血虚亏，气随血脱

    C. 温病兼痰湿内阻

D. 湿阻气分，浊邪上泛

E. 湿温病湿邪从阴化寒变为寒湿证

42. 心营热毒炽盛的舌象为：

    A. 舌绛而干燥

    B. 舌纯绛鲜泽

    C. 舌尖红赤起刺

    D. 舌红中有裂纹如人字型，或舌红中生有红点

    E. 舌绛不鲜，干枯而痿

43. 舌淡红无津，色不荣润见于：

    A. 心营之热初起

    B. 邪热乍退而肺胃津液未复

    C. 热久津伤，津液无源上布

    D. 心火上炎

    E. 心脾气血不足，气阴两虚

44. 舌尖红赤起刺，见于：

    A. 气分热邪炽盛，津液受伤

    B. 邪热入营，营阴受伤

    C. 邪热乍退而肺胃津液未复

    D. 心营之热初起或心火上炎

    E. 心营热毒炽盛

45. 温病口苦而渴一般是因为：

    A. 心营热毒炽盛

    B. 脾湿未化，胃津已伤

    C. 邪热入营，营阴受伤

    D. 心营之热初起

    E. 邪犯少阳，胆火内炽，津液受伤

46. 哪一项不是亡阴证的表现：

    A. 烦躁不安　　B. 脉微细欲绝

    C. 口咽干燥　　D. 尿量短少

    E. 面色潮红

47. 气分热邪炽盛，津液受伤的舌象是：

    A. 舌质绛而不鲜

    B. 舌尖红赤起刺

    C. 舌红赤而苔黄燥

    D. 舌苔薄黑焦燥

    E. 舌光红柔嫩

48. 舌绛而兼黄白苔是因为：

A. 邪热初传营分，气分之邪未尽
B. 心营之热初起
C. 邪热初传气分，卫分证未罢
D. 气分热盛津液已伤
E. 脾湿未化，胃津已伤

49. 热在营血而兼有痰湿秽浊之舌象为：
   A. 舌绛而兼黄白苔
   B. 舌绛上罩粘腻苔垢
   C. 舌淡红无津，色不荣润
   D. 舌紫而瘀暗，扪之潮湿
   E. 舌淡紫青滑

50. 温病气液不足，络脉失养的舌态是：
   A. 舌卷囊缩　　B. 舌斜舌颤
   C. 舌体痿软　　D. 舌体强硬
   E. 舌体肿胀

51. 温病热入厥阴肝经，动风发痉的舌态是：
   A. 舌体肿胀　　B. 舌体强硬
   C. 舌卷囊缩　　D. 舌斜舌颤
   E. 舌体痿软

52. 温病后期肝肾阴竭，不能濡养筋脉的舌态是：
   A. 舌体短缩　　B. 舌体痿软
   C. 舌体强硬　　D. 舌卷囊缩
   E. 舌体肿胀

53. 湿中蕴热，热为湿遏的发热类型可能是：
   A. 寒热往来　　B. 日晡潮热
   C. 身热不扬　　D. 身热夜甚
   E. 发热恶寒

（二）X 型题

54. 温病寒热往来见于：
   A. 湿热痰浊郁阻少阳，枢机不利
   B. 邪留三焦，气化失司
   C. 热结肠腑，阳明腑实
   D. 湿热秽浊郁闭膜原
   E. 湿中蕴热，热为湿遏

55. 温病出现大汗，可能是由于：

A. 病初起，邪在卫分，邪郁肌表
B. 气脱亡阳
C. 津气外泄，亡阴脱变
D. 气分热炽，迫津外泄
E. 热灼营阴，营阴耗损

56. 胸胁胀痛一般见于：
   A. 下焦蓄血
   B. 痰湿邪热郁阻少阳，三焦气机郁滞，水湿停留
   C. 热结阳明，腑气不通
   D. 痰热郁阻肝胆，气机失畅
   E. 邪热久留，肾阴欲竭

57. 哪些情况可见腹痛阵作：
   A. 热邪郁于肺脏、胸膈，胸肺气机失畅
   B. 湿热遏困中焦，脾胃升降失常
   C. 湿热与肠中积滞相结，肠道传导失司
   D. 燥热与食积相结，腑气郁滞
   E. 湿邪闭郁胸脘气机

58. 舌光红柔嫩，望之似觉潮润，扪之却干燥无津，见于：
   A. 热久津伤，津液无源上布
   B. 温病后期，邪气已退，津亏血伤未复。
   C. 胸膈素有伏痰，复感温邪
   D. 温病兼痰湿内阻
   E. 邪热乍退而肺胃津液未复

59. 亡阳证有哪些表现：
   A. 尿量短少
   B. 汗出不止
   C. 气促息微
   D. 舌干红或枯萎无苔
   E. 四肢逆冷

60. 神情呆钝的病机是：
   A. 湿热上蒙清窍
   B. 邪郁肌表，闭塞腠理
   C. 余热与痰瘀互结，阻遏心窍

D. 阳明热盛或热结腑实，引动肝风

E. 水不涵木，筋脉失养，虚风内动

61. 舌体肿胀见于

 A. 肝肾阴竭，不能濡养筋脉

 B. 热毒侵犯心脾

 C. 湿热蕴毒上泛于舌

 D. 酒毒冲心

 E. 气液不足，络脉失养

62. 温病身热肢厥可见于

 A. 卫分阶段　　B. 气分阶段

 C. 营分阶段　　D. 血分阶段

 E. 温病后期

63. 下列哪些是温病热盛邪实阶段常见的脉象：

 A. 沉细欲绝　　B. 洪脉

 C. 数脉　　　　D. 滑脉

 E. 浮脉

三、改错题

64. 温病凡恶寒发热并见的病证都属表证。

65. 舌苔灰黑滑润为温病兼痰湿内阻之舌象。

66. 舌苔薄黑焦燥，舌质绛而不鲜，舌体枯萎为气血虚亏，气随血脱征象。

67. 舌尖红赤起刺，为气分热邪炽盛，津液受伤之征象。

68. 舌绛而干燥为热入心包的舌象。

69. 舌绛不鲜，干枯而痿，为温病后期邪热渐退而胃阴衰亡之征象。

70. 舌紫起刺，状如杨梅（杨梅舌），为肝肾阴竭，预后不良之象。

71. 温病兼挟瘀血的舌象为舌淡紫青滑。

72. 温病后期肝肾阴竭，不能濡养筋脉，故舌斜舌颤。

73. 热盛动风，内挟痰浊，阴液失养，故舌卷囊缩。

74. 温病若气液不足，络脉失养，可见舌体肿胀。

75. 牙齿光燥如石为肾阴枯竭之象。

76. 齿缝流血，齿龈红赤肿痛，为肾阴耗伤而虚火上炎动血，其证属虚。

77. 咽喉红肿为气液两虚，虚热上扰而致。

四、简答题

78. 何谓神志昏蒙？

79. 列出温病发热常见类型。

80. 简述温病无汗的两种情况。

81. 简述温病亡阳的表现及病机。

82. 简述温病亡阴的表现及病机。

83. 温病壮热的表现及病机怎样？

84. 简述斑疹形态的临床意义。

85. 斑与疹在形态上有何不同？

86. 温病哪些证型可见到咽喉红肿疼痛？

87. 温病胸部闷胀的病机及伴见症状怎样？

五、问答题

88. 温病口渴不欲饮的病机有哪些？表现如何？

89. 温病神昏谵语的病机有哪些？表现如何？

90. 试述温病实证痉的表现及其病机。

91. 分别论述温病热厥和寒厥的表现及其病机。

92. 斑疹的病机及治疗原则怎样？

93. 试述斑疹色泽的临床意义。

94. 温病诊察胸腹时应注意什么？

95. 温病胸腹征象的临床意义如何？

96. 温病战汗的病机及表现怎样？

97. 温病大汗的病机及表现有哪些？

98. 如何从斑疹的兼证判断病变的转归？

99. 如何从舌象的动态变化判断病机的转归？

100. 温病的诊断为何强调要舌苔舌质互参？

答案

一、填空题

1. 邪气未盛　正气未衰　邪正交争　虚实错杂

2. 半表半里　郁阻少阳　邪留三焦　郁闭膜原

3. 不恶寒　由表传里　里热蒸腾

4. 阳明腑实　湿热交蒸

5. 灼热　厥冷　内真热外假寒

6. 身凉　留伏阴分

7. 完全丧失　痰热阻闭心包

8. 拘挛强直　手足抽搐　厥阴肝

9. 寒凉　邪热冰伏　升提　滋补

10. 热毒轻浅　较好　病情深重　不良

11. 血热炽盛　热毒深重　火毒极盛

12. 时清时昧　似清似昧　谵语　湿温

13. 昏谵躁扰　瘀热扰心

14. 斑　不退色　疹　皮屑脱落

15. 卫分　气分　营分　血分

16. 表　轻浅　初期　里　较重

17. 湿阻气分　气分　湿浊

18. 脾湿　胃津　布化津液

19. 化燥入胃　津液被劫

20. 湿渐化热　湿热俱盛

21. 舌苔舌质　动态变化

22. 津液已伤　逐渐化燥　病邪消退　胃阴已衰亡

23. 属实　胃　属虚　肾

24. 色泽　润燥　邪热轻重　津液存亡

25. 肺胃热毒　烂喉痧　疫毒上攻　热毒极盛

26. 肾阴亏损　虚火上炎　阴液耗损　气血瘀滞

27. 神昏谵语　昏愦不语　神志如狂　神情呆钝

28. 津液耗损　气不化液

29. 湿热类　白色疱疹　湿温　暑湿伏暑

30. 胸膈　脘腹　下腹　小腹

二、选择题

（一）A型题

31. C。答案分析：温病热厥的脉象表现为沉实或沉伏而数。

32. C。答案分析：身热夜甚只见于营血分阶段。

33. A。答案分析：夜热早凉是温病后期邪热未净，留伏阴分的特有热型。

34. A。答案分析：舌紫起刺的舌象是血分热毒极盛的征象。

35. B。答案分析：温病后期邪热久留，肾阴欲竭，无液上承，故见舌绛不鲜，干枯而痿。

36. D。答案分析：温病后期，热邪深入下焦，耗竭肾阴，即邪热未除，真阴已亡，故见黑苔干燥甚或焦枯。

37. B。答案分析：苔薄白，舌边尖红，显示表邪未解，苔干显示肺津已伤。

38. B。答案分析：舌苔薄白欠润，边尖略红，仅比正常舌稍有热象，为温热病邪初袭，客于肺卫的表现。

39. D。答案分析：舌苔白腻表明有湿邪阻遏，舌质红绛表明热邪深伏。

40. A。答案分析：舌质紫绛苔白厚如积粉只见于温疫病湿热秽浊极甚，且郁闭膜原之证。

41. B。答案分析：湿温病湿热化燥故舌苔干黑，传入营血，灼伤肠络，大量便血而气随血脱，故舌质淡白无华。

42. D。答案分析：心营热毒炽盛，窜迫舌络，故有此舌象。

43. E。答案分析：此为温病后期邪退气血阴津俱亏之舌象，故只有E项可见此舌象，其他各项多为舌红色荣润。

27

44. D。答案分析：舌尖红赤起刺为红绛舌的早期，故心营之热初起或心火上炎时可见此舌象。

45. E。答案分析：胆火上扰故口苦，津液受伤则口渴。其他各项虽有口渴，但无口苦。

46. B。答案分析：脉微细欲绝为亡阳证的脉象。亡阴证的脉象多为细数疾促。

47. C。答案分析：气分热盛则舌红苔黄，苔燥为津液受伤之象。

48. A。答案分析：舌绛有黄白苔为气营同病之象。

49. B。答案分析：热在营血则舌绛，兼痰湿秽浊则有粘腻苔垢。其他各舌象相去甚远。

50. D。答案分析：温病气液不足，络脉失养，故舌体活动不利。

51. D。答案分析：肝风内动故舌斜舌颤。

52. B。答案分析：肝肾阴竭，舌体失养而痿软。

53. C。答案分析：湿中蕴热，热为湿遏，气机不畅，故身热不扬。

（二）X 型题

54. ABD。答案分析：湿热痰浊郁阻少阳，枢机不利或邪留三焦，气化失司或湿热秽浊郁闭膜原时，均可出现寒热往来。

55. BCD。答案分析：这三种情况均可出现大汗，A、E 项无汗出。

56. BD。答案分析：此两种情况均可见明显的胸胁胀痛表现。A 项可有少腹痛，C 可有腹中痛，E 项没有痛的表现。

57. CD。答案分析：这两项均因温邪与肠腑宿滞相搏，肠道气机不通而腹痛阵作。其余三种情况均无腹痛。

58. AE。答案分析：虽津亏但正气未衰，故见此舌象，B 项正气已衰，故舌象淡红不荣，C、D 实为同项，有厚腻苔。

59. BCE。答案分析：阳气暴脱，固摄无力，故汗出不止、气促息微，温煦无源则四肢逆冷。A、D 为亡阴之象。

60. AC。答案分析：痰热瘀交结，闭阻心窍，或湿热上蒙清窍，灵机不利则神情淡漠、反应迟钝。

61. BCD。答案分析：热毒或湿热壅盛或酒毒冲心，舌络壅滞则舌体肿胀。

62. BCD。答案分析：营分或血分热盛而深伏于里，或气分腑实内结，邪热闭郁，阳气不能外达四肢，均可见身热肢厥。

63. BCDE。答案分析：除脉沉细欲绝多为温病亡阳虚脱之变外，其他均为温病热盛邪实阶段常见。

三、改错题

64. 应改为：温病恶寒发热并见的病证多属表证。

答案分析：因也有特殊情况，如气分里热亢盛，汗出气泄而腠理疏松，也可出现发热而背微恶寒；温病气血两燔，热毒郁结，亦可出现憎寒壮热，这些都不属于表证。

65. 应改为：舌苔灰黑滑润为湿温病湿邪从阴寒化变为寒湿证之舌象。

答案分析：温病兼痰湿内阻的舌象为舌苔灰、黑粘腻。

66. 应改为：舌苔薄黑焦燥，舌质绛而不鲜，舌体枯萎为温邪深入下焦，耗竭真阴的征象。

答案分析：气血虚亏，气随血脱的舌象为舌苔干黑，舌质淡白无华，常见于湿温病湿热化燥传入营血，灼伤肠络，大量便血之证。

67. 应改为：舌尖红赤起刺为心营之热初起或为心火上炎之征象。

答案分析：气分热邪炽盛，津液受伤之舌象应为舌红赤而苔黄燥。

68. 应改为：舌绛而干燥为邪热入营，

28

营阴受伤之舌象。

答案分析：热入心包的典型舌象为舌纯绛鲜泽。

69. 应改为：舌绛不鲜，干枯而痿，为邪热久留，肾阴欲竭之象。

答案分析：温病后期，邪热渐退而胃阴衰亡的典型舌象为舌绛光亮如镜（镜面舌）。

70. 应改为：舌紫起刺，状如杨梅（杨梅舌），为血分热毒极盛，常为动血或动风之先兆。

答案分析：肝肾阴竭，预后不良之舌象为舌紫晦而干，色如猪肝（猪肝舌）。

71. 应改为：温病兼挟瘀血的舌象为舌紫而瘀暗，扪之潮湿。

答案分析：舌淡紫青滑为阴寒内盛，血络瘀滞之象。多伴有怕冷、脉微细等。可见于温病后期，阴损及阳，阳气衰微，在温病中少见。

72. 应改为：温病后期肝肾阴竭，不能濡养筋脉故舌体痿软。

答案分析：舌斜舌颤为热入厥阴肝经，动风发痉之舌象，属实证。

73. 应改为：热盛动风，内挟痰浊，阴液失养故舌体短缩。

答案分析：舌卷囊缩见于热入足厥阴肝经之危象，可伴见抽搐、昏谵等危重征象。

74. 应改为：温病气液不足，络脉失养，可见舌体强硬，每为动风痉厥之兆。

答案分析：舌体肿胀，较正常舌体明显增大，且色赤者为热毒侵犯心脾，气血壅滞之征象，而非气液不足所致。

75. 应改为：牙齿光燥如石，为胃热津伤，肾阴未竭之象。

答案分析：牙齿干燥如枯骨才是肾阴枯竭之象。多见于温病后期真阴耗损之证，预后不良。

76. 应改为：齿缝流血，齿龈红赤肿痛，为胃火冲激，其证属实。

答案分析：若肾阴耗伤而虚火上炎动血者，表现为齿缝渗血，牙龈暗红而不肿不痛，其证属虚。

77. 应改为：咽喉红肿，多属于风热袭肺，风温初起常见。

答案分析：气液两虚，虚热上扰而致者，多为咽喉色淡红而不肿。

四、简答题

78. 答：神志昏蒙指神志不清，时清时昧，似清似昧，呼之能应，或时有谵语。多为湿热类病证湿热郁蒸于气分，病位重在中焦脾胃，湿热酿痰，蒙蔽清窍所致。

79. 答：温病发热的常见类型主要有八种：①发热恶寒；②寒热往来；③壮热；④日晡潮热；⑤发热夜甚；⑥身热不扬；⑦夜热早凉；⑧低热

80. 答：①温病初起，邪在卫分阶段的无汗，是邪郁肌表，闭塞腠理而致，并见发热恶寒，头身疼痛等症；②邪入营分，劫灼营阴，而无作汗之源，亦可见无汗，并见烦躁，灼热，舌绛，脉细数等症。

81. 答：温病亡阳的表现：亡阳又称阳竭，指面色苍白、四肢逆冷、汗出不止、气促息微，脉微细欲绝。病机：主要为热毒炽盛，阴精耗竭，阴竭则阳无所附，阳气暴脱所致。

82. 答：温病亡阴的表现：又称阴竭，指烦躁不安、面色潮红、口咽干燥、尿量短少、舌干红或枯萎无苔、脉细数促疾。病机：多为热毒炽盛，阴津耗竭，不能内守，正气耗散太过，不能固摄于外所致。

83. 答：壮热的表现：指高热，通体皆热，热势炽盛，但恶热而不恶寒。病机：温邪由表传里，热入阳明，邪正剧争，里热蒸腾而致。

84. 答：斑疹外发，其形态松浮洋溢，如洒于皮表，多为邪热外达的顺证；若紧束有根，如履透针，如矢贯的，为热毒锢结的逆证，预后多不良。

85. 答：斑点大成片，有触目之形，无碍手之质，压之不褪色。疹小而琐碎，形如粟米，突出于皮面，抚之碍手，疹退后常有皮屑脱落。

86. 答：下列证型可见到咽喉红肿疼痛：①风热袭肺，风温初起，常伴发热咳嗽；②秋燥病燥热上干清窍者也常出现；③湿热蕴毒上壅之证，常伴有发热，胸痞腹胀，舌苔黄腻等。

87. 答：温病胸部闷胀多因热邪郁于肺脏、胸膈，胸肺气机失畅所致；伴见壮热、咳喘气促等。也可因痰湿或痰热结于胸膈所致，伴见咳唾痰涎等。

五、问答题

88. 答：温病口渴不欲饮，见于①湿温病初起，湿邪偏盛时，为湿郁不化，脾气不升，津液不布所致，常伴见身热不扬、胸脘痞闷、舌苔白腻等。②兼挟痰饮，表现为饮水不多，或饮下不舒、伴见胸闷、呕恶、苔腻。③温病热入营分，营阴蒸腾，上潮于口，也表现为口干反不欲饮或不甚渴饮。常伴见身热夜甚、心烦时有谵语，舌红绛、脉细数等。④瘀热搏结，津液不足和有形瘀滞并存，阻滞气机，津不能上承，出现口渴漱水不欲咽，伴见胸胁或少腹硬满刺痛，舌紫晦或有瘀斑、脉沉涩。

89. 答：温病神昏谵语的病机有：①邪热挟痰内闭心包，则神昏谵语伴见身热肢厥，舌謇不语，舌鲜绛。②营热扰乱心神，则昏谵较轻，神志不完全昏迷，或心中烦躁，伴见灼热、斑疹隐隐、舌红绛。③血热扰动心神，则昏谵狂乱，伴见身体灼热、斑疹密布、全身多部位出血、舌深绛。④热结肠腑，胃中浊热，上熏神明，则时有神昏谵语，伴见潮热、便秘、舌红苔燥、脉沉实等阳明腑实

的征象。

90. 答：实证痉的表现：手足抽搐、颈项强直、牙关紧闭、角弓反张、两目上视等，来势急剧、抽搐频繁有力。同时可见肢冷、神昏、脉弦数有力等。病机：多为邪热炽盛，热极生风，筋脉受灼而致肝风内动，可见于温病气分、营血分阶段。若并见壮热、口渴、大汗、苔黄者或便秘腹满，为阳明热盛或热结腑实，引动肝风；若并见壮热、咳喘、汗出、苔黄者，为肺（金）受灼，肝（木）失制而风从内生，肝风内动，又称为"金囚木旺"；若并见灼热、昏谵、舌绛等，为心营热盛，或血分热盛而引动肝风。

91. 答：热厥的表现：胸腹灼热而四肢逆冷或不温，常伴神志异常或伴大汗，渴饮，尿黄，便秘，或斑疹、出血症，舌红或绛，苔黄燥或少苔，脉沉实或沉伏而数。病机：热毒炽盛，气机郁滞，阴阳气不相顺接，阳气不能外达四肢所致。

寒厥的表现：无发热，通体清冷，面色苍白，大汗淋漓，气短息微，神情萎靡，甚不识人，舌淡脉沉细欲绝。病机：温病后期阳气大伤，无以温煦全身，虚寒内生所致。

92. 答：斑疹的病机：温病过程中出现斑疹，均提示热邪深入营血。斑多为热毒炽盛，郁于阳明，胃热炽盛，内迫血分，灼伤血络，血从肌肉外溢而致；疹为风热伏郁于肺，内窜营分，达于肌肤血络而成。如章虚谷说："斑从肌肉而出属胃，疹从血络而出属肺。"可见，斑疹在病位上有肺胃之别，在病变上有浅深不同，故陆子贤说："斑为阳明热毒，疹为太阴风热。"

斑疹的治疗原则：斑宜清胃泄热，凉血化斑。疹宜宣肺达邪，清营透疹。若斑疹并见，治以化斑为主，兼以透疹。斑疹的治疗，一忌妄用辛温发表升提药，恐助热动血；二忌壅补，以免恋邪；三忌在斑疹初透之机，过用寒凉，以使邪热遏伏，发生变症。

93. 答：斑疹以红活荣润为顺，是气血流畅、邪热外达的征象，反之为病情危重的征象。①红如胭脂为血热炽盛；②色紫赤如鸡冠花为热毒深重；③晦暗枯槁则为邪气深入，气血郁滞，正气衰退的危象；④色黑为火毒极盛，病势严重，但黑而光亮，说明气血尚充，治疗有望；⑤黑而隐隐，四旁赤色，此为火郁于内，气血尚活，亦可救治；⑥黑而晦暗，则不仅热毒锢结，而且正气衰败，预后不良。总之，斑疹的颜色加深，说明病情加重，正如雷少逸说："红轻、紫重、黑危"。另外，若见斑疹色淡红，则多为气血不足，无力透发之象，病情也较危重。

94. 答：诊胸腹时应注意：询问胸腹是否有胀、痛、满、痞等不适；用手掌触扪胸腹，掌力分轻、中、重，如同诊脉有浮、中、沉，以轻手循抚，自胸上而至脐下，感知皮肤的润燥、寒热，来判断病证的寒热性质，中、重力触扪，并询问、观察患者胸腹软硬度或是否有疼痛感，以察病邪结聚，气血阻滞的程度，辨其病变的虚实，作为温病辨证施治的重要依据。

95. 答：一般来说，若扪之胸腹灼手，皮肤潮润有汗者，多为热证；若扪之皮肤干燥而不温者，多属于寒证。如胸腹自觉不甚疼痛，或有隐痛，按之较痛者，则为邪结不甚；若自觉胸腹疼痛，按之痛甚者，为邪结较盛。若脘腹疼痛，扪之板硬，按之疼痛，或松手疼痛反甚，则为实证；若脘腹隐隐作痛，按之舒缓虚软，多为虚证。

96. 答：战汗是在温病发展过程中突见肢冷爪青、脉沉伏，全身战栗，继而全身大汗淋漓的症状。其病机多因热邪留连气分日久，邪正相持，正气奋起鼓邪外出的表现。战汗之后，若脉静身凉，为邪随汗出病情向愈；战汗之后，身热不退，烦躁不安，脉象急疾或神情萎靡，甚至昏迷，为邪盛正衰，病情危重。另外，若全身战栗而无汗出者，多因正气亏虚，不能托邪外达所致，预后欠佳。

97. 答：大汗是指全身大量汗出。其病机及表现主要有：①气分热炽，迫津外泄，表现为壮热、烦渴、脉洪大、苔黄燥等症。②津气外泄，亡阴脱变，表现为骤然大汗，淋漓不止，汗出黏稠，唇干齿槁，舌红无津，神识恍惚，脉散大。③气脱亡阳，表现为冷汗淋漓，肢冷肢厥，面色青惨，舌淡无华，神气衰微，脉伏或微细欲绝等症。

98. 答：斑疹透出后，可从以下兼证判断病变的转归：①身热渐退，脉静身凉，神志转清，呼吸平稳，为外解里和的顺证。②斑疹已出，但身热不退，烦躁不安，或斑疹甫出即隐，神昏谵语，是正气内溃的逆证。③斑疹已出，而二便不通或腹泻不止，或呼吸急促，鼻煽痰鸣，或痉厥，或体温骤降，大汗淋漓，四肢厥冷等，均为逆证或险重证。

99. 答：在温病过程中，舌苔与舌质往往有较快的变化，通过观察其动态的变化，就能有效把握其邪正的进退和气血、津液的盛衰。如舌苔从薄白苔变黄再转为灰黑，表示病邪从表入里，邪势渐甚；如舌苔、舌质由润转燥，提示津液已伤，或湿邪逐渐化燥；如舌苔从厚浊变薄，或由胶滞板结而转浮罩松散状，多为病邪消退之象；如原有舌苔突然退净而光洁如镜，则预示胃阴已经衰亡。如伏气温病初起舌红无苔而渐显舌苔，多为内伏邪热由营血分外转气分之象；如舌质由红绛而突然转为淡红，多为阳气暴脱所致。

100. 答：舌象的变化，一般可客观显示邪热的盛衰、邪热对气血、脏腑的影响程度和病位的浅深，显示营血、津液的盛衰；舌苔的征象，一般也可显示病邪的性质、津液的盈亏以及病变的阶段。如舌红而苔黄燥者反映了热邪炽盛于气分，津液已伤，病位尚不深入。但也有二者的变化不一致的情况，如舌质红绛可与白苔并见，其中有舌红绛而苔白滑腻者，为湿浊未化而邪热已入营分，气分之邪未尽之征象。因此，在舌诊时必须把舌苔与舌质的变化结合起来进行综合分析，才能得出正确的判断。

第五章 温病的治疗

习题

一、填空题

1. 温病固脱救逆法主要分为：①_____，②_____。

2. 通瘀破结法代表方剂为_____。

3. 增液通便法代表方剂为_____。

4. 导滞通便法代表方剂为_____。

5. 通腑泄热法代表方剂为_____。

6. 温病症见发热，汗出不解，口渴不欲多饮，脘痞腹胀，泛恶欲吐，苔黄腻。治宜_____法，代表方如_____。

7. 温病症见身热午后为甚，汗出不解，或微恶寒，胸闷脘痞，小便短少，苔白腻，脉濡缓，治宜_____法，代表方如_____。

8. 温病和解表里法是以和解、疏泄、宣通气机，以达到_____目的的治法。

9. 温病和解法适用于温病邪在_____者。

10. 开达膜原法的作用在于_____，主治_____。

11. 常用清解气热法主要有如下几种：_____，_____，_____。

12. 温病症见身热，口苦而渴，烦躁不安，小便黄赤，舌红苔黄，脉数，治疗方剂宜用_____，或_____。

13. 温病症见发热，微恶风寒，咳嗽少痰，咽喉干燥，鼻干唇燥，头痛，苔薄白，舌红等，治疗代表方剂_____。

14. 温病症见恶寒，头重如裹，身体困重，汗出胸痞，苔白腻，脉濡缓等，治疗方剂宜用：_____。

15. 温病症见恶寒发热，头痛无汗，脘痞，口渴，心烦，舌红苔腻等。治疗方剂宜用：_____。

16. 温病症见发热恶寒，无汗或少汗，口微渴，舌边尖红，苔薄白。治疗方剂如_____。

17. 温病瘥后复证分为①____复证；②____复证；③____复证。

18. 温病瘥后正虚未复的治法有_____，_____，_____。

二、选择题

（一）A 型题

19. 不属于通下逐邪法的是：
    A. 通瘀破结　　B. 通腑泄热
    C. 导滞通便　　D. 增液通下
    E. 滋阴润肠

20. 温病适用于"增水行舟"法的证候是：
    A. 腑实证
    B. 腑实阴伤证
    C. 腑实兼气液两虚证
    D. 肺燥肠闭证
    E. 津枯肠燥便秘证

21. 温病出现神识昏蒙，时清时昧，苔腻，其治法是：
  A. 清心开窍　　B. 祛风通窍
  C. 芳香开窍　　D. 豁痰开窍
  E. 熄风止痉

22. 下列哪一项是温病熄风法的作用：
  A. 祛风清热　　B. 祛风除湿
  C. 祛风通络　　D. 祛风除痰
  E. 凉泄肝热，滋养肝肾

23. 温病高热烦躁，舌謇肢厥，神昏谵语，治疗宜用：
  A. 紫雪丹　　B. 犀角地黄汤
  C. 玉枢丹　　D. 苏合香丸
  E. 止痉散

24. 在通下逐邪法的运用上，提法错误的是：
  A. 本法适用于有形实邪内结的实热证候
  B. 津枯肠燥便秘者忌用苦寒攻下
  C. 病邪传里，但未内结成实者忌用
  D. 正气虚弱者慎用
  E. 燥结和瘀血蓄于下焦者忌用

25. 在通腑泄热法的运用上，提法欠妥的是：
  A. 本法主治燥结肠腑的腑实证
  B. 热结旁流者忌用
  C. 里实未结者不可妄用
  D. 方药用苦寒泻下之品
  E. 阴虚腑实者不宜单用

26. 温病壮热，周身骨节痛如被杖，渴喜冷饮，口秽喷人，烦躁不安，斑疹密布，衄血，舌紫绛，苔焦黑，治宜：
  A. 活血通络　　B. 凉血散血
  C. 凉血解毒　　D. 清热解毒
  E. 气血两清

27. 温病症见身热，脘腹痞满，恶心呕逆，便溏不爽，色黄如酱，舌苔黄垢浊腻，治疗宜用：

  A. 导滞通便　　B. 通腑泄热
  C. 增液通便　　D. 分利湿热
  E. 燥湿泄热

28. 下列哪项不属清营凉血法的主要作用：
  A. 清营养阴　　B. 凉血解毒
  C. 滋养阴液　　D. 散血活络
  E. 凉肝熄风

29. 祛湿清热法没有下列哪项的明显作用：
  A. 通利水道　　B. 宣畅气机
  C. 运脾和胃　　D. 清心开窍
  E. 化湿泄浊

30. 温病邪留三焦，气化失司，治宜：
  A. 宣气化湿　　B. 分消走泄
  C. 辛寒清气　　D. 开达膜原
  E. 通腑泄热

31. 温病治疗中"分消走泄"法属于：
  A. 泄卫透表法　　B. 通下法
  C. 和解表里法　　D. 清解气热法
  E. 以上都不是

32. 温病症见身热口渴，口苦咽干，烦躁不安，小便黄赤，舌红苔黄，脉数等，治宜：
  A. 栀豉汤加味　　B. 沙参麦冬汤
  C. 温胆汤　　　　D. 大定风珠
  E. 黄芩汤或黄连解毒汤

33. 温病症见身热微渴，心中懊侬不舒，苔薄黄，脉数，治宜：
  A. 栀子豉汤加味
  B. 黄芩汤加味
  C. 温胆汤加减
  D. 沙参麦冬汤
  E. 加减复脉汤

34. 在温病的治疗中使用清解气热法的作用是：
  A. 使气分无形邪热里解
  B. 使气分无形邪热外泄

C. 使气分无形邪热或从外泄或从里解

D. 使气分无形邪热分消走泄

E. 宣畅气机，化解无形邪热

35. 在清解气热法的运用上，下列提法欠妥的是：

A. 热初传气，表犹未净者，可在清气泄热中合以透表之品

B. 清解气热法用于邪已离表又未入里之热证

C. 气热亢盛，津液受伤者，可在清气泄热中合以生津养液之品

D. 热入气分，壅阻于肺者，可在清气泄热中合以宣畅肺气之品

E. 热壅气分，郁而化火者，宜清热泻火

36. 温病症见发热，微恶寒，口微渴，无汗或少汗，苔薄白，舌边尖红，治宜：

A. 清肺润燥　　B. 滋阴解表

C. 疏表润燥　　D. 疏风散热

E. 清热利咽

37. 新加香薷饮的作用是：

A. 清暑泄热，理气化湿

B. 透表散寒，化湿和中

C. 透表散寒，化湿清暑

D. 透解表热，清暑化湿

E. 疏表化湿，清暑泄热

38. 下列哪项不属温病泄卫透表法：

A. 透热转气

B. 疏风泄热

C. 外散表寒，内祛暑湿

D. 宣表化湿

E. 疏表润燥

39. 温病症见恶寒微热，头重如裹，身体困重，少汗，胸痞，苔白腻，脉濡缓等。治宜：

A. 新加香薷饮　　B. 藿朴夏苓汤

C. 王氏连朴饮　　D. 黄芩汤

E. 蒿芩清胆汤

40. 温病症见恶寒发热，头痛无汗，口渴，心烦，脘痞等。治宜：

A. 三仁汤　　　　B. 藿朴夏苓汤

C. 新加香薷饮　　D. 王氏连朴饮

E. 黄芩汤

41. 温病症见发热，微恶风寒，咳嗽少痰，咽干唇燥，头痛，苔薄白，舌边尖红等。治宜：

A. 桑菊饮　　B. 麻杏石甘汤

C. 杏苏散　　D. 桑杏汤

E. 清燥救肺汤

42. 温病出现灼热躁扰，四肢拘急，口噤神昏，脉弦数，其治法是：

A. 凉肝熄风　　B. 豁痰开窍

C. 芳香开窍　　D. 祛风通窍

E. 清心开窍

43. 温病症见小便短少，甚则不通，热蒸头胀，渴不多饮，舌苔白腻等，治疗可用：

A. 藿朴夏苓汤　　B. 茯苓皮汤

C. 杏仁滑石汤　　D. 王氏连朴饮

E. 三仁汤

44. 温病熄风法的作用是：

A. 凉肝泄热，滋养肝肾

B. 祛风除湿

C. 祛风通络

D. 祛风除痰

E. 祛风清热

45. 下列属清解气热法主要作用的是：

A. 轻清宣气　　B. 宣通气机

C. 疏风散热　　D. 通利水道

E. 化湿泄浊

（二）B 型题

A. 清营泄热　　B. 气血两清

C. 气营两清　　D. 凉血散血

E. 清心泻火

46. 温病症见壮热，口渴，头痛，烦躁不安，肌肤发斑，衄血，舌绛苔黄，宜用：

47. 灼热，躁狂不安，斑疹密布，各种出血，舌绛，宜用：

    A. 熄风止痉   B. 凉血散血

    C. 气营两清   D. 清热泻火

    E. 清营泄热

48. 心中烦扰，身热夜甚，斑疹隐隐，时有谵语，舌绛，治宜：

49. 身热口渴，烦躁不安，口苦咽干，小便黄赤，舌红苔黄，脉数。治宜：

    A. 宣气化湿   B. 分消走泄

    C. 轻清宣气   D. 宣表化湿

    E. 分利湿热

50. 湿温病初起，湿中蕴热，湿遏表里气机的治法是：

51. 湿热阻于下焦，膀胱气化失司治法是：

    A. 分利湿热   B. 分消走泄

    C. 开达膜原   D. 清热解毒

    E. 清泄少阳

52. 寒甚热微，脘痞腹胀，身痛肢重，苔腻白如积粉而舌质红绛，治宜：

53. 症见寒热往来、胁脘闷痛、口苦喜呕、烦渴溲赤、舌红苔黄腻、脉弦数等，治宜：

    A. 清泄少阳   B. 分消走泄

    C. 开达膜原   D. 清营泄热

    E. 宣气化湿

54. 症见身热不扬，午后热甚，或微恶寒，汗出不解，胸闷脘痞，小便短少，舌苔白腻，脉濡缓。治宜：

55. 温病症见寒热起伏，胸痞腹胀，溲短，苔腻等，治宜：

    A. 滋阴熄风   B. 增液通便

    C. 滋养肺胃   D. 增液润肠

    E. 填补真阴

56. 症见大便数日不下，口干咽燥，舌红而干。治宜：

57. 症见干咳少痰或无痰，口干咽燥，或干呕不欲食，舌光红少苔或干，治宜：

    A. 滋阴熄风   B. 增液通便

    C. 滋养肺胃   D. 增液润肠

    E. 填补真阴

58. 症见身热不退，大便秘结，口干唇裂，舌苔焦燥，脉沉细等。治宜：

59. 症见低热，手足蠕动，甚则瘈疭，肢厥神疲，舌干绛而萎，脉虚细等。治宜：

    A. 通腑泄热   B. 导滞通便

    C. 通瘀破结   D. 攻下滋阴

    E. 宣肺攻下

60. 热结阳明，内结肠腑之证，治疗应：

61. 温病燥结和瘀血蓄于下焦的证候，可用：

    A. 润肠通便   B. 通腑泄热

    C. 导滞通便   D. 增液通便

    E. 通瘀破结

62. 温病热结液亏症见身热，便秘，口干唇裂，舌苔干燥等。治宜：

63. 温病症见潮热，时见谵语，腹胀满硬痛拒按，大便稀水样，苔老黄焦黑起刺，脉沉实。治宜：

（三）X 型题

64. 通下逐邪法的主要作用是：

    A. 通瘀破结   B. 通腑泄热

    C. 益气敛阴   D. 荡涤积滞

    E. 润肠通便

65. 祛湿清热法主要分：

    A. 分利湿热   B. 宣气化湿

    C. 燥湿泄热   D. 清泄少阳

    E. 开达膜原

66. 凉血法的作用有：

    A. 滋养阴液   B. 凉解血热

    C. 清火解毒   D. 散血通络

    E. 清营泄热

67. 温病和解表里法大致有如下几种：

    A. 开达膜原   B. 清泄少阳

    C. 分消走泄   D. 分利湿热

E. 清热解毒

68. 清解气热法有：
    A. 清泄少阳　　B. 通腑泄热
    C. 辛寒清气　　D. 清热泻火
    E. 轻清宣气

69. 温病泄卫透表法有：
    A. 疏风泄热
    B. 疏表润燥
    C. 透热转气
    D. 外散表寒，内祛暑湿
    E. 宣表化湿

70. 温病滋阴生津法可分为：
    A. 填补真阴　　B. 增液通便
    C. 滋养肺胃　　D. 增液润肠
    E. 滋阴熄风

71. 祛湿清热法主要是：
    A. 燥湿泄热　　B. 宣气化湿
    C. 轻清宣气　　D. 分利湿邪
    E. 清泄少阳

三、改错题

72. 通下逐邪法又可分为如下几种：
①通腑泄热②导滞通便③增液润肠④通瘀破结。

73. 伏气温病初起治疗主以辛凉疏解。

74. 新感温病初起治以清里热为主要方法。

75. 温病出现神昏时一般都应使用清心开窍治疗。

四、简答题

76. 温病治疗原则主要有哪两大方面？

77. 温病主要兼夹证有哪些？

78. 何为"透热转气"？

79. 祛湿清热法主要可分几种？请列出各自代表方。

80. 试述温病气阴两伤，正气欲脱的证候、治法和代表方。

81. 温病运用祛湿清热法时应注意什么？

82. 温病运用泄卫透表法时应注意什么？

83. 分消走泄法及开达膜原法能否用于湿已化热或热盛津伤者？为什么？

84. 清泄少阳法可否用于气分里热炽盛者？为什么？

85. 简述凉肝熄风法的作用和适用证候。

86. 肺胃阴伤证治宜用哪种滋阴法？请说出理由。

87. 温病外治法主要有哪五种方法？

88. 温病兼痰湿气阻的表现及治疗。

五、问答题

89. 益气敛阴和回阳固脱法的作用有何不同？怎样区别运用？

90. 温病瘥后正虚未复如何分别调治？

91. 清心开窍与豁痰开窍作用有何不同？如何运用？

92. 通腑泄热和导滞通便有何异同？

93. 温病清营凉血法主要有分哪几种，各自的适应证和代表方是什么？

94. 温病临床上如何应用凉血散血法？

95. 温病使用清解气热法时，应注意哪些问题？

96. 何谓劳复证？如何调治？

97. 温病兼食滞如何治疗？

98. 温病瘥后余邪未尽如何调治？

六、病例分析

99. 患者男，32岁。8月22日因"发热伴脘痞腹胀4天"为主诉就诊。五天前外出途中淋雨，次日发热微恶寒．头身疼痛。就诊时则但热不寒，热高时出汗，汗出则热减，继而复热，口渴不多饮，脘痞烦闷，泛恶欲吐，舌红，舌苔黄腻，脉濡数。

请试对本例作出辨证、辨证分析、拟出治法和选用方剂。

100. 患者女，15岁，4月3日因"发热

5 天"为主诉来诊。患者 6 天前出现发热，微恶寒，口微渴，无汗。自服"感冒灵"后出汗，恶寒消失，但身热更甚，口渴而欲饮，大汗，舌质红，苔薄黄干燥苔黄燥，脉数。

请试对本例作出辨证、辨证分析、拟出治法和选用方剂。

答案

一、填空题

1. 益气敛阴　回阳固脱
2. 桃仁承气汤
3. 增液承气汤
4. 枳实导滞汤
5. 调胃承气汤（或大承气汤）
6. 燥湿泄热　王氏连朴饮（或杏仁滑石汤）
7. 宣气化湿　三仁汤
8. 外解里和
9. 半表半里
10. 疏利透达湿浊之邪　湿热秽浊之邪郁闭膜原证候
11. 轻清宣气　辛寒清气　清热泻火
12. 黄芩汤　黄连解毒汤
13. 桑杏汤
14. 藿朴夏苓汤
15. 新加香薷饮
16. 银翘散
17. 劳　食　感
18. 补益气液　滋养胃肠　补养气血

二、选择题

（一）A 型题

19. E。答案分析：滋阴润肠属滋阴生津法。

20. E。答案分析：津枯肠燥便秘证宜用增液润肠（即"增水行舟"）法治疗。

21. D。答案分析：神识昏蒙，时清时昧，苔腻为痰浊蒙蔽清窍所致，故治法用豁痰开窍。

22. E。答案分析：熄风法具有凉泄肝热，滋养肝肾以控制抽搐的作用。

23. A。答案分析：温病高热烦躁，舌謇肢厥，神昏谵语，为邪热内陷心包所致，故治疗首选紫雪丹。

24. E。答案分析：燥结和瘀血蓄于下焦者可用通瘀破结法治疗，此属通下逐邪法之一。

25. B。答案分析：热结旁流为热结腑实的表现之一，治疗宜用本法。

26. E。答案分析：此证为气血两燔所致，故治疗应气血两清。

27. A。答案分析：此证因湿热积滞胶结肠道所致，故治以导滞通便。

28. E。答案分析：凉肝熄风作用为凉肝解痉，用于热盛动风者，属开窍熄风法范围。

29. D。答案分析：用辛香透络、清心化痰之品才有清心开窍作用。

30. B。答案分析：分消走泄法可宣展气机，清化三焦气分痰热或湿热。

31. C。答案分析：分消走泄是和解表里方法之一。

32. E。答案分析：此证型为邪热内蕴，郁而化火的证候，故用黄芩汤或黄连解毒汤以清热泻火。

33. A。答案分析：此为温邪初入气分，热郁胸膈而热势不甚之证，故用栀子豉汤加味以轻清宣气。

34. C。答案分析：清解气热法即使气分无形邪热或从外泄，如轻清宣气，或从里解，如清热泻火。辛寒清气既可辛泄外达，又可寒凉内清。

35. B。答案分析：邪已离表又未入里之热证属邪在半表半里证，应以和解表里法治疗。

36. D。答案分析：此为风温初起，邪在肺卫的证候，故应以疏风散热法治疗。

37. C。答案分析：新加香薷饮由香薷、银花、鲜扁豆花、厚朴、连翘组成，具有透表散寒、化湿清暑作用。

38. A。答案分析：透热转气是清营泄热法的作用之一。

39. B。答案分析：此为湿温初起，邪郁肌表，气机失畅之证，治疗用藿朴夏苓汤以宣表化湿。

40. C。答案分析：此为暑湿内蕴，寒邪犯表之证，所以用新加香薷饮以解表清暑。

41. D。答案分析：此证候属秋燥初起，燥热在肺卫。故以桑杏汤疏卫润燥。

42. A。答案分析：其证因温病邪热内炽，肝风内动所致，所以治法应为凉肝熄风。

43. B。答案分析：此证候是因湿热阻于下焦，膀胱气化失司所致，故可用茯苓皮汤以分利湿热。

44. A。答案分析：温病熄风法具有凉肝泄热，滋养肝肾作用，其他均非熄风法的作用。

45. A。答案分析：轻清宣气属于清解气热法。

（二）B型题

46. B。答案分析：此证为气血两燔，故治疗应气血两清。

47. D。答案分析：此为温病热盛血分，迫血妄行，热瘀交结之证，宜用凉血散血法治疗。

48. E。答案分析：其证为温病热入营分，郁热阴伤所致，治疗宜清营泄热。

49. D。答案分析：此为邪热内蕴，郁而化火的证候，治疗宜清热解毒。

50. A。答案分析：用芳化宣通之品疏通表里气机、透化湿邪，即宣气化湿。

51. E。答案分析：用淡渗之品清热渗湿即分利湿热，使湿从小便而出。

52. C。答案分析：此为湿热秽浊之邪郁

闭膜原的证候，治宜开达膜原法。

53. E。答案分析：此为热郁少阳，兼有痰湿犯胃的证候，治疗宜清泄少阳。

54. E。答案分析：该证候是因湿温病初起，湿中蕴热，湿遏表里气机所所致，治疗宜宣气化湿。

55. B。答案分析：此为邪留三焦，气化失司，所致痰热、湿浊阻遏的证候，治疗宜分消走泄。

56. D。答案分析：此因温病气分热邪渐解，津枯肠燥而便秘，治疗以增液润肠。

57. C。答案分析：温病气分邪热渐退，而肺胃阴液未复，肺胃阴伤而见此证候，治疗以滋养肺胃。

58. B。答案分析：此为阳明热结而阴液亏虚之证，即所谓"热结液亏"，治疗以增液通便。

59. A。答案分析：因温病后期热入下焦，日久真阴亏损，肝木失涵，虚风内动，故有此证候，治疗应滋阴熄风。

60. A。答案分析：用苦寒攻下之品泻下阳明实热燥结。

61. C。答案分析：用攻下合活血化瘀之品通泄下焦瘀热互结之邪。

62. D。答案分析：本证为阳明热结而阴液亏虚则可见此证候，故治疗以增液通便。

63. B。答案分析：本证为热入阳明，内结肠腑，热结旁流，治疗应通腑泄热。

（三）X型题

64. A B D。答案分析：除C、E外均为通下逐邪法的主要作用。

65. A B C。答案分析：除D、E项属和解表里法外均为祛湿清热法范围。

66. A B C D。答案分析：除E外均为凉血法的作用。

67. A B C。答案分析：分利湿热属祛湿清热法，清热解毒属清解气热法，其余均为和解表里法。

68. C D E。答案分析：A属和解表里法，B属通下逐瘀法，其余属清解气热法。

69. A B D E。答案分析：除透热转气属清解气热法外，均为温病泄卫透表法。

70. A C D。答案分析：增液通便属通下逐邪法，滋阴熄风属开窍熄风法，其余都属温病滋阴生津法。

71. A B D。答案分析：C属清解气热法，E属和解表里法，其余属祛湿清热法。

三、改错题

72. 其中③应改为：增液通便。

答案分析：增液润肠不属攻下逐邪法，而属滋阴生津法，用于津枯肠燥便秘证。增液通便用于肠腑热结而阴液亏虚者。

73. 应改为：伏气温病初起治疗主以清里热。

答案分析：因伏气温病初起即见明显的里热症状，治疗以清里热为主。

74. 应改为：新感温病初起治以辛凉疏解为大法。

答案分析：因为新感温病初起多以表证为主，故治当以辛凉疏解为大法。

75. 应改为：温病因邪热内闭心包而出现神昏者应使用清心开窍法。

答案分析：温病出现神昏，若因邪热内闭心包所致者，可用清心开窍法，若因痰浊蒙蔽清窍所致者，或温病后期脱证所致者，则应以相对应的治疗。

四、简答题

76. 答：温病治疗原则主要有：①祛除温邪；②扶助正气两大方面。

77. 答：温病主要兼挟证有：①兼痰饮，②兼食滞，③兼气郁，④兼血瘀

78. 答：透热转气是热入营分的治疗大法之一，即在清泄营热药中加入轻清之品，使营分之邪透出气分而解，也就是清营泄热的治法。

79. 答：祛湿清热法主要分为：①宣气化湿，代表方为三仁汤，②燥湿泄热，代表方为王氏连朴饮，③分利湿邪，代表方为茯苓皮汤。

80. 答：温病气阴两伤、正气欲脱的证候：身热骤降，汗多气短，体倦神疲，舌光少苔，脉散大无力；治法：益气敛阴；代表方：生脉散。

81. 答：温病运用祛湿清热法时应注意如下几点：①应权衡湿与热的偏轻偏重，用祛湿、清热之品有所侧重。②如湿已化燥者，不可再用。③素体阴亏者慎用。

82. 答：温病运用泄卫透表法时应注意：①注意患者的体质和病邪兼挟。②对温病邪在卫表者，一般忌用辛温发汗法，重在疏表透解。③使用本法应中病即止，避免过汗伤津。

83. 答：不能。因为这二法清热之力较弱，其作用主要侧重于疏化湿浊，故不能用于湿已化热或热盛津伤者。

84. 答：不能。因为清泄少阳法虽有透邪泄热作用，但其清热力量较弱，故只适用于邪热挟痰湿郁阻于少阳，对气分里热炽盛者不宜用。

85. 答：凉肝熄风法具有凉肝解痉，透热养阴的作用。适用于温病邪热内炽，肝风内动的证候。

86. 答：肺胃阴伤证治宜用滋养肺胃法。因为肺胃阴伤证的特点是肺胃的阴液已伤而邪热已基本消除，所以要用甘凉濡润之品以滋养在温病过程中已耗伤的肺胃阴液。

87. 答：温病外治法主要有：①洗浴法；②灌肠法；③敷药法；④搐鼻法；⑤吹喉法

88. 答：温病兼痰湿气阻的表现：胸脘痞闷，拒按，泛恶欲呕，渴喜热饮而不欲多饮，舌苔粘腻。治疗以燥湿化痰理气，可在主治方中加半夏、陈皮、茯苓等，也可用温

胆汤类。

五、问答题

89. 答：①两法作用的不同点：益气敛阴是用甘温、甘酸补气敛阴之品益气生津养阴，敛汗固汗收敛汗液以救虚脱。回阳固脱法是用辛热、甘温之品峻补阳气，救治厥脱。所用的方药不同。②从两法的适应证来区别应用。益气敛阴法主要适用于在温病过程中气阴大伤而正气欲脱者，症见身热骤降，汗多气短，体倦神疲，脉散大无力，舌光红少苔等，代表方如生脉散。回阳固脱法主要适用于在温病过程中阳气暴脱者，症见四肢厥冷，汗出淋漓，神疲倦卧，面色苍白，舌淡而润等，代表方如参附汤或参附龙牡汤。

90. 答：根据虚弱的部位和性质的不同，主要从以下三方面调治：①补益气液 是用补气生津养阴之品以治疗温病后期气阴两虚者。症见精神委顿，不饥不食，睡眠不酣，口渴咽燥，舌干少津。代表方如薛氏参麦汤或三才汤。②滋养胃肠 是用养阴增液之品以治疗胃肠阴液亏虚者。症见口干咽燥或唇裂，大便秘结，舌光红少苔。代表方如益胃汤、增液汤。③补养气血 是用补益气血的药物以治疗温病后气血亏虚者。症见面色少华，气弱倦怠，声音低怯，语不接续，舌质淡红，脉弱无力。代表方如八珍汤加减或集灵膏。

91. 答：①清心开窍法的作用特点是清解心热，透络开窍以促进神志清醒，主要用安宫牛黄丸、至宝丹、紫雪丹等；豁痰开窍法的作用特点是用清化湿热、涤痰开窍的方法来宣通窍闭，促使神志清醒，主要用菖蒲郁金汤。二法的主要区别是，前者主在清解，而后者主在清化。②从两法的适应证来区别应用。清心开窍法的适应证是温热邪热入心包而引起的神志异常者，表现为身热，神昏谵语，或昏愦不语，舌謇肢厥，舌质红绛，或纯绛鲜泽，脉细数等；豁痰开窍法的适应

证是湿热郁蒸，酿生痰浊，蒙蔽机窍者，表现为发热，神识昏蒙，时清时昧，时有谵语，舌质红，苔白腻或黄腻，脉濡数等。

92. 答：通腑泄热和导滞通便法的相同点：通腑泄热和导滞通便均属通下逐邪法，都用苦寒之品，均主要作用于肠腑。不同点：①作用不同，通腑泄热作用为泻下阳明实热燥结；导滞通便作用在于通导肠腑湿热积滞。②适应证不同，通腑泄热适用于热入阳明，内结肠腑之证。症见潮热便秘，或热结旁流，时有谵语，腹部胀满或硬痛拒按，舌苔黄燥或焦黑起刺，脉沉实，代表方如调胃承气汤、大承气汤；导滞通便适用于湿热积滞胶结肠道的证候。症见身热，脘腹痞满，恶心呕逆，便溏不爽，色黄如酱，舌苔黄垢浊腻。代表方如枳实导滞汤。

93. 答：温病清营凉血法主要有三种：①清营泄热；②凉血散血；③气营（血）两清。各自的适应证和代表方分别为：清营泄热适用于温病热入营分，郁热阴伤之证，症见身热夜甚，心烦时有谵语，斑疹隐隐，舌质红绛等。代表方如清营汤。凉血散血适用于温病热盛血分，迫血妄行，热瘀交结之证。症见灼热躁扰，甚则昏狂谵妄，斑疹密布，各种出血，舌质紫绛或有瘀斑等。代表方如犀角地黄汤。气营（血）两清适用于温病气分与营（血）分的同病证，即气营（血）两燔证。若偏于气营同病，则出血倾向不重，症见壮热口渴，烦扰不寐，舌绛苔黄，代表方如加减玉女煎；若为气血两燔，热毒深重之证，则见壮热躁扰，甚或神昏谵妄，两目昏瞀，口秽喷人，周身骨节痛如被杖，斑疹密布，出血，舌质紫绛，苔黄燥或焦黑，代表方如化斑汤、清瘟败毒饮。

94. 答：①本法的作用即凉解血热，散瘀通络以清散血分瘀热之邪。②本法主要适用于邪热已入血分而血热炽盛，热瘀交结，迫血妄行者。如邪热未入血分，未见血热炽

盛或热甚动血的症状表现者不可使用本法。

95. 答：温病使用清解气热法时应注意：①本法所治为气分无形邪热，非邪热与有形实结所宜。②热邪未入气分不宜早用。③素体阳虚者使用本法时切勿过剂，中病即止，以免伐伤阳气。④苦寒药有化燥伤津之弊，热盛阴伤或素体阴虚者慎用。

96. 答：劳复证是指温病瘥后正气未复，或余热未清，因为过早劳作重新发热者。根据以下三种情况分别调治：①气虚劳复：症见发热，畏寒怕冷，四肢倦怠，少气懒言，舌淡少苔而润，脉虚。治以益气健脾，甘温除热。代表方如补中益气汤。②阴虚劳复：症见发热，五心烦热，颧红盗汗，口干舌燥，或心悸失眠，舌红少苔，脉细数。治以养阴清热。代表方如加减复脉汤。③余热劳复：症见发热，心烦懊侬，胸闷脘痞。或胸胁不舒，口苦咽干，食少纳呆，舌苔薄黄，脉微数。治以清透余热，解郁除烦。代表方如枳实栀子豉汤。兼呕恶者，加半夏、竹茹；兼舌红口渴者，加天花粉、石斛、竹叶；兼食滞者，加山楂、麦芽、神曲等。

97. 答：根据食滞在胃在肠的不同而治：①消食和胃 适用于胸脘痞闷，嗳腐吞酸，恶闻食臭，舌苔厚垢腻，脉滑实。常在主治方中加用消化食滞之品，如神曲、山楂、麦芽、莱菔子、陈皮等，也可加保和丸。②导滞通腑 适用于腹胀而痛，肠鸣矢气，其气臭秽，大便秘或泻，舌苔厚而浊腻，脉沉涩或滑。常在主治方中加用消化导滞，通导肠腑之品，如枳实、槟榔、大黄、厚朴，也可用枳实导滞丸。

98. 答：温病瘥后余邪未尽，应根据正气之盛衰及余邪的类型不同而分别采取以下治法：①清解余热，益气养阴 是用辛凉、甘寒之品以治疗温病后期余热未净，气阴两伤之证。症见低热不退，虚羸少气，口干唇燥，呕恶纳呆，舌光红少苔，脉细数。代表方如竹叶石膏汤。②芳化湿邪，醒胃和中 是用芳香清凉之品以化湿清热，恢复胃气，治疗温病后期湿热余邪未尽而胃气未复之证。症见身热已退，脘闷不畅，知饥不食，舌苔薄白微腻。代表方如薛氏五叶芦根汤。③理气化湿，健脾和中 是用理气化湿健脾之品以治疗温病后期余湿阻气，脾气虚弱之证。症见胃脘微痞，饮食不香，四肢倦怠，大便溏薄，舌苔薄白而腻，脉虚弱，甚至可见肢体浮肿。代表方如参苓白术散加藿香、佩兰、荷叶、砂仁等。④化湿利水，温补肾阳 是用补肾阳、利水湿之品治疗温病后期阳气虚衰而水湿内停之证。症见形寒肢冷，身疲乏力，心悸眩晕，面浮肢肿，小便短少，舌淡苔白，脉沉细。代表方如真武汤。

六、病例分析

99. 辨证：湿热并重，困阻中焦。

辨证分析：患者暑天外出途中淋雨，暑热与雨湿交蒸，感受暑湿之邪而患暑湿。初起发热微恶寒、头身疼痛，为暑湿郁表。湿渐化热，热蒸湿动，湿遏热伏，气机不畅，故继则但热不寒，热高时出汗，汗出则热减，继而复热；口渴不多饮，脘痞腹胀，泛恶欲吐，为湿渐化热，遏伏中焦之候；舌红，舌苔黄腻，脉濡数等，也为湿热并重之象。

治法：辛开苦降，燥湿泄热。

方剂：王氏连朴饮。

100. 辨证：热入气分，邪热犯胃

辨证分析：本例发于春末夏初之际，初起为风温病邪侵犯肌表，故出现发热、微恶寒、口微渴、无汗等卫分症状。邪热传入气分，胃津受灼，故有恶寒消失，但身热更甚，口渴而欲饮，大汗，舌质红，舌苔黄燥，脉数等表现。

治法：清热生津。

方剂：白虎汤。

第六章 温病的预防

 习题

简答题

1. 为什么说温病的预防十分重要？

2. 历代医家在预防温病方面的成就有哪些？

3. 在温病的预防方法中，从哪四方面达到培固正气，强壮体质的目的？

4. 预施药物以防止染病的常用方法有哪几种？

答案

简答题

1. 答：①温病是一类急性外感热病；②多数具有传染性，流行性；③起病急，来势猛，病情重，严重影响人民健康，甚至威胁生命，所以温病的预防工作十分重要。

2. 答：①重视环境卫生；②注意个人卫生；③保持饮食卫生；④除害灭虫；⑤避邪隔患；⑥药物预防；⑦接种免疫。

3. 答：①锻炼身体，增强体质；②顺应四时，调适寒温；③保护阴精，固守正气；④注意环境，搞好卫生。

4. 答：①熏蒸预防法；②滴喷预防法；③中药预防法；④食物预防法。

各 论

第七章 温热类温病

第一节 风 温

✒习题

一、填空题

1. 陈平伯云: "风温为病, 春月与冬季居多, 或恶风或不恶风, 必 _____, _____, _____, 此为风温证之提纲也。"

2. 风热病邪属 _____ 邪, 其性 _____, 多从口鼻而入。

3. 风温是感受 _____ 所引起的 _____ 病。

4. 风温邪在肺卫不解, 则其发展趋向大致有两种情况: 一是 _____; 二是 _____。

二、选择题

(一) A 型题

5. 下列哪个不属于温热类温病:
   A. 风温　　B. 春温
   C. 暑温　　D. 秋燥
   E. 伏暑

6. "太阳病, 发热而渴, 不恶寒者, 为温病, 若发汗已, 身灼热者, 名曰风温。" 是哪位医家所说:
   A. 叶天士　　B. 陈平伯

C. 吴鞠通　　D. 张仲景
   E. 庞安常

7. 叶天士认为, 风温的发生是由于:
   A. 外感风热时毒
   B. 温风过暖, 感其气者
   C. 春月受风, 其气已温
   D. 感受春季温热病邪
   E. 温病误汗

8. 风温之名, 首见于:
   A. 《内经》　　B. 《伤寒论》
   C. 《温热论》　　D. 《温病条辨》
   E. 《湿热病篇》

9. 下列哪一项不属于风温常见症状:
   A. 咳嗽　　B. 喘息
   C. 胸痛　　D. 咯血
   E. 发热

10. 哪位医家提出: "风温者, 初春阳气始升, 风夹温也。"
    A. 叶天士　　B. 陈平伯
    C. 吴鞠通　　D. 吴坤安
    E. 薛生白

11. "治上焦如羽, 非轻不举" 语出:
    A. 叶天士　　B. 薛生白
    C. 陈平伯　　D. 吴鞠通
    E. 王孟英

12. 风温专著是哪一本书:

A. 《外感温热篇》

B. 《温热条辨》

C. 《外感温病篇》

D. 《温热经纬》

E. 《湿热病篇》

（二）B 型题

A. 破伤风　　B. 大头瘟

C. 暑温　　　D. 暑燥疫

E. 伏暑

13. 属于温热类温病：

14. 属于湿热类温病：

15. 属于温疫类温病：

16. 属于温毒类温病：

（三）X 型题

17. 下列哪些不属于温热类温病：

A. 风温　　B. 春温

C. 暑温　　D. 暑湿

E. 伏暑

18. 下列哪些属于温热类温病：

A. 风温　　B. 春温

C. 暑温　　D. 湿温

E. 伏暑　　F. 暑湿

G. 秋燥　　H. 温热疫

19. 风温病易与以下哪些病混淆：

A. 春温　　B. 秋躁

C. 暑温　　D. 暑湿

E. 伏暑

20. 根据风温发病季节和临床表现，下列哪些病可参考本病辨证论治：

A. 大叶性肺炎

B. 上呼吸道感染

C. 化脓性脑膜炎

D. 流行性感冒

E. 急性支气管炎

21. 诊断风温的主要依据是：

A. 发病较急，初起邪郁肺卫

B. 传变较速，易见逆传心包和邪热壅肺等证

C. 病程中以肺经为病变中心，后期呈现肺胃阴伤

D. 病程中以肺经为病变中心，后期多为肝肾阴伤

E. 病程中以肺经为病变中心，后期多为心肾阴伤

F. 多发于冬春两季

三、改错题

22. 外感风热病邪，多从皮毛而入，肺位居高，首当其冲，所以本病初起以邪在中焦足阳明胃经为病变中心。

23. 风温治疗，初起邪在肺卫，宜辛温解表，以驱邪外出；在本病后期，邪热已退而肺胃津伤未复时，则宜咸寒滋补肝肾真阴。

四、简答题

24. 什么叫"舌謇"？

25. 什么叫"风温"？

26. 什么叫"逆传心包"？

27. 什么叫"辛凉平剂"？

28. 风温的诊断要点是什么？

29. 试述风温的病机特点。

30. 何谓"热结旁流"？

五、问答题

31. 风温的传变规律是怎样的？

 答案

一、填空题

1. 身热　咳嗽　烦渴

2. 阳邪　升散疏泄

3. 风热病邪　急性外感热

4. 顺传于胃　逆传心包

二、选择题

（一）A 型题

5. E。答案分析：除伏暑为湿热类温病外，其余均为温热类温病。

6. D。答案分析：见《伤寒论》第6条。

7. C。答案分析：见叶天士《三时伏气外感篇》。

8. B。答案分析：《伤寒论》第6条是目前所知最早提到风温病名的地方。

9. D。答案分析：咯血并非本病常见的症状。而其他都是常常可见的症状。

10. C。答案分析：见吴鞠通《温病条辨》

11. D。答案分析：见吴鞠通《温病条辨》

12. C。答案分析：见陈平伯《外感温病篇》

（二）B 型题

13. C。

14. E。

15. D。

16. B。

答案分析：破伤风属内科杂病；大头瘟属温毒；暑温属温热类温病；暑燥疫属温疫类温病；伏暑属湿热类温病。

（三）X 型题

17. D E。答案分析：风温、春温、暑温属温热类温病；暑湿、伏暑属湿热类温病。

18. A B C G。答案分析：风温、春温、暑温、秋燥属温热类温病；湿温、伏暑、暑湿属湿热类温病；温热疫属温疫类温病。

19. A B。答案分析：春温、风温均属于春季发生的疾病，但春温为伏气温病，初起即见里热证，风温初起见肺卫见证；秋燥初起可见肺卫证候，但发于秋季，而风温多见于冬春两季。暑温、暑湿则见于夏暑季节；伏暑则见于秋冬两季，均没有风温那样初起即有明显的肺卫症状如发热、恶寒、咳嗽等。

20. A B D E。答案分析：上 5 种病均多发于冬春季节，化脓性脑炎初起见里热证，临床表现类似春温，而其他几种的发病特点和临床表现则类似风温。

21. A B C F。答案分析：根据风温的诊断要点可知 A B C F 为正确答案。

三、改错题

22. 应改为：外感风热病邪，多从口鼻而入，肺位居高，首当其冲，所以本病初起以邪在上焦手太阴肺经为病变中心。

答案分析：风热病邪属阳邪，其性升散、疏泄，侵犯人体多从口鼻而入，先犯肺卫，极期可邪热壅肺，后期多肺胃阴伤，故谓以肺为病变重心。

23. 应改为：风温治疗，初起邪在肺卫，宜辛凉宣解，以驱邪外出；在本病后期，邪热已退而肺胃津伤未复时，则宜甘寒清养肺胃之阴。

答案分析：风热病邪属阳邪，其性升散、疏泄，侵犯人体多从口鼻而入，先犯肺卫，后期多肺胃津伤，故初起治疗宜辛凉宣解；后期则宜甘寒清养肺胃之阴津。

四、简答题

24. 答：症状名。指舌体转动不灵活，言语不清。

25. 答：病名。是感受风热病邪所引起的以肺卫表热证为初起证候的急性外感热病，多发于冬春两季。

26. 答：出自《温热论》。指温邪侵犯肺卫之后不顺传气分，而逆入心包，主要证候为高热，心烦，神昏谵语，舌蹇肢厥，舌绛脉数等。

27. 答：《温病条辨》指银翘散而言。从该方组成上看，是以辛凉为主，稍佐辛温，以增强表散之力，相对桑菊饮为辛凉轻剂、白虎汤为辛凉重剂而言，吴鞠通称之为"辛凉平剂"。

28. 答：①发病季节，多发生于冬春季节。②发病急骤，初起必见肺卫见证。③传变迅速，易见逆传心包证候。④病变过程中以肺经病变为主，也有阳明胃肠病变之证。

29. 答：①发病较急，初起必有肺卫见证。②传变较速，每易易见逆传心包证候。③易见动风，痉厥，气急痰鸣之证。

30. 答：见《温疫论》。指热邪传入阳明，大肠中燥屎内结，以致粪水从旁而下利纯稀水之病变。症见腹部硬痛，肛门灼热，苔黄而燥，脉沉有力等。治宜软坚攻下泄热，方用调胃承气汤。

五、问答题

31. 答：风温是感受风热病邪引起的急性外感热病。因外感风热病邪多从口鼻侵入人体，而肺位最高，首当其冲，所以本病初起以邪在上焦手太阴肺经病变为主。如肺卫病邪不解，其发展趋向大致有两种：一是顺传入胃，多呈阳明热盛或热结肠腑之证；二是逆传心包，见神昏谵语等神志异常证候。另在病变过程中，由于邪热壅肺，可致痰热喘急；热入血络，则易外发红疹；病至后期，则多呈肺胃阴伤的病理表现。

第二节　春　温

习题

一、填空题

1. 春温病的治疗原则，以_____为主，并须注意_____和_____。

2. 春温是由_____而发的_____热病。

3. 春温初期，有病发于_____和病发于_____之别。

二、选择题

（一）A 型题

4. 春温名首见于：
   A.《内经》　　　B.《难经》
   C.《千金方》　　D.《诸病源候论》
   E.《伤寒补亡论》

5. 春温的致病病邪是：
   A. 风热病邪　　B. 暑热病邪
   C. 温热病邪　　D. 疫疠毒邪
   E. 温毒病邪

6. 春温病的治疗原则是：
   A. 以清暑泄热为主
   B. 以清燥养阴为主
   C. 以疏风清热为主
   D. 以养阴生津为主
   E. 以清泄里热为主

7. 下列哪种病可参考春温病辨证施治：
   A. 流行性乙型脑炎
   B. 流行性脑膜脑炎
   C. 肠伤寒
   D. 痢疾
   E. 猩红热

8. 春温初起可病发于：
   A. 卫分或气分　　B. 卫分或营分
   C. 营分或血分　　D. 血分或气分
   E. 气分或营分

9. 有关春温论述，下列哪个是错的：
   A. 不会出现卫表证
   B. 初起可发于气分
   C. 初起可发于营分
   D. 起初即见里热表现
   E. 初起即见伤阴表现

10. 下列哪项不属于春温初起的临床表现：
    A. 身热微恶寒　　B. 痉厥

C. 斑疹　　　　　D. 脉濡

E. 神昏

（二）B 型题

A.《素问》

B.《难经》

C.《千金方》

D.《诸病源候论》

E.《伤寒补亡论》

11. 春温名首见于：

12. "夫精者，身之本也，故藏于精者，春不病温。"见于：

三、简答题

13. 简述春温总的治疗原则。

14. 简述春温病的病理特点。

15. 春温病的发病类型有几种？

16. 简述春温与风温应如何鉴别？

四、问答题

17. 试述春温病的诊断要点有哪些？

18. 春温与风温的病因病机有何不同？早期的临床表现有何区别？

答案

一、填空题

1. 清泄里热　透邪外出　顾护阴精

2. 温热病邪内伏　急性

3. 气分　营分

二、选择题

（一）A 型题

4. E。答案分析：春温名首见于《伤寒补亡论》："冬伤于寒，至春发者，谓之温病；冬不伤寒，而春自感风寒温气而病者，亦谓之温；及春有非节之气中人为疫者，亦谓之温。春温之病，古无专治之法，温疫之法兼之也。"

5. C。答案分析：春温的致病病邪是：温热病邪。

6. E。答案分析：春温病的治疗原则是以：清泄里热为主，并注意透邪外出，顾护阴精。

7. B。答案分析：根据本病发病季节和证候特点流行性脑膜脑炎可参考春温病辨证施治。而流行性乙型脑炎多参考暑温病辨证施治。肠伤寒、痢疾可参考湿温病辨证施治。猩红热为温毒。

8. E。答案分析：由于人体感邪轻重、体质情况有所不同，春温初起有病发于气分和病发于营分之分。

9. A。答案分析：春温初起有病发于气分和病发于营分之分，即可见里热和伤阴表现，少数因"新感引动伏邪"者可有短暂的卫表证。

10. D。答案分析：春温初起有病发于气分和病发于营分之分，即可见里热和伤阴表现，严重的可见痉厥、神昏、斑疹等。少数因"新感引动伏邪"者可有短暂的卫表证。而脉濡是湿热一类温病才见的脉象，故正确答案为 D。

（二）B 型题

11. E。答案分析：春温名首见于《伤寒补亡论》："冬伤于寒，至春发者，谓之温病；冬不伤寒，而春自感风寒温气而病者，亦谓之温；及春有非节之气中人为疫者，亦谓之温。……然春温之病，古无专治之法，温疫之法兼之也。"

12. A。答案分析：见《素问·金匮真言论》

三、简答题

13. 答：春温总的治疗原则是：以清泄里热为主，并须注意透邪外出，顾护阴精。

14. 答：①发病急骤，热象偏盛，初起即见里热证候。②伤阴明显。③病程中易见神昏痉厥证候。

15. 答：①伏邪自发，患者体质阴虚，里有伏热，至春季阳气发泄之时而从内向外透发。其中有发自气分及发自营分之分。②新感引发，是里有伏热，至春感受温邪而引发。

16. 答：二者均可发生于春季，同属温热性质的温病。但二者证治有不同。风温是新感风热病邪而致病，初起以肺卫表热证为主；春温是温热病邪伏里而外发，初起以里热伤阴证为主。

四、问答题

17. 答：春温病的诊断要点有：①多见于春季或冬春之交、春夏之际；②发病急骤，热象偏盛，初起即见里热证候，有发于气分、发于营分之别；③素体阴虚，病程中伤阴突出，后期尤以肝肾阴亏为著；④易出现神昏痉厥证候。

18. 答：风温是新感风热病邪而致病，初起以邪郁肺卫，肺气失宣为主，症见发热、微恶风寒、咳嗽、口微渴、舌边尖红、苔薄白、脉浮数；而后出现邪热壅肺或顺传于胃，病邪太盛或正气不支则逆传心包。春温是温热病邪伏里而外发，初起以里热伤阴证为主，症见发热、心烦、口渴、舌红、苔黄等表现，重者甚至可见神昏、痉厥、斑疹等。由于人体感邪轻重，体质情况有所不同，春温初起可有病发于气分和病发于营分之分，病情可由里外发，亦可继续深入营血。

第三节　暑　　温

🖋️习题

一、填空题

1. 暑温初起表现以_____证候为主。

2. 暑温是夏季感受_____所引起。

3. 暑温多发生于_____之间。

4. 暑温的病名确立于_____代。

5. "中热"即_____。

6. 暑热炽盛时，适逢人体正气虚弱，或小儿稚阴稚阳之体，暑热可直中心包而卒然晕倒，不省人事，手足逆冷者名为_____。

7. 暑热直入肝经而突发晕倒，痉厥，手足抽搐，角弓反张等为"_____"，亦称"_____"。

8. 暑温的治疗原则是：_____。

9. 暑温初起暑入阳明气分，治宜：_____。

10. 暑伤津气，治宜：_____。

11. 暑温津气欲脱治宜：_____。

二、选择题

（一）A 型题

12. "夏暑发自阳明"语出：

  A. 叶天士　 B. 薛生白

  C. 吴鞠通　 D. 王孟英

  E. 章虚谷

13. "因于暑，汗，烦则喘喝，静则多言，体若燔炭，汗出而散"语出：

  A.《伤寒论》

  B.《素问·生气通天论》

  C.《温热论》

  D.《温热经纬》

  E.《三时伏气外感篇》

14. 确立暑温病名者为：

  A.《内经》   B.《金匮要略》

  C.《丹溪心法》 D.《温热论》

  E.《温病条辨》

15. 《温热论》的作者是：

    A. 吴鞠通　　B. 薛生白

    C. 叶天士　　D. 陈平伯

    E. 王孟英

（二）B 型题

    A. 暑瘵　　B. 暑风

    C. 暑秽　　D. 暑厥

    E. 中暑

16. 夏日卒然晕倒，不省人事，手足逆冷者为：

17. 夏日卒然晕倒，手足抽搐，厉声呻吟，角弓反张，为：

（三）X 型题

18. 暑温初起见：

    A. 发热恶寒　　B. 壮热

    C. 口渴　　　　D. 汗多

    E. 少汗　　　　F. 面赤

    G. 脉浮数　　　H. 脉洪大

19. 有关暑温的发病与下列因素有关：

    A. 多雨潮湿

    B. 夏天气候炎热

    C. 津气耗伤

    D. 劳倦过度

    E. 感受暑热病邪

    F. 痰

    G. 瘀

 答案

一、填空题

1. 阳明气分热盛

2. 暑热病邪

3. 夏至至立秋

4. 清

5. 中暑

6. 暑厥

7. 暑风　暑痫

8. 清暑泄热，顾护津液

9. 辛寒清气，涤暑泄热

10. 清热涤暑，益气生津

11. 益气敛津，扶正固脱

二、选择题

（一）A 型题

12. A。答案分析：叶天士《幼科要略》中说："夏暑发自阳明"。

13. B。答案分析：《素问·生气通天论》曰："因于暑，汗，烦则喘喝，静则多言，体若燔炭，汗出而散"。

14. E。答案分析：清代吴鞠通《温病条辨》："暑温者，正夏之时，暑病之偏于热者也"。始确立暑温病名。

15. C。答案分析：温热论的作者是：叶天士

（二）B 型题

16. D。答案分析：暑热炽盛时，适逢人体正气虚弱，或小儿稚阴稚阳之体，暑热可直中心包而卒然晕倒，不省人事，手足逆冷者为名为暑厥。故正确答案为 D。

17. B。答案分析：暑热直入肝经而突发晕倒，痉厥，手足抽搐，角弓反张等为"暑风"，亦称"暑痫"。故故正确答案为 B。

（三）X 型题

18. B C D F H。答案分析：暑温初起多见暑入阳明气分，见壮热、口渴、汗多、面赤、脉洪大等。

19. B C D E。答案分析：暑温的病因是感受暑热病邪。夏天气候炎热，人们若疲劳过度，汗出过多，津气耗伤，以致正气亏虚，更易感受暑热病邪而致病。感受暑湿病邪是暑湿病的发病病因。而痰、瘀与暑温的发病无直接关系。

第四节 秋 燥

习题

一、填空题

1. 秋燥是感受_____所引起的急性外感热病。其特点为初起以_____为主，并具有津液干燥的表现。本病发生在秋季。

2. 秋燥发病季节为_____，尤以_____为多见。

3. 在秋燥的诊断上，应注意与_____等病相鉴别。

4. 秋燥的治疗原则是_____。

二、选择题

（一）A 型题

5. "秋燥"病名首见于：
   A. 《素问·至真要大论》
   B. 《素问·阴阳应象大论》
   C. 清初喻嘉言《医门法律》
   D. 金元刘河间《素问玄机原病式》
   E. 《温病条辨》

（二）X 型题

6. 秋燥的病变脏腑主要在：
   A. 肾　　B. 肝
   C. 肺　　D. 胃
   E. 大肠

三、简答题

7. 何谓秋燥？
8. 试述秋燥的临床特征。
9. 简述秋燥与风温如何鉴别。
10. 简述秋燥和风寒感冒如何鉴别。
11. 简述秋燥与伏暑如何鉴别。

四、问答题

12. 试述秋燥的诊断要点。

13. 试述秋燥初、中、末三期的治疗大法。

14. "燥热"与"火热"的治疗有何不同？

答案

一、填空题

1. 燥热病邪　邪在肺卫见证
2. 秋季　立秋至小雪之间
3. 风温，风寒感冒，伏暑
4. 燥者润之

二、选择题

（一）A 型题

5. C。答案分析：清初喻嘉言《医门法律》立"秋燥论"，首创秋燥病名。

（二）X 型题

6. C D E。答案分析：秋燥以燥干阴液为主要病理变化，病变重心在肺，影响到胃肠；病情较轻，传变较少，极少出现邪入营血或下焦肝肾的病变。

三、简答题

7. 答：秋燥是感受燥热病邪所引起的急性外感热病。其特点为初起以邪在肺卫见证为主，并具有津液干燥的表现。本病发生在秋季。

8. 答：初起病在肺卫，必伴口鼻、咽、皮肤、津气干燥表现，一般较少传变，病程较短，易于痊愈，病邪深入下焦肝肾的病例较少。

9. 答：风温多发于冬春季，初起也表现为邪在肺卫，但以表热证为主，津液不足表现不突出。秋燥发于秋季，除有肺卫见证外，以明显的津伤失润为特征。

10. 答：秋燥：发于初秋，有明显的津伤失润表现。风寒感冒多发于冬季，初起以恶寒、发热、无汗、头痛、肢节疼痛等风寒外束肌表，卫阳受郁的症状为主。

11. 答：两者均可发于秋季，初起均可有表证。但伏暑较少肺卫见证，而以暑湿在里为主，病情较重，变化较多。秋燥初起以肺卫见证为主，且有明显津伤表现，病情轻，传变少。

四、问答题

12. 答：①病发于早秋燥热偏盛时节。②初起除具有肺卫表热证外，必伴有口、鼻、咽、唇、皮肤等干燥的见证。③病程中以燥干阴液为主要病理变化，病变重心在肺，影响到胃肠；病情较轻，传变较少，极少出现邪入营血或下焦肝肾的病变。④后期多见肺卫阴伤之证。

13. 答：①初起邪在肺卫，以辛凉甘润为先；②中期宜清养并施，即在清肺胃，通腑之时注意养阴增液；③后期若邪热深入下焦，须滋培真阴，即所谓"上燥治气，中燥增液，下燥治血"。

14. 答：治疗火热之证，常用苦寒清热泻火之法，而治疗燥热则最忌苦寒伤阴，故治燥必用甘寒。对于秋燥的治法，正如汪瑟庵所说："始用辛凉，继用甘凉，与温热相似。但温热传至中焦，间有当用苦寒者，燥证则唯喜柔润，最忌苦燥，断无用之之理矣。"

第五节　温热类温病主要证治

习题

一、填空题

1. 千金苇茎汤由苇茎、_____、_____四味药组成。

2. 宣白承气汤由生石膏、生大黄、_____四味药组成。

3. 风温肺热发疹为肺经气分热邪波及_____所致，治以_____，_____。

4. 潮热便秘，喘促不宁，痰涎壅盛，苔黄滑，脉右寸实大。治法：_____，_____；方选：_____。

5. 发热，咳嗽，胸闷，心烦，口渴，肌肤外发红疹，舌红，苔薄黄，脉数。辨证为：_____。

6. 身体灼热，神昏谵语，或昏愦不语，舌蹇，肢厥。辨证为_____。

7. 风温邪袭肺卫，兼夹温毒而项肿咽痛者，可用银翘散加_____，_____以解毒消肿。

8. 风温初起以_____为其特征，多发于_____季节。

9. 银翘散中有荆芥，豆豉辛散透表之品合于辛凉药物中，其解表之力较胜，故称为_____，而桑菊饮大多为辛凉之品，且药量较轻，故称为_____。

10. 麻杏石甘汤中麻黄与石膏相伍，则麻黄作用并不在_____，而主要是在_____。

11. 麻杏石甘汤中，石膏与麻黄相伍，则石膏作用并不在_____，而主要是_____。

12. 黄连阿胶汤的药物组成是_____。

13. 春温阴虚火炽证的治则为_____，方选_____。

14. 春温气营（血）两燔证的治疗，一般可用_____，证情严重的可用_____。

15. 犀角地黄汤的药物组成是_____。

16. 春温热灼胸膈证的治法为_____，方选_____。

17. 暑温症见心热烦躁，消渴不已，麻痹，舌红绛，苔黄黑干燥，脉细数。治宜选方：_____。

18. 温病症见高热已退，汗出不止，喘喝欲脱，脉数大，治宜选用方剂：_____。

19. 身热心烦，尿黄，口渴自汗，气短而促，肢倦神疲，苔黄干燥，脉虚无力，治宜选方：_____。

20. 温病症见壮热汗多，口渴心烦，头痛且晕，面赤气粗，背微恶寒，苔黄燥，脉洪大而芤。治方宜选用：_____。

21. 叶天士引张凤逵所说："暑病首用_____，继用_____，再用_____"，概括了暑温邪在气分阶段不同证型的治疗大法。

22. 暑温发病急骤，传变迅速，病变初起径犯阳明，病程中极易耗伤津气，易出现_____、_____及_____等危重病变。

23. 暑温起病急，初起较少见_____过程，多见_____热盛证候。

24. 暑温有明显的季节性，多发病于_____之时，一般在_____之前。但不可过于拘泥。

25. 病人发热恶寒，少汗，咳嗽少痰，声嘶，咽干痛，鼻燥热，口微渴，舌边尖红，苔薄白少津，右脉数大。其治疗宜_____，_____方用_____。

26. 秋季病人发热微恶风寒，少汗，咳嗽少痰，咽干痛，鼻燥热，口微渴，舌边尖红，苔薄白乏津，右脉数大。其诊断是_____，辨证_____。

27. 桑杏汤是由桑叶，杏仁，沙参及_____等组成。

28. 秋季温病发热，耳鸣目赤，口渴咽痛，苔黄而干，脉数。其诊断是_____，辨证是_____。

29. 温病发热，口渴咽痛，耳鸣目赤，龈肿，苔黄而干，脉数。其治疗宜_____，_____；方药用_____。

30. 秋季温病发热，口渴心烦，干咳气喘，胸满胁痛，咽干鼻燥，舌边尖红，苔燥，脉数。其诊断是_____，辨证是_____。

31. 秋季温病喉痒干咳，继而痰粘带血，胸胁疼痛，腹部灼热，大便泄泻，舌红，苔薄黄而干，脉数。其诊断是_____，辨证是_____。

32. 温病喉痒干咳，继而痰粘带血，胸胁疼痛，腹部灼热，大便泄泻，舌红，苔薄黄而干，脉数。其治疗方法是_____，方用_____。

33. 秋季病人咳嗽不爽而多痰，胸满腹胀，大便秘结，舌红而干。其诊断是_____，辨证是_____。

34. 病人咳嗽不爽而多痰，胸满腹胀，大便秘结，舌红而干。其治法宜_____，方用_____。

35. 秋季温病热退，干咳或痰少，口唇干燥乏津，口渴，舌干红少苔，脉细数。其诊断是_____，辨证是_____。

36. 温病热退，干咳或痰少，口、鼻、咽、唇干燥乏津，口渴，舌干红少苔，脉细数。其治法宜_____，方用_____。

37. "上燥治气，中燥_____，下燥_____"可作为秋燥初、中、末三期治疗大法的概括。

二、选择题

（一）A 型题

38. 风温邪热壅肺之表现为：
    - A. 身热，咳喘，舌红苔黄，脉数。
    - B. 发热，微恶风寒，干咳不已，舌边尖红，舌苔薄白而干，右脉数大。
    - C. 发热，微恶风寒，舌边尖红，舌苔薄白欠润，脉浮数。
    - D. 身热，干咳无痰，气逆而喘，口鼻干燥，舌边尖红，苔薄白燥或薄黄燥，脉数。
    - E. 身热，咳嗽痰涎壅盛，喘促不宁，便秘，苔黄腻，脉右寸实大。

39. 症见发热，微恶风寒，无汗或少汗，头痛，咳嗽，口微渴，项肿咽痛，苔薄白，舌边尖红，脉浮数。选用下列哪一处方最适宜：
    - A. 普济消毒饮　　B. 清咽栀豉汤
    - C. 银翘散　　　　D. 桑菊饮
    - E. 银翘散加马勃，玄参

40. 肺热发疹证以其证候分析属于：
    - A. 气分　B. 气营同病
    - C. 卫分　D. 营分
    - E. 卫气同病

41. "疹为太阴风热"语出：
    - A. 叶天士　　B. 吴鞠通
    - C. 陆子贤　　D. 吴又可
    - E. 王孟英

42. 风温邪袭肺卫而偏于表热较重者，可用：
    - A. 桑杏汤　　B. 桑菊饮
    - C. 银翘散　　D. 麻杏石甘汤
    - E. 银翘散去豆豉加细生地、丹皮、大青叶、玄参方

43. 风温邪袭肺卫而偏于肺失宣降，以咳嗽为主症者，可用：
    - A. 桑杏汤　　B. 桑菊饮
    - C. 银翘散　　D. 麻杏石甘汤
    - E. 银翘散去豆豉加细生地、丹皮、大青叶、玄参方

44. 以下哪一项不属于宣白承气汤的药物组成：
    - A. 生石膏　　B. 黄芩
    - C. 生大黄　　D. 杏仁
    - E. 瓜蒌皮

45. 风温邪袭肺卫，兼痰多者，可用银翘散加：
    - A. 款冬花　　　B. 马勃，玄参
    - C. 瓜蒌、贝母　D. 紫菀
    - E. 射干

46. 风温邪袭肺卫，若见口渴较甚者，可用银翘散加：
    - A. 芦根　　　　B. 玄参
    - C. 花粉、沙参　D. 生地
    - E. 熟地

47. 风温邪袭肺卫，如兼热入气分而气粗如喘者，可用桑菊饮加：
    - A. 黄芩　B. 石膏，知母
    - C. 栀子　D. 瓜蒌，枳实
    - E. 花粉

48. 风温邪袭肺卫，如兼肺热较甚，口苦，咳甚胁痛者，可用桑菊饮加：
    - A. 石膏　　B. 知母
    - C. 栀子　　D. 黄芩
    - E. 花粉

49. 宣白承气汤证属吴鞠通所说的哪种治法：
    - A. 气血合治法　　B. 二肠合治法
    - C. 邪正合治法　　D. 脏腑合治法
    - E. 两少阴合治法

50. "阳明腑实证"与"热入心包兼腑实证"的辨证关键在于后者有：

A. 谵语　　B. 腹满

C. 肢厥　　D. 身热

E. 舌謇

51. 温病身热已退，肺胃阴伤，干咳不已，口舌干燥而渴，舌红少苔，治宜：

A. 增液汤　　B. 生脉散

C. 桑杏汤　　D. 沙参麦冬汤

E. 竹叶石膏汤

52. 身热神昏，舌謇肢厥，大便秘结，腹部胀痛，舌绛苔黄燥，治宜：

A. 清宫汤　　　B. 牛黄承气汤

C. 导赤承气汤　　D. 清营汤

E. 调胃承气汤

53. 身热下利，肛门灼热，恶心呕吐，腹部疼痛，苔黄脉数，治宜：

A. 王氏连朴饮加苡仁、竹叶

B. 调胃承气汤

C. 葛根芩连汤加白芍、藿香、姜竹茹

D. 枳实导滞汤

E. 宣白承气汤

54. 身热下利，肛门灼热，苔黄，脉数，治宜：

A. 黄芩汤　　　B. 调胃承气汤

C. 导赤承气汤　　D. 葛根芩连汤

E. 牛黄承气汤

55. 风温，身热，咳嗽，胸闷，肌肤外发红疹，舌红苔薄白，脉数，治宜：

A. 银翘散去荆芥，豆豉加白茅根、侧柏炭

B. 银翘散加生地、丹皮、赤芍

C. 银翘散去豆豉加细生地、丹皮、大青叶、玄参

D. 玉女煎去牛膝，熟地加细生地、玄参

E. 化斑汤

56. 身热面赤，烦渴欲饮，饮不解渴，得水则吐，胸脘痞满，按之疼痛，便秘，苔

黄滑，其病机为：

A. 热灼胸膈　　B. 阳明热结

C. 热郁胸膈　　D. 痰热结胸

E. 邪热壅肺

57. 温病日晡潮热，时有谵语，大便秘结，腹部胀满硬痛，苔黄燥，脉沉实，治宜选用：

A. 宣白承气汤　　B. 牛黄承气汤

C. 调胃承气汤　　D. 增液承气汤

E. 新加黄龙汤

58. 温病日晡潮热，时有谵语，大便纯利稀水，腹部胀满硬痛，苔黄燥，脉沉实，治宜选用：

A. 宣白承气汤　　B. 调胃承气汤

C. 牛黄承气汤　　D. 葛根芩连汤

E. 增液承气汤

59. 风温身热，汗出，烦渴，咳喘，胸痛，舌红苔黄，脉滑数，治宜：

A. 小陷胸加枳实汤

B. 宣白承气汤

C. 麻杏石甘汤

D. 白虎汤

E. 葛根芩连汤

60. 温病发热，微恶风寒，咳嗽，胸闷，身发红疹，舌绛，苔薄白，脉细数。其病变阶段是：

A. 卫气同病　　B. 气营同病

C. 卫营同病　　D. 气血同病

E. 气分热盛

61. 风温邪热由卫转气，顺传于胃，多见：

A. 邪热壅肺证　　B. 阳明热盛证

C. 阳明热结证　　D. 痰热结胸证

E. 肺热发疹证

62. 温病高热，神昏谵语，喉中痰鸣，治宜选用：

A. 至宝丹　　　B. 紫雪丹

C. 安宫牛黄丸　　D. 苏合香丸

E. 玉枢丹

63. 温病发热，神昏，痰涎壅盛，舌苔黄腻，治宜选用：

    A. 紫雪丹   B. 玉枢丹

    C. 神犀丹   D. 至宝丹

    E. 苏合香丸

64. 温病高热烦躁，痉厥，神昏谵语，治宜选用：

    A. 至宝丹   B. 紫雪丹

    C. 苏合香丸   D. 止痉散

    E. 安宫牛黄丸

65. 壮热，头痛，口渴，烦躁若狂，肌肤发斑，吐血，衄血，舌红绛苔焦黄，脉数。治宜：

    A. 犀角地黄汤   B. 清瘟败毒饮

    C. 犀地清络饮   D. 神犀丹

    E. 清营汤

66. 三甲复脉汤是在加减复脉汤中：

    A. 去麻仁加牡蛎

    B. 去麻仁加山甲

    C. 加山甲、牡蛎、龙骨

    D. 加牡蛎、龟板、山甲

    E. 加牡蛎、龟板、鳖甲

67. 春温后期，虚风内动，时时欲脱，治宜：

    A. 羚角钩藤汤加人参

    B. 大定风珠

    C. 三甲复脉汤

    D. 小定风珠加生脉散

    E. 黄连阿胶汤

68. 身热，心烦不得卧，舌红苔黄，脉细数。治宜：

    A. 栀子豉汤   B. 翘荷汤

    C. 黄连阿胶汤   D. 青蒿鳖甲汤

    E. 连梅汤

69. 身热，口苦而渴，干呕，心烦，小便短赤，胸胁不舒，舌红，苔黄，脉弦数。治宜：

    A. 黄芩汤加豆豉，玄参

    B. 小柴胡汤

    C. 蒿芩清胆汤

    D. 黄连温胆汤

    E. 清营汤加豆豉

70. 春温，热灼胸膈证，治疗宜：

    A. 凉膈散   B. 栀子豉汤

    C. 翘荷汤   D. 小陷胸汤加枳实

    E. 宣白承气汤

71. 身热，腹痛便秘，口干咽燥，倦怠少气，舌苔黄燥，脉沉弱。治宜：

    A. 新加黄龙汤   B. 调胃承气汤

    C. 小承气汤   D. 增液承气汤

    E. 增液汤

72. 身热，便秘，烦躁，口渴，小便赤痛，舌苔黄燥，治宜：

    A. 牛黄承气汤   B. 小承气汤

    C. 增液承气汤   D. 导赤承气汤

    E. 调胃承气汤

73. 身热，头晕胀痛，手足躁扰，狂乱痉厥，舌红苔黄，脉数，治宜：

    A. 白虎汤加羚角、钩藤

    B. 羚角钩藤汤

    C. 清营汤加羚角、钩藤

    D. 清宫汤加羚角

    E. 犀角地黄汤加羚角

74. 身热，尿黄，口渴，自汗，气短而促，肢倦神疲，苔黄干燥，脉虚无力，治宜：

    A. 白虎加人参汤

    B. 生脉散

    C. 王氏清暑益气汤

    D. 李氏清暑益气汤

    E. 连梅汤

75. 身热心烦，小便色黄，口渴自汗，气短而促，肢倦神疲，苔黄干燥，脉虚无力，证属：

    A. 暑入阳明，津气受伤

    B. 暑湿伤气

C. 暑伤津气

D. 津气欲脱

E. 暑伤心肾

76. 病人发热，口渴，耳鸣，目赤，齿肿，咽痛，苔黄而干，脉数，其诊断是：

    A. 湿温，湿热并重

    B. 暑温，暑伤津气

    C. 风温，热炽阳明

    D. 春温，真阴耗竭

    E. 秋燥，邪在气分，燥干清窍

77. 温病发热，耳鸣目赤，口渴咽痛，苔黄而干，脉数，其治疗宜用：

    A. 竹叶石膏汤

    B. 清燥救肺汤

    C. 王氏清暑益气汤

    D. 翘荷汤

    E. 桑杏汤

78. 病人发热，口渴，心烦，干咳气喘，咽干鼻燥，胸满胁痛，舌边尖红，脉数，其诊断是：

    A. 风温，邪热壅肺

    B. 风温，热炽阳明

    C. 春温，气分郁热

    D. 暑温，暑伤津气

    E. 秋燥，燥热伤肺

79. 温病发热，口渴心烦，干咳气喘，咽干鼻燥，胸满胁痛，舌边尖红，苔燥，脉数。其治疗宜用：

    A. 翘荷汤   B. 清燥救肺汤

    C. 桑杏汤   D. 新加香薷饮

    E. 麻杏石甘汤

80. 温病喉痒干咳，继而痰粘带血，胸痛，腹部灼热，大便泄泻，舌红，苔薄黄而干，脉数。其诊断是：

    A. 暑湿，暑伤肺络

    B. 伏暑，暑湿挟滞，阻结肠道

    C. 湿温，热炽阳明，湿困太阴

    D. 秋燥，肺燥肠热，络伤咳血

E. 春温，气分郁热

81. 病人咳嗽不爽而多痰，胸满腹胀，大便泄泻，舌红苔薄黄而干，脉数。其诊断是：

    A. 风温，热结肠腑

    B. 春温，伏热内闭

    C. 暑温，热结肠腑

    D. 伏暑，热结阴伤

    E. 秋燥，肺燥移肠

82. 病人咳嗽不爽而多痰，胸满腹胀，大便秘结，舌红而干。其治疗宜：

    A. 桑杏汤   B. 调胃承气汤

    C. 五仁橘皮汤   D. 增液汤

    E. 新加香薷饮

83. 温病身热已退，干咳或痰少，口、鼻、咽、唇干燥乏津，口渴，舌干红少苔，脉细数。其诊断是：

    A. 风温，胃热阴伤

    B. 秋燥，燥热伤肺

    C. 暑温，暑伤津气

    D. 秋燥，肺胃阴伤

    E. 春温，热炽津伤

84. 身热已退，干咳或痰少，口、鼻、咽、唇干燥乏津，口渴，舌干红少苔，脉细数。其治疗宜用：

    A. 阿胶黄芩汤   B. 沙参麦冬汤

    C. 清燥救肺汤   D. 五仁橘皮汤

    E. 翘荷汤

85. 治疗秋燥邪在肺卫的最佳方剂是：

    A. 桑菊饮   B. 桑杏汤

    C. 清燥救肺汤   D. 银翘散

    E. 翘荷汤

86. 桑杏汤出自：

    A. 《医门法律》   B. 《温疫论》

    C. 《疫病篇》   D. 《温病条辨》

    E. 《温热论》

87. 清燥救肺汤治疗秋燥病中哪个证型最合适：

A. 燥干清窍

B. 肺燥肠热，络伤咳血

C. 肺胃阴伤

D. 燥热伤肺

E. 燥热犯卫

88. 肺燥肠闭证（秋燥病）的治疗原则应该是：

A. 肃肺化痰，润肠通便

B. 清热润肺，导滞通下

C. 滋阴增液通下

D. 润肺清肠止利

E. 清泄肺热，滋阴润燥

89. 下列何症不属于秋燥"肺胃阴伤"证：

A. 咳嗽多痰　　B. 舌红苔少

C. 身热不甚　　D. 口干渴

E. 舌燥

90. 五仁橘皮汤最适宜治疗秋燥中的哪一证型：

A. 肺燥肠闭

B. 腑实阴伤

C. 肺胃阴伤

D. 肺燥肠热，络伤咳血

E. 肺热腑实

91. 治疗秋燥"肺燥移肠，络伤咳血"证，最合适的方剂是：

A. 翘荷汤　　　B. 清燥救肺汤

C. 阿胶黄芩汤　D. 宣白承气汤

E. 五仁橘皮汤

92. "秋燥"病名首见于：

A. 《素问·至真要大论》

B. 《素问·阴阳应象大论》

C. 清初喻嘉言《医门法律》

D. 金元刘河间《素问玄机原病式》

E. 清吴鞠通《温病条辨》

93. 下列哪一症状不属于秋燥燥热犯卫证：

A. 咳嗽多痰　　B. 咽干鼻燥

C. 口渴少汗　　D. 微恶风寒

E. 发热

94. 燥热伤肺的病机是：

A. 卫气同病　　B. 气分燥热

C. 气营血同病　D. 卫营同病

E. 气血两燔

（二）B 型题

A. 石膏、生大黄、杏仁

B. 石膏、知母、甘草

C. 石膏、麦冬、竹叶

D. 石膏、知母、麦冬

E. 石膏、生地、麦冬

95. 宣白承气汤中有：

96. 竹叶石膏汤中有：

A. 银翘散加藿香、郁金

B. 银翘散加天花粉

C. 银翘散加马勃、玄参

D. 银翘散加杏仁

E. 桑菊饮

97. 风温"邪袭肺卫"兼肺气被郁咳嗽较甚者，宜用：

98. 风热病邪侵袭肺卫出现以咳嗽为主要表现者，宜用：

A. 热炽阳明　　B. 热结肠腑

C. 胃热阴伤　　D. 肺热腑实

E. 余热未清，气阴两伤

99. 症见低热，干咳，口舌干燥而渴，舌干红少苔，脉细。其病机为：

100. 症见壮热，恶热，汗大出，渴喜冷饮，苔黄而燥，脉浮洪。其病机为：

A. 邪袭肺卫　　B. 肺热发疹

C. 痰热阻肺　　D. 邪热壅肺

E. 肠热下利

101. 一般见发热，微恶风寒，头痛少汗，咳嗽，苔薄白，舌边尖红等症者，多属：

102. 一般见身热咳嗽，口渴下利色黄热臭，肛门灼热，苔黄，脉数等症，多属：

A. 调胃承气汤　B. 增液承气汤

C. 桃核承气汤　　D. 宣白承气汤

E. 牛黄承气汤

103. 风温症见潮热，便秘，腹胀满硬痛，时有谵语，苔老黄而燥，脉沉有力，宜选用：

104. 风温潮热便秘，痰涎壅盛，喘促不宁，苔黄腻，脉右寸实大，宜选用：

A. 春温，感冒，麻疹，肺痈

B. 风温，暑温

C. 暑湿，湿温，中暑，疫毒痢

D. 暑温，湿温，伏暑

E. 暑湿，湿阻，疟疾，内伤风热

105. 应注意与风温相鉴别的疾病是：

106. 应注意与春温相鉴别的疾病是：

A. 犀角地黄汤

B. 化斑汤

C. 银翘散合神犀丹

D. 银翘散去豆豉，加细生地、丹皮、大青叶、倍玄参方

E. 清瘟败毒饮

107. 身体灼热，躁扰不安，昏狂谵妄，斑疹显露，衄血，舌质深绛。治宜：

108. 身热，咳嗽，胸闷，肌肤红疹，舌红，苔薄白，脉数。治宜：

A. 身热不扬　　B. 小便赤涩

C. 心烦不得卧　　D. 口不渴

E. 夜热早凉

109. 阴虚火炽证可见：

110. 邪留阴分证可见：

A. 身热，心烦不得卧，舌红苔黄，脉细数

B. 身热不甚，手足心热甚于手足背，舌干绛

C. 夜热早凉，热退无汗，能食消瘦

D. 身热，心烦懊恼，坐卧不安，舌苔微黄

E. 低热，口舌干燥而渴，虚烦不眠，气短神疲

111. 阴虚火炽证可见：

112. 热郁胸膈证可见：

113. 余热未清，气阴两伤证可见：

A. 沙参麦冬汤　　B. 黄连阿胶汤

C. 加减复脉汤　　D. 青蒿鳖甲汤

E. 翘荷汤

114. 身热不甚，口干咽燥，神倦耳聋，手足心热甚于手足背，舌绛而干，脉象虚细或结代。治宜：

115. 夜热早凉，热退无汗，能食形瘦，舌红少苔，脉沉细略数。治宜：

A. 栀子豉汤

B. 黄芩汤

C. 黄连阿胶汤

D. 导赤清心汤

E. 栀子豉汤加花粉

116. 身热心烦，口苦口渴，小便短赤，舌红苔黄，脉弦数。治宜：

117. 身热，心烦不得卧，舌红苔黄，脉细数，治宜：

A. 连梅汤

B. 黄连阿胶汤

C. 沙参麦冬汤

D. 竹叶石膏汤

E. 薛氏五叶芦根汤

118. 心热烦躁，消渴不已，肢体麻痹，舌红绛，苔黄黑干燥，脉细数，治宜：

119. 身热，心烦不得卧，舌红，苔黄或薄黑而干，脉细数，治宜：

A. 白虎汤

B. 白虎加人参汤

C. 王氏清暑益气汤

D. 生脉散

E. 李氏清暑益气汤

120. 温病症见身热已退，汗出不止，喘喝欲脱，脉散大，治宜选用：

121. 温病症见身热心烦，口渴自汗，气

短而促，肢倦神疲，苔黄干燥，脉虚无力，治宜选用：

    A. 壮热多汗   B. 身热心烦

    C. 低热不退   D. 夜热早凉

    E. 灼热躁扰

122. 暑入心营的发热表现为：

123. 暑入血分的发热表现为：

（三）X 型题

124. 风温"热入心包兼阳明腑实"的治法是：

    A. 宣肺化痰   B. 清心开窍

    C. 清心凉营   D. 攻下腑实

    E. 益气固脱

125. 风温"肺热发疹"的治法是：

    A. 辛凉解表   B. 宣肺泄热

    C. 清热解毒   D. 清热凉血

    E. 凉营透疹

126. 风温肺热腑实的主要临床特点有：

    A. 潮热便秘   B. 舌苔焦躁

    C. 腹部硬痛   D. 时有谵语

    E. 痰涎壅盛，喘促不宁

127. 风温肠热下利证的主要临床特点有：

    A. 身热咳嗽   B. 胸闷痛

    C. 里急后重   D. 下利色黄热臭

    E. 腹部硬痛

128. 风温邪袭肺卫，兼挟咽喉肿痛者，可用银翘散加：

    A. 山栀子   B. 马勃

    C. 黄芩   D. 浙贝

    E. 玄参

129. 风温邪袭肺卫，若见胸膈满闷者，可用银翘散加：

    A. 藿香   B. 黄芩

    C. 郁金   D. 石菖蒲

    E. 厚朴

130. 牛黄承气汤由下列哪几组药物组成：

    A. 安宫牛黄丸   B. 厚朴

    C. 生大黄   D. 枳实

    E. 芒硝

131. 风温邪热逆传心包，则必见证候是：

    A. 神昏   B. 咳嗽

    C. 斑疹   D. 谵语

    E. 烦渴

132. 春温热与血结证的主要临床表现有：

    A. 口渴欲饮

    B. 小便不利

    C. 少腹坚满，按之疼痛

    D. 脉滑数

    E. 神志如狂

133. 春温见身热，心烦不得卧，舌红苔黄或薄黑而干，脉细数。其治法是：

    A. 攻下   B. 滋肺胃

    C. 育肾阴   D. 清心火

    E. 养心安神

134. 三甲复脉汤与大定风珠的药物组成不同点。在于后者还有：

    A. 五味子   B. 生龙骨

    C. 鸡子黄   D. 茯神

    E. 丹皮

135. 下列方中，含有生地、玄参、麦冬三味药的是：

    A. 新加香薷饮   B. 清营汤

    C. 清宫汤   D. 增液承气汤

    E. 大定风珠

136. 增液承气汤与导赤承气汤证的共有症状是：

    A. 身热   B. 溺涩痛

    C. 便秘   D. 口干唇裂

    E. 脉弦细

137. 下列各汤证中均有身热，腹痛，便秘的是：

    A. 桃仁承气汤

B. 牛黄承气汤证

C. 新加黄龙汤证

D. 宣白承气汤证

E. 增液汤证

138. 千金苇茎汤除苇茎外，还有下列哪几种药物：

    A. 黄芩   B. 薏苡仁

    C. 杏仁   D. 冬瓜仁

    E. 桃仁   F. 郁李仁

    G. 瓜蒌仁

139. 风温常见的症状有：

    A. 高热   B. 昏迷

    C. 咳嗽   D. 喘息

    E. 胸痛   F. 咯血

    G. 便秘

140. 风温"余邪未清，气阴两伤"的临床表现有：

    A. 日晡潮热   B. 夜热早凉

    C. 低热   D. 口舌干燥而渴

    E. 能食消瘦   F. 虚烦不眠

    G. 神疲乏力

141. 风温"肺热发疹"的临床表现有：

    A. 身热   B. 胸痛

    C. 胸闷   D. 咳嗽

    E. 衄血   F. 斑疹显露

    G. 肌肤发疹

142. 风温"内闭外脱"的临床表现有：

    A. 发热骤退，汗出不止

    B. 虚烦躁扰，气息短促

    C. 腹部硬痛

    D. 面色苍白，四肢厥冷

    E. 便秘

    F. 脉微细欲绝

    G. 脱肛

143. 竹叶石膏汤除竹叶，石膏外，还有下列哪几种药物：

    A. 麦冬   B. 法夏

    C. 青蒿   D. 粳米，甘草

E. 人参   F. 黄芪

G. 玄参

144. 沙参麦冬汤除沙参、麦冬外，还有下列哪几组药物：

    A. 冬桑叶

    B. 石斛、生地

    C. 玉竹、花粉

    D. 生扁豆、甘草

    E. 太子参、白芍

    F. 玄参

    G. 冰糖

145. 清宫汤由下列哪几组药物组成：

    A. 犀角尖、连翘心

    B. 石菖蒲、郁金

    C. 竹叶卷心、连心麦冬

    D. 生地、丹参

    E. 羚羊角尖

    F. 两头尖

    G. 玄参心、莲子心

146. 宣白承气汤由下列哪几组药物组成：

    A. 生石膏   B. 芒硝

    C. 生大黄   D. 杏仁

    E. 白芍   F. 瓜蒌皮

    G. 白茅根

147. 风温热陷心包证有以下哪几组症状：

    A. 潮热，谵语

    B. 神昏谵语，舌謇

    C. 时有谵语

    D. 舌鲜绛，脉细数

    E. 苔黄燥，脉数沉实

    F. 身灼热，肢厥

    G. 时清时昧

148. 热入心包兼腑实证有下列哪几组症状：

    A. 夜热早凉，神呆

    B. 日晡潮热，时有谵语

C. 舌蹇，肢厥

D. 腹部胀痛，便秘

E. 舌绛，苔黄燥，脉数沉实有力

F. 身热神昏

G. 舌红苔焦燥起刺，脉数沉实有力

149. 吴鞠通提出用白虎汤有四禁，是指：

    A. 脉浮弦而细者   B. 脉沉者

    C. 脉洪大者   D. 汗不出者

    E. 不渴者   F. 便溏者

    G. 脉浮者

150. 风温阳明热盛证的辨证关键是：

    A. 壮热   B. 渴饮

    C. 恶热   D. 汗出

    E. 脉洪大   F. 脉沉实有力

    G. 舌红苔黄

151. 桑菊饮除桑叶、菊花外，还有下列哪几组药物：

    A. 桔梗、甘草

    B. 竹叶、甘草

    C. 连翘、芦根

    D. 黄芩、荆芥

    E. 牛蒡子、花粉

    F. 薄荷、杏仁

    G. 桔梗、荆芥

152. 银翘散除银花、连翘外，还有下列哪几组药物：

    A. 桔梗、甘草

    B. 荆芥穗、淡豆豉

    C. 杏仁、菊花

    D. 花粉、甘草

    E. 牛蒡子、芦根

    F. 牛蒡子、葛根

    G. 薄荷、竹叶

153. 清瘟败毒饮证可见：

    A. 壮热烦躁   B. 肌肤发斑

    C. 舌绛苔黄   D. 头痛口渴

    E. 脉数   F. 脉微欲绝

    G. 冷汗淋漓

154. 三甲复脉汤的组成是由炙甘草汤：

    A. 去生姜、大枣

    B. 去人参、桂枝

    C. 去麻仁、甘草

    D. 加牡蛎、鳖甲、龟板

    E. 加五味子

    F. 加鸡子黄

    G. 加白芍

155. 青蒿鳖甲汤证可见：

    A. 夜热早凉   B. 热退无汗

    C. 咳嗽，咯血   D. 能食形瘦

    E. 舌红苔少   F. 低热不退

    G. 手足蠕动

156. 春温病，热郁胸膈证可见：

    A. 身热   B. 心烦懊憹

    C. 心烦不得卧   D. 胸脘痞满

    E. 舌苔微黄   F. 腹痛

    G. 胸胁苦满

157. 下列各汤证中均有身热，腹痛，便秘的是：

    A. 增液承气汤证

    B. 牛黄承气汤证

    C. 新加黄龙汤证

    D. 宣白承气汤证

    E. 增液汤证

    F. 凉膈散

    G. 栀子豉汤

158. 导赤承气汤证可见：

    A. 夜热早凉   B. 小便赤痛

    C. 便溏不爽   D. 大便不通

    E. 咳嗽痰壅   F. 心烦

    G. 身热

159. 腑实阴伤证可见：

    A. 身热   B. 夜热早凉

    C. 口干咽燥   D. 昏狂谵妄

    E. 舌苔焦燥   F. 腹满

G. 便秘

160. 导赤承气汤证可见：
A. 身热　　　　B. 小便赤痛
C. 便溏不爽　　D. 口渴
E. 心烦失眠　　F. 脉细数
G. 大便不通

161. 腑实阴伤证可见：
A. 身热　　　　B. 腹满
C. 口干咽燥　　D. 昏狂谵妄
E. 舌苔焦燥　　F. 便秘
G. 倦怠少气

162. 秋燥的病变脏腑主要在：
A. 肾　　　B. 肝
C. 肺　　　D. 胃
E. 大肠　　F. 心
G. 胆　　　H. 小肠

163. 秋燥燥干清窍证的症状有：
A. 目赤　　　B. 耳鸣
C. 龈肿　　　D. 苔黄而腻
E. 咽痛　　　F. 咳嗽痰鸣
G. 气急鼻煽

164. 燥热伤肺的症状有：
A. 咳嗽多痰　　B. 气逆而喘
C. 咽喉干燥　　D. 胸满胁痛
E. 心烦口渴　　F. 少气乏力
G. 痰中带血

三、改错题

165. 风温邪热犯胃，治宜攻下泄热，方用宣白承气汤。

166. 温病身热不甚，手足心热甚于手足背，神倦，咽干齿黑，舌质干绛，脉虚无力。其治疗宜用大定风珠。

167. 温病身热，心烦不得卧，舌红苔黄，脉细数，其证属肾阴耗损。

168. 温病虚风内动，治用羚角钩藤汤加止痉散。

169. 温病身热不已，烦躁不安，胸膈灼热，唇焦咽燥，口渴，便秘，舌红苔黄，脉滑数。其证属热结腑实。

170. 凉膈散的组成是大黄，甘草，山栀子，厚朴，知母，黄连。

171. 导赤承气汤的组成是大黄，黄芩，黄柏，芒硝，木通，白芍。

172. 温病身热，腹满，便秘，口干唇裂，舌苔焦燥，脉沉细。其治疗宜增液汤。

173. 温病初起，发热微恶风寒，少汗，咳嗽少痰，声嘶，咽干痛，鼻燥热，舌边尖红，苔薄白少津，右脉数大。其诊断是：风温，辨证：邪在肺卫。

174. 秋燥邪在肺卫的治疗方法是辛凉解表，宣肺泄热。方药选用杏苏散。

175. 秋燥邪在气分，燥干清窍，治疗宜用桑杏汤。

176. 秋燥燥热伤肺证，其治疗宜用翘荷汤加减。

177. 温病喉痒干咳，继而痰粘带血，胁痛，腹部灼热，大便泄泻，舌红苔薄黄干，脉数。其诊断是暑湿，辨证是暑伤肺络。

178. 秋燥，肺燥肠闭证，其治疗宜用阿胶黄芩汤加减。

179. 秋燥肺胃阴伤证，其治疗宜用阿胶黄芩汤加减。

四、简答题

180. 风温肺卫之邪不解，其发展趋向有哪几种？

181. 风温邪热壅肺的证候，治法和选方是什么？

182. 风温热入心包的证候，治法和选方是什么？

183. 吴鞠通提出的白虎汤"四禁"是什么？临床上应如何掌握？

184. 肠热下利与热结旁流如何区别？

185. 风温与春温如何相鉴别？

186. 什么叫"辛凉平剂"

187. 简述肺热发疹的证候表现。

188. 简述肺热发疹的治法与代表方

189. 简述春温热与血结证的临床表现。

190. 简述春温热与血结证的治法、代表方。

191. 桃仁承气汤有哪些药物组成？

192. 简述春温气营（血）两燔的证候表现。

193. 简述春温气营（血）两燔证的治法、代表方。

194. 加减玉女煎有什么药物组成？

195. 化斑汤有什么药物组成？

196. 清瘟败毒饮有什么药物组成？

197. 三甲复脉汤的组成是由炙甘草汤去什么药、加什么药组成？

198. 简述春温阴虚火炽证表现如何？

199. 简述春温阴虚火炽证的治法和方药。

200. 黄连阿胶汤的药物组成有那些？

201. 简述温病余热未清，气阴两伤证的表现？

202. 简述温病余热未清，气阴两伤证的治法和代表方。

203. 热甚动血证有什么表现？

204. 热甚动血证的治法与代表方是什么？

205. 简述温病邪留阴分证候表现有那些？

206. 简述温病邪留阴分的治法和代表方？

207. 什么叫"阴虚火炽"？

208. 何谓心中憺憺大动？

209. 何谓"瘛疭"？

210. 何谓"水不涵木"？

211. 为什么说春温后期易导致肝肾阴伤？

212. 简述春温阴虚火炽证的临床表现及其治法。

213. 春温与风温后期均有伤阴之象，简述治疗上有何不同？

214. 简述春温虚风内动证的临床表现及其治法。

215. "懊憹"何解？

216. "目不了了"如何解释？

217. "撮空"如何解释？

218. 王氏清暑益气汤证有何表现？

219. 李氏清暑益气汤用于什么证？

220. 暑伤心肾表现如何？用什么方？

221. 黄连阿胶汤证表现如何？

222. 暑温津气欲脱有什么表现？如何治疗？

223. 简述秋燥燥干清窍的临床表现，治法和选方。

224. 试述秋燥燥热伤肺证的证候。

225. 简述秋燥燥热伤肺证的治法和用方。

226. 试写出五仁橘皮汤的药物组成。

227. 试述秋燥肺胃阴伤证的临床表现。

228. 试述秋燥肺胃阴伤证的治法和用方。

五、问答题

229. 风温邪热壅肺如何辨证施治？

230. 风温邪入气分，侵犯肺脏可见哪几种证型？如何辨治？

231. 风温邪热壅肺与痰热阻肺的证治有何不同？

232. 试述春温热与血结证的临床表现及其治法，代表方及药物组成。

233. 试述春温气营（血）两燔的证治（举出药物）。

234. 春温发展至后期，邪入下焦有哪些证型？如何辨证治疗？

235. 春温阴虚火炽证与肾阴耗损证的临床表现和治法方剂有何不同？

236. 试述春温邪留阴分证的临床表现及

其治法、方药。

237. 在温病临床中，如何区别运用黄连阿胶汤、大定风珠、青蒿鳖甲汤？

238. 试述吴鞠通五个加减承气汤的适应证。

239. 试比较阳明热结兼阴液亏损与兼气液两虚的症状。

240. 羚角钩藤汤与大定风珠在临床运用上如何区别？

241. 白虎汤，白虎加人参汤，王氏清暑益气汤的功用及适应证有何不同？

242. 如何理解"暑病首用辛凉，继用甘寒，终用酸泄酸敛"？并分别举出代表方剂。

243. 暑温与暑湿、湿温、中暑如何鉴别？

244. 暑温与中暑有何区别？

245. 暑温与暑湿在临床表现上有何区别？

246. 试述暑温的病理特点有哪些？

247. 简述暑温的一般传变过程及其各阶段的治疗原则。

248. 试述秋燥的诊断要点。

249. 试述秋燥肺燥肠热，络伤咳血证的证候，治法和方剂名。

250. "燥热"与"火热"的治疗有何不同？

251. 试述秋燥燥热犯卫证的证候，治法和治疗方剂名与药物组成。

六、病例分析

对每个病例进行诊断（包括病名和证型）、辨证分析，拟出治法和方药

252. 丁某某，女性，4 岁，1992 年 3 月 21 日入院。

主诉：（其母代诉）发热，咳嗽 3 天，伴喘促 1 天。

病史：患儿发热 3 天，初起微热，咳嗽鼻塞，在当地就诊，诊为"上感"，曾服西药，效果欠佳。第三天发热较甚，体温

39℃，咳嗽加剧，呼吸喘促，痰粘难以咯出，汗多，口渴欲饮，不能安睡，呕吐 3 次，为胃内容物，腹泻 3 次，便溏色黄，小便短赤，舌尖红，苔黄微干，脉滑数。

253. 张某某，男性，48 岁。

病史：患者于 1996 年 2 月 13 日起病，开始见发热，恶寒，头痛咽痛，伴呕吐两次，呕吐物为胃内容物，诊其舌边尖红，苔薄白，脉浮略数。2 月 18 日发热增高，体温达 39.5℃，并见心烦，口渴，便秘，尿黄，舌质红，苔薄黄而干，脉弦数。2 月 21 日发现神识不清，间有烦躁不安，发热在 37.8 ~ 38.5℃之间，以下午及夜间增高，舌绛，苔少，脉弦细数。

254. 李某某，男性，48 岁。患者于 1987 年 3 月 20 日，因出差返穗，旅途疲劳，回家当晚开始发热，微恶寒，头痛，咳嗽，自服复方感冒灵，未见好转。3 月 22 日来诊，发热，体温 39℃，头痛面赤，汗出，咳嗽频频，口渴欲饮，痰黄稠，难以咯出，呼吸短促，右胸疼痛，大便三天未解，小便短赤，舌红苔黄而干，脉滑数。

体检摘要：T39℃，P105/分，右下肺呼吸音减弱。WBC18.2x10^9/L，胸透：右下肺可见炎性病灶，呈片状模糊阴影，西医诊断为：右下肺炎。

255. 冯某某，女，52 岁，已婚，1991 年 7 月 17 日初诊

主诉：发热恶风咳嗽 5 天

病史概要：患者 5 天前洗澡后受凉起病，初起发热恶风，头痛，咽痛，咳嗽痰白，自服"感冒药"后体温略减，第二天发热又起，渐至 39.5℃，咳嗽加剧，咳引胸痛，痰渐转黄稠，疲乏纳呆，欲呕。诊时见面色赤垢，痰黄稠带褐，小便黄，舌红、苔黄腻，脉滑数。胸部 X 线透视报告：大叶性肺炎并胸膜炎。

256. 王某，39 岁，女，2003 年 2 月 16

日首诊。

主诉：高热10天

病史：患者10前开始发热，高达40.5℃，恶寒，微咳住入广东台山市医院，经检查右下肺可见团状、斑点状阴影，白细胞不高，其它排除登革热、肠伤寒、恙虫病等传染病，但已用大量抗生素仍未能退热，4天前会诊，仍39℃～40℃，见发热下午为甚，每天高达40℃，微微恶寒，少许咳嗽，头痛，口渴心烦，脘痞呕恶，便溏，肢倦纳呆，舌红苔薄腻，脉滑数。

257. 某某，男性，16岁，学生。首诊日期：1995年2月18日

主诉：因高热、头痛、呕吐1天，由急诊入院。

病史简介：患者于本月16日，外出受凉后出现发热、头痛、微恶寒、口渴、心烦等，自服"感冒药"治疗未见好转，今起诸症加重，头痛如劈、呕吐频频、有力，由其家人送来急诊。接诊时体温40℃，神情烦躁，面色红赤，头痛难忍，汗出湿衣，肌肤斑点，颈项强直，呼吸气粗，口渴欲饮，呕吐时作；查克氏征（＋），布氏征（＋），脑脊液混浊，血象白细胞总数及中性粒细胞明显增高，舌红苔黄干，脉洪数。

258. 某，男性，16岁，学生。首诊日期：1994年2月24日

主诉：发热、头痛、便秘，尿赤痛5天。

病史简介：患者5天前出现发热，T39℃，头痛，心烦，尿黄。服"凉茶"不见效果而求诊。诊时见发热39.2℃，头痛，烦热，口渴咽燥，腹胀满，腹痛拒按，小便短赤涩痛，大便5天未解，舌红苔焦，脉弦数。

259. 黄某，女，40岁。首诊日期：2001年2月3日

主诉：高热15天

病史简介：患者因患白血病2年，近15天高热不退，微寒热甚，口渴心烦，曾用西医多种抗感染治疗无效，每天体温均高达39℃以上，每天靠退热药维持。曾用补中益气、清胃泄热等治疗不效而求治。诊时见：高热39.5℃，夜间热甚，晨起热退，无汗，口干不欲下咽，困倦懒言，纳可，大便软，小便略赤，舌红少津，苔薄黄而干，脉弦细而数。

260. 林某某，女，44岁，首诊日期：2001年2月23日

主诉：发热25天

病史简介：患者因患白血病2年，近25天高热不退，口渴心烦，曾用多种抗感染治疗，近日每天体温37～38℃，胸痛、时有心悸，纳呆，形消神倦，时见筋惕肉瞤，甚则瘛疭，舌红绛少津，苔少，脉细促。

261. 王某某，男，54岁，首诊日期：2001年2月2日

主诉：发热2天

病史简介：患者2天前突见发热，来诊时见体温39.5℃，口苦口渴，干呕心烦，小便短赤，胸胁不疏，舌红苔黄，脉弦数。

262. 郭女，2岁，因发热4天，伴气促于8月10日入院。

患儿4天前开始发热，咳嗽，口渴，烦躁不安，经用"抗生素"治疗不见好转，而入院。入院时T39℃，口渴，汗出，咳声低微，略见喘促，疲乏神倦，睡时露睛，啼哭时涕泪俱少，四肢欠温，尿黄短而臭，舌苔燥黄而干，指纹淡紫，脉细数无力。

263. 莫某，女性，11岁，因发热，伴咳嗽气促，咯血痰于8月4日入院。

缘患儿突发热，咳嗽气促，咯血痰，头目不清，烦渴，小便黄短，舌红，苔薄黄，脉弦数遂来我院求诊。入院时见发热（体温38℃），汗出，咳嗽，伴气喘，口渴引饮，双肺听诊有干湿性啰音，舌红赤，脉细数。

264. 吴某，男，16岁，主诉"发热一天，谵语1小时"，8月8日急诊入院。

患者昨天午后在烈日下游泳,当晚自诉头痛乏力,全身酸痛,恶心呕吐,随即发热。上半夜汗出甚多,午夜后已不出汗,但胸腹灼热,气促,口干不多饮,烦躁不安,渐而嗜睡,溲少色黄;1 小时前间发谵语。现见体温 40℃,脉搏 112 次/分,呼吸 24 次/分,血压 16/10kPa,嗜睡,呼之能醒,面赤气粗,四肢厥冷,舌红绛,苔薄黄而干,脉细数。

265. 林某,男,45 岁,主诉发热 3 天,8 月 8 日急诊入院。

患者 3 天前突发高热,头痛乏力,口干口渴,全身酸痛,汗出甚多,胸腹灼热,气促,烦躁不安,经治疗 5 天发热略减,但仍烦躁不安,消渴不已,溲少色黄,左下肢麻痹;舌红绛,苔黄黑干燥,脉搏细数,112 次/分,呼吸 24 次/分,血压 16/10kPa。

266. 李某,国庆节外出旅游,10 月 4 日回来后出现发热,微恶风寒,无汗,咳嗽,少痰,口鼻干燥,舌边尖红,苔薄白少津,右脉数大。

267. 刘某,10 月初出差途中出现恶寒发热,咳嗽少痰,口鼻干燥,次日病情加重而来求医。就诊时见发热,口渴咽痛,耳鸣目赤,苔黄而干,脉数。

268. 王某,男,于 9 月 20 日出差,次日即发热恶寒,咳嗽少痰,咽干鼻燥。在出差地诊治,病情好转,5 天后回原住地时身热已退,但仍干咳,口鼻、咽、唇干燥乏津,口渴,舌干红少苔,脉细数。

 答案

一、填空题

1. 薏苡仁　冬瓜仁　桃仁
2. 杏仁粉　瓜蒌皮
3. 营络　宣肺泄热　凉营透疹
4. 宣肺化痰,泄热攻下　宣白承气汤
5. 气营同病
6. 热陷心包
7. 马勃　玄参
8. 肺卫症状　冬春
9. 辛凉平剂　辛凉轻剂
10. 发汗解表　宣肺定喘
11. 清阳明之热　泄肺中邪热
12. 黄连,阿胶,黄芩,白芍,鸡子黄
13. 育阴清热　黄连阿胶汤
14. 加减玉女煎或化斑汤　清瘟败毒饮
15. 干地黄,白芍,丹皮,犀角
16. 清泄膈热　凉膈散
17. 连梅汤
18. 生脉散
19. 王氏清暑益气汤
20. 白虎加人参汤
21. 辛凉　甘寒　酸泄酸敛
22. 闭窍　动风　津气欲脱
23. 卫分　壮热,烦渴,汗多等阳明气分
24. 夏暑当令　夏至以后到立秋
25. 辛凉甘润　清透肺卫　桑杏汤
26. 秋燥　邪在肺卫
27. 象贝母,豆豉,栀子皮,梨皮
28. 秋燥　燥干清窍
29. 清宣气热,润燥利窍　翘荷汤
30. 秋燥　燥热伤肺
31. 秋燥　肺中燥热,下移大肠
32. 润肺清肠　阿胶黄芩汤
33. 秋燥　肺燥肠闭
34. 肃肺化痰,润肠通便　五仁橘皮汤
35. 秋燥　肺胃阴伤证
36. 滋养肺胃阴津　沙参麦冬汤
37. 增液　治血

二、选择题

(一) A 型题

38. A。答案分析:本证为气分证,故可排除 B、C,而又未到肺热腑实之表现,故可

排除 E，D 为燥热伤肺的表现，故只有 A 最合适。

39. E。答案分析：本证为银翘散证兼见项肿咽痛，根据其加减法可加马勃，玄参以解毒利咽消肿。

40. B。答案分析：本证为肺经气分邪热波及营络外发红疹，故为气营同病。

41. C。答案分析：见陆子贤《六因条辨》

42. C。答案分析：风温邪袭肺卫代表方为银翘散、桑菊饮，偏于表热较重者用银翘散，偏于肺失宣降，表证较轻，以咳嗽为主症者，宜用桑菊饮。故选 C。

43. B。答案分析：风温邪袭肺卫代表方为银翘散、桑菊饮，偏于表热较重者用银翘散，偏于肺失宣降，表证较轻，以咳嗽为主症者，宜用桑菊饮。故选 B。

44. B。答案分析：宣白承气汤的药物组成没有黄芩。

45. C。答案分析：瓜蒌、贝母化痰止咳较好。

46. C。答案分析：A、B 为方中药，D、E 为补下焦肾阴药，故 C 较合适。

47. B。答案分析：风温邪袭肺卫，如兼热入气分而气粗如喘者，为肺卫表热不解兼阳明气分热盛之证，故以桑菊饮合白虎汤加减治之。

48. D。答案分析：风温邪袭肺卫故用桑菊饮。口苦，咳甚胁痛者为肺热化火化毒，故加黄芩清肺热，解热毒。

49. D。答案分析：见吴鞠通《温病条辨》："以杏仁、石膏宣肺气之痹，以大黄逐胃肠之结，此脏腑合治之法也。"

50. E。答案分析：舌謇见于热入心包证，阳明腑实证极少见。其他证候两者均可见到。

51. D。答案分析：此证多见风温肺胃阴伤，故用沙参麦冬汤清养肺卫阴津。

52. B。答案分析：此证为热闭心包兼热结腑实腑实，故用牛黄承气汤清心开窍，攻下腑实。

53. C。答案分析：此证为肠热下利，兼胃气上逆。故用葛根芩连汤加白芍，藿香，姜竹茹清热止利，和胃降逆。

54. D。答案分析：此证为肠热下利，故用葛根芩连汤清热止利。

55. C。答案分析：此证为肺热发疹之证，故用银翘散去豆豉加细生地，丹皮，大青叶，玄参方宣肺泄热，凉营透疹。

56. D。答案分析：身热面赤，烦渴欲饮，饮不解渴，得水则吐，胸脘痞满，按之疼痛，便秘，苔黄滑为痰热结胸证。

57. C。答案分析：此证为热结肠腑，治宜调胃承气汤攻下软坚泄热。

58. B。答案分析：此证为热结肠腑之"热结旁流"，故宜调胃承气汤攻下泄热。

59. C。答案分析：此证为肺热壅盛，治宜麻杏石甘汤清热宣肺平喘。

60. C。答案分析：此证为风温肺热表证未解，邪热内窜营络，外发红疹。故为卫营同病。

61. B。答案分析：风温邪热顺传于胃，由卫转气，故应是阳明热盛为妥，从病位看：A 为肺，C 为肠，D 为结胸，E 为肺热内窜营络，均不合题意，故答案为 B。

62. C。答案分析：苏合香丸长于化湿辟秽开窍，为温开之品；玉枢丹解毒化湿辟秽；均不适宜。温病"三宝"至宝丹、紫雪丹、安宫牛黄丸可用，但安宫牛黄丸性最凉，长于清热解毒，多用于高热昏迷；紫雪丹药性偏凉，长于凉肝熄风止痉，多用于高热痉厥证；至宝丹长于芳香辟秽，开窍醒神，多用于窍闭谵语证。故安宫牛黄丸较适合本证。

63. D。答案分析：玉枢丹解毒化湿辟秽；神犀丹凉血解毒；均不合证。温病"三宝"中至宝丹、紫雪丹可用，但紫雪丹药性偏凉，长于凉肝熄风止痉，多用于高热痉厥证；至宝丹长于芳香辟秽，开窍醒神，多用于窍闭谵语证。故至宝丹较适合本证。

64. B。答案分析：苏合香丸长于化湿辟秽开窍，为温开之品；止痉散祛风止痉；均不适宜。温病"三宝"至宝丹、紫雪丹、安宫牛黄丸可用，但安宫牛黄丸性最凉，长于清热解毒，多用于高热昏迷；紫雪丹药性偏凉，长于凉肝熄风止痉，多用于高热痉厥证；至宝丹长于芳香辟秽，开窍醒神，多用于窍闭谵语证。故紫雪丹较适合本证。

65. B。答案分析：症见壮热，头痛，口渴，烦躁若狂，肌肤发斑，吐血，衄血，舌红绛苔焦黄，脉数。证属气血两燔，代表方为清瘟败毒饮。

66. E。答案分析：三甲复脉汤是在加减复脉汤中加牡蛎，龟板，鳖甲等三甲组成。

67. B。答案分析：春温后期，虚风内动，治宜：三甲复脉汤以滋阴养血，柔肝熄风。在此基础上，若阴虚至极，阴阳时时欲脱，治宜：大定风珠，实为三甲复脉汤加鸡子黄以加强滋阴熄风之效，五味子补阴留阳以防厥脱之变。

68. C。答案分析：身热，心烦不得卧，舌红苔黄，脉细数。为温病后期阴虚火炽之证。治宜：黄连阿胶汤泻火育阴。

69. A。答案分析：身热，口苦而渴，干呕，心烦，小便短赤，胸胁不舒，舌红，苔黄，脉弦数。为春温热郁少阳证，治宜苦寒清热，养阴透邪。方用黄芩汤加豆豉，玄参。

70. A。答案分析：春温，热灼胸膈证，治疗宜凉膈散清泄膈热。

71. A。答案分析：身热，腹痛便秘，口干咽燥，倦怠少气，舌苔黄燥，脉沉弱。为热结肠腑兼气液两虚证。治宜：新加黄龙汤攻下热结，补益气阴。

72. D。答案分析：身热，便秘，烦躁，口渴，小便赤痛，舌苔黄燥，为腑实兼小肠热盛。治宜：导赤承气汤攻下泄热，清泻火腑。

73. B。答案分析：身热，头晕胀痛，手足躁扰，狂乱痉厥，舌干绛，脉细数，为热盛动风证，治宜：羚角钩藤汤凉肝熄风。

74. C。答案分析：暑温病症见身热心烦，口渴自汗，气短而促，肢倦神疲，苔黄干燥，脉虚无力，为暑伤津气，治宜选用：王氏清暑益气汤清暑益气。李氏清暑益气汤用于脾虚患者感受暑湿者为宜，多有脾虚湿困特点；白虎加人参汤为暑入阳明，津气受伤，用于暑热较盛，气津受伤者，表现为白虎汤证兼见背微恶寒者；生脉散用于津气欲脱之时；连梅汤则用在暑伤心肾者，见烦热、消渴不已、舌红绛苔黄干燥、脉细数者。故正确答案为王氏清暑益气汤。

75. C。答案分析：暑温病症见身热心烦，小便色黄，口渴自汗，气短而促，肢倦神疲，苔黄干燥，脉虚无力，为暑伤津气，治宜选用：王氏清暑益气汤清暑益气。暑入阳明，津气受伤，为暑热较盛，气津受伤，表现为白虎汤证兼见背微恶寒者；暑湿伤气多为脾虚患者感受暑湿，多有脾虚湿困特点；津气欲脱为暑热耗伤津气，热势骤降，汗出不止，气短、喘促欲脱，脉微欲绝等；暑伤心肾见烦热、消渴不已、舌红绛苔黄干燥、脉细数者。故正确答案为C。

76. E。答案分析：此例没有提供发病时间，故发病季节不能作为诊断参考。观其证候表现，没有湿的表现，故可排除A，亦看不出有暑伤津气和真阴耗竭的表现，可排除B、D，热炽阳明可见汗出多，脉洪大等亦可排除，而燥伤清窍的表现明显：口渴，耳鸣，目赤，齿肿，咽痛等。发热，舌苔黄而干，脉数为邪在气分。故正确答案为E。

77. D。答案分析：温病发热，耳鸣目赤，口渴咽痛，苔黄而干，脉数。为秋燥燥干清窍证，可用翘荷汤清宣气热，润燥利窍。

桑杏汤用于秋燥邪在肺卫，而本证无卫分证，故不宜。清燥救肺汤用于燥热伤肺，较少出现耳鸣目赤等燥干清窍的证候，也没有使用翘荷汤那么准确。

78. E。答案分析：病人发热，口渴，心烦，干咳气喘，咽干鼻燥，胸满胁痛，舌边尖红，脉数，为一派秋燥，燥热伤肺的表现。而无邪热壅肺、热炽阳明、气分郁热、暑伤津气等表现。故正确答案应是 E。

79. B。答案分析：温病发热，口渴心烦，干咳气喘，咽干鼻燥，胸满胁痛，舌边尖红，苔燥，脉数。为燥热伤肺证，故用清燥救肺汤清肺泄热。没有表证，故不用桑杏汤。没有目赤、耳鸣等燥干清窍表现，故不用翘荷汤。新加香薷饮是暑、湿、寒三气交感，表里并困所用，麻杏石甘汤是肺热壅盛主方，均非所宜。故准确答案为 B。

80. D。答案分析：温病喉痒干咳，继而痰粘带血，胸痛，腹部灼热，大便泄泻，舌红，苔薄黄而干，脉数。为秋燥病肺中燥热下移大肠之证。故答案为 D。

81. E。答案分析：本例未提供发病时间，故都可考虑，但没有腑实表现，可除外 A、C；伏热内伏、热结阴伤也不明显。病人咳嗽不爽而多痰，胸满腹胀，大便泄泻，舌红苔薄黄而干，脉数。应为秋燥，肺燥移肠的表现。

82. C。答案分析：病人有咳嗽，故可排除 B、D、E；没有表证，故可排除秋燥燥热犯卫的桑杏汤；此例为燥热伤肺，肺津不布，燥干肠液，传导失司而成肺燥肠闭证，最适宜五仁橘皮汤治疗。

83. D。答案分析：A、B、C.E 均仍有邪热，而本例邪热已退，故只有 D 为正确答案。

84. B。答案分析：本例身热已退，干咳或痰少，口、鼻、咽、唇干燥乏津，口渴，舌干红少苔，脉细数。为秋燥，肺胃阴伤，

除沙参麦冬汤滋养肺胃阴津外，其他均不适宜。

85. B。答案分析：桑菊饮、银翘散为风温邪在肺卫主方；杏苏散为凉燥或风寒咳嗽主方；翘荷汤为燥干清窍主方；而秋燥邪在肺卫的主方是桑杏汤。

86. D。答案分析：见《温病条辨》

87. D。答案分析：清燥救肺汤具有清泄肺热，滋阴润燥之功，具有扶正祛邪的作用，故是燥热伤肺证的主方。

88. A。答案分析：秋燥病肺燥肠闭证为燥热伤肺，肺津不布，燥干肠液，传导失常而成。治宜五仁橘皮汤肃肺化痰，润肠通便。其他治法均不适宜。

89. A。答案分析：秋燥"肺胃阴伤"证为干咳，故答案应为 A，其他均为秋燥"肺胃阴伤"证常见表现。

90. A。答案分析：五仁橘皮汤由甜杏仁、松子仁、郁李仁、柏子仁、桃仁、橘皮等组成，具有肃肺化痰，润肠通便的作用。适用于秋燥肺燥肠闭证。而肺热腑实证为痰热壅阻肠腑热结不通，宜用宣肺承气汤宣肺化痰，泄热攻下。腑实阴伤没有肺的表现，肺胃阴伤没有肠闭的表现，肺燥肠热，络伤咳血。

91. C。答案分析："肺燥移肠，络伤咳血"证，最合适的方剂是：阿胶黄芩汤。翘荷汤用于燥干清窍；清燥救肺汤用于燥热伤肺；宣白承气汤用于肺热腑实；五仁橘皮汤用于肺燥肠闭。

92. C。答案分析：清初喻嘉言《医门法律》立"秋燥论"专篇论述，首创了"秋燥"病名。

93. A。答案分析：秋燥燥热犯卫，咳嗽特点是干咳无痰，或痰少而粘。故咳嗽多痰不是本证表现。而其他几项都可见到。

94. B。答案分析：燥热伤肺症见身热，口渴，心烦，干咳无痰或少痰，甚或痰中带

血丝，鼻咽干燥，胸满胁痛，舌边尖红，苔薄白燥或薄黄燥，脉数。可见，没有卫表症见，可排除 A、D；痰中带血丝，有营血分证的可能，亦有可能是咳伤咽喉黏膜引起，从舌象结合其他脉证可知病不在血分，故可排除 C、E。正确答案应是 B。

（二）B 型题

95. A。答案分析：宣白承气汤中有：石膏，生大黄，杏仁，瓜蒌皮等。

96. C。答案分析：竹叶石膏汤中有：石膏，麦冬，竹叶，半夏，人参，粳米，甘草等。

97. D。答案分析：根据银翘散加减法，风温"邪袭肺卫"兼肺气被郁咳嗽较甚者，宜用银翘散加杏仁治疗。

98. E。答案分析：根据风温风热病邪侵袭肺卫的治疗方法，出现以咳嗽为主要表现者，宜用桑菊饮

99. E。答案分析：温病症见低热，干咳，口舌干燥而渴，舌干红少苔，脉细。为余热未清，气阴两伤之证。

100. A。答案分析：温病症见壮热，恶热，汗大出，渴喜冷饮，苔黄而燥，脉浮洪者为热炽阳明之证。

101. A。答案分析：温病症见发热，微恶风寒，头痛少汗，咳嗽，苔薄白，舌边尖红等症者，为邪袭肺卫之证。

102. E。答案分析：温病症见身热咳嗽，口渴下利色黄热臭，肛门灼热，苔黄，脉数等症，多属肠热下利之证

103. A。答案分析：风温病症见潮热，便秘，腹胀满硬痛，时有谵语，苔老黄而燥，脉沉有力，为热结肠腑之证，宜选用调胃承气汤。

104. D。答案分析：风温病症见潮热便秘，痰涎壅盛，喘促不宁，苔黄腻，脉右寸实大，为肺热腑实证，宜选用宣白承气汤。

105. A。答案分析：春温，感冒，麻疹，肺痈均有肺系证候，而且大部分疾病与风温发病季节相同，但病理表现不同，治疗也有些差异，故这些疾病应注意与风温相鉴别。

106. B。答案分析：风温与春温均可发生于冬春季节，均可见神昏谵语、动风痉厥等证，但风温初起以肺卫见证为主要表现，春温为伏气温病，初起即见里热证候。暑温初起也见里热，但多见阳明气分热盛表现，且发病季节不同，春温多见春季，暑温常见夏季。可见风温、暑温应与春温鉴别。

107. A。答案分析：症见身体灼热，躁扰不安，昏狂谵妄，斑疹显露，衄血，舌质深绛，为热甚动血之证，代表方为犀角地黄汤。

108. D。答案分析：身热，咳嗽，胸闷，肌肤红疹，舌红，苔薄白，脉数，为肺热发疹。代表方为银翘散去豆豉，加细生地、丹皮、大青叶、倍玄参方。

109. C。答案分析：阴虚火炽证可见：身热，心烦不得卧，舌红苔黄，脉细数等。

110. E。答案分析：邪留阴分证可见：夜热早凉，热退无汗，能食消瘦，舌红少苔，脉沉细略数等。

111. A。答案分析：身热，心烦不得卧，舌红苔黄，脉细数为阴虚火炽证。

112. D。答案分析：身热，心烦懊恼，坐卧不安，舌苔微黄为热郁胸膈证。

113. E。答案分析：低热，口舌干燥而渴，虚烦不眠，气短神疲，时时泛恶，纳谷不馨，舌红而干，脉细数无力等。为温病余热未清，气阴两伤证。

114. C。答案分析：身热不甚，口干咽燥，神倦耳聋，手足心热甚于手足背，舌绛而干，脉象虚细或结代为温病后期真阴耗竭证。治宜：滋养肾阴，方用加减复脉汤。

115. D。答案分析：温病夜热早凉，热退无汗，能食形瘦，舌红少苔，脉沉细略数。为邪留阴分的表现。治法是滋阴透热，代表

方为青蒿鳖甲汤。

116. B。答案分析：身热心烦，口苦口渴，小便短赤，舌红苔黄，脉弦数。为邪郁少阳。治宜：苦寒清热方用黄芩汤。

117. C。答案分析：身热，心烦不得卧，舌红苔黄，脉细数，为阴虚火炽证。治宜：黄连阿胶汤泻火育阴。

118. A。答案分析：心热烦躁，消渴不已，肢体麻痹，舌红绛，苔黄黑干燥，脉细数为暑伤心肾之象，治宜连梅汤清心滋肾。

119. B。答案分析：身热，心烦不得卧，舌红，苔黄或薄黑而干，脉细数为阴虚火炽之象，治宜黄连阿胶汤泻火育阴。

120. D。答案分析：温病症见身热已退，汗出不止，喘喝欲脱，脉散大，为气阴两伤，正气欲脱之证，故治宜选用生脉散酸甘敛津、益气固脱。

121. C。答案分析：暑温病症见身热心烦，口渴自汗，气短而促，肢倦神疲，苔黄干燥，脉虚无力，为暑伤津气，治宜选用：王氏清暑益气汤清暑益气。

122. B。答案分析：暑入心营的发热表现为身热心烦，热灼营阴，故身热夜甚；营气通于心，营分有热，干扰心神，故心烦；壮热多汗为热入阳明气分；低热不退为温病后期的热象；夜热早凉为温病后期，邪伏阴分的热象；灼热躁扰为热在血分的热象。

123. E。答案分析：灼热躁扰为热在血分的热象。暑入心营的发热表现为身热心烦；壮热多汗为热入阳明气分；低热不退为温病后期的热象；夜热早凉为温病后期，邪伏阴分的热象；

（三）X 型题

124. B D。答案分析：风温"热入心包兼阳明腑实"的治法既要清心开窍，又要攻下腑实。故取 BD 为正确答案。

125. B E。答案分析：风温"肺热发疹"为肺经气分邪热波及营络，治疗宜宣肺泄热、凉营透疹。故取 BE 为正确答案。

126. A E。答案分析：风温肺热腑实为肺经痰热壅阻，肠腑热结不通，主要临床特点有潮热便秘，痰涎壅盛，喘促不宁。没有阳明腑实热结的腹部硬痛，时有谵语，舌苔焦躁等表现。故取 AE 为正确答案。

127. A D。答案分析：风温肠热下利证的主要临床特点有身热咳嗽，下利色黄热臭，苔黄脉数等，主要病位在肠，故少见胸痛。里急后重是痢疾的表现；腹满硬痛多见于阳明腑实证。故取 AD 为正确答案。

128. B E。答案分析：本证为银翘散证兼见项肿咽痛，根据其加减法可加马勃，玄参以解毒利咽消肿。

129. A C。答案分析：本证为银翘散证兼见胸膈满闷，根据其加减法可加藿香、郁金。

130. A C。答案分析：牛黄承气汤由生大黄粉调服安宫牛黄丸。

131. A D。答案分析：风温邪热逆传心包，则必见神昏谵语，其余均不是其必见证候。

132. C E。答案分析：春温热与血结证的主要临床表现有：少腹坚满，按之疼痛，小便自利，大便色黑，神志如狂，时清时乱，口干，漱水不欲咽，舌紫绛或有瘀斑，脉细涩等。

133. C D。答案分析：春温见身热，心烦不得卧，舌红苔黄或薄黑而干，脉细数，为阴虚火炽证。其治法是：泻火育阴，也就是清心火，育肾阴。

134. A C。答案分析：大定风珠的药物组成为三甲复脉汤加五味子、鸡子黄。

135. B D。答案分析：下列方中，含有生地，玄参，麦冬三味药的是：清营汤、增液承气汤。其他不是。

136. A C。答案分析：增液承气汤与导赤承气汤证的共有症状是：身热，便秘。其他不是共有症状。

137. B　C。答案分析：均有身热，腹痛，便秘的是：牛黄承气汤证、新加黄龙汤证。其他的都不是。

138. B　D　E。答案分析：千金苇茎汤的组成除苇茎外，还有薏苡仁、冬瓜仁、桃仁等组成。

139. A　C　D　E。答案分析：风温最常见的症状有高热、咳嗽、喘息、胸痛等，偶有见到昏迷、咯血、便秘者。

140. C　D　F　G。答案分析：风温"余邪未清，气阴两伤"的临床表现有：低热、口舌干燥而渴、虚烦不眠、神疲乏力、气短、时时泛恶、纳谷不馨，舌红而干、脉细数无力等。

141. A　C　D　G。答案分析：风温"肺热发疹"的临床表现有：身热、咳嗽、胸闷、肌肤发疹、苔薄白、脉数等。

142. A　B　D　F。答案分析：风温"内闭外脱"的临床表现有：昏愦不语，发热骤退，汗出不止，虚烦躁扰，气息短促，面色苍白，四肢厥冷，脉微细欲绝等。

143. A　B　D　E。答案分析：竹叶石膏汤除竹叶，石膏外，还有：麦冬、法夏、粳米，甘草、人参等药物组成。

144. A　C　D。答案分析：沙参麦冬汤除沙参、麦冬外，还有：冬桑叶、玉竹、花粉、生扁豆、甘草等药物组成。

145. A　C　G。答案分析：清宫汤由下列药物组成：犀角尖，连翘心，竹叶卷心，连心麦冬，玄参心，莲子心等。

146. A　C　D　F。答案分析：宣白承气汤由下列药物组成：生石膏、生大黄、杏仁、瓜蒌皮等。

147. B　D　F。答案分析：风温热陷心包证可见：身灼热，肢厥，神昏谵语，舌謇，舌鲜绛，脉细数等证。

148. C　D　E　F。答案分析：热入心包

兼腑实证可见：身热神昏，舌蹇，肢厥，腹部胀痛，便秘，舌绛，苔黄燥，脉数沉实有力等。

149. A　B　D　E。答案分析：《温病条辨》中吴鞠通提出："白虎本为达热出表，若其人脉浮弦而细者，不可与也；脉沉者，不可与也；不渴者，不可与也；汗不出者，不可与也。常须识此，勿令误也。"故正确答案是：A　B　D　E。

150. A　B　D　E。答案分析：风温阳明热盛证的辨证关键是：壮热、渴饮、汗出、脉洪大。

151. A　C　F。答案分析：桑菊饮除桑叶，菊花外，还有下列药物：桔梗，甘草，连翘，芦根，薄荷，杏仁等。

152. A　B　E　G。答案分析：银翘散除银花，连翘外，还有下列药物：桔梗，甘草，荆芥穗，淡豆豉，牛蒡子，芦根，薄荷，竹叶等。

153. A　B　C　D　E。答案分析：清瘟败毒饮证为气营（血）两燔之重证，可见：壮热烦躁，肌肤发斑，头痛口渴，舌绛苔黄，脉数等。

154. A　B　D　G。答案分析：三甲复脉汤的组成是由炙甘草汤去生姜、大枣、人参、桂枝加牡蛎、鳖甲、龟板、白芍而成。

155. A　B　D　E。答案分析：青蒿鳖甲汤证是温病邪留阴分证，可表现为：夜热早凉，热退无汗，能食形瘦，舌红苔少，脉沉细略数。

156. A　B　E。答案分析：春温病，热郁胸膈证可见：身热、心烦懊憹、起卧不安、舌苔微黄、脉滑数等。

157. A　B　C。答案分析：增液承气汤证、牛黄承气汤证、新加黄龙汤证均有身热，腹痛，便秘的表现，其他没有。

158. B　D　G。答案分析：导赤承气汤证可见：身热、小便赤痛、大便不通等，其

他不是其证候表现。

159．A　C　E　F　G。答案分析：腑实阴伤证可见：身热、腹满、便秘、口干咽燥、舌苔焦燥等。

160．A　B　D　G。答案分析：导赤承气汤证可见：身热、小便赤痛、大便不通、烦渴。

161．A　B　C　E　F。答案分析：腑实阴伤证可见：身热、腹满、便秘、口干咽燥、舌苔焦燥等。

162．C　D　E。答案分析：肺属金，燥金之气，同气相求，故燥热病邪入侵，以肺卫为病变重心；肺与大肠相表里，肺的燥热易下移胃肠，故秋燥的病变脏腑主要在肺、胃、肠。其他脏腑较少累及。

163．A　B　C　E。答案分析：咳嗽痰鸣、气急鼻煽、苔黄而腻为痰热壅肺之象，非秋燥燥干清窍证的症状，而目赤、耳鸣、咽痛、龈肿等症可见于秋燥燥干清窍证。故准确答案为A　B　C　E。

164．B　C　D　E　F　G。答案分析：燥热伤肺，燥伤肺津，咳嗽无痰或少痰，而不是多痰，故除A外，其余答案均正确。

三、改错题

165．应改为：风温邪热犯胃，治宜清热保津，方用白虎汤。

答案分析：风温邪热犯胃为阳明热盛，乃无形邪热，不能用攻下泄热的方法，故应改为清热生津的白虎汤为宜。

166．应改为：温病身热不甚，手足心热甚于手足背，神倦，咽干齿黑，舌质干绛，脉虚无力。其治疗宜用加减复脉汤。

答案分析：大定风珠和加减复脉汤都可用于温病后期邪入下焦，损伤真阴者。但大定风珠在加减复脉汤基础上加三甲、鸡子黄和五味子等大队浓浊填阴之品，适合于邪去八九，阴存一二，或纯虚无邪而见时时欲脱

之虚风内动者。而加减复脉汤适合于邪热少、虚热多，而见手足心热甚于手足背之热灼真阴者。

167．应改为：温病身热，心烦不得卧，舌红苔黄，脉细数，其证属阴虚火炽。

答案分析：身热、舌红苔黄为邪热尚盛，心烦不得卧为邪热扰心，脉细数为邪热伤阴之象。

168．应改为：温病虚风内动，治用三甲复脉汤或大定风珠。

答案分析：羚羊钩藤汤或止痉散等重在潜阳搜风止痉，适合实风内动者；三甲复脉汤或大定风珠重在滋阴熄风、柔润止痉，适合虚风内动者。

169．应改为：温病身热不已，烦躁不安，胸膈灼热，唇焦咽燥，口渴，便秘，舌红苔黄，脉滑数。其证属热灼胸膈。

答案分析：本例见身热、烦躁、口渴、唇咽焦躁、便秘等，与阳明腑实证表现相似，但舌红苔黄而不焦躁，脉滑数而非沉实，说明以无形邪热内盛为主，特别是见胸膈灼热，说明病位以上焦胸膈为主，故应辨证为热灼胸膈，但邪热有进一步深入中焦而热结阳明的趋势，并出现了一定的临床表现。

170．应改为：凉膈散的组成是大黄，甘草，山栀子，黄芩，芒硝，薄荷，连翘，白蜜。

答案分析：凉膈散具有凉膈泄热，清上泻下的作用。方中大黄、芒硝通腑泻热，意在以泻代清；连翘、栀子、黄芩、薄荷、竹叶清泄头面胸膈以治上；甘草、白蜜缓急润燥。

171．应改为：导赤承气汤的组成是大黄，黄连，黄柏，赤芍，生地，芒硝。

答案分析：导赤承气汤用于阳明腑实兼小肠热盛者，以导赤散去淡通之阳药加连、柏等苦通火腑之品，硝黄承胃气而通大肠。

172．应改为：温病身热，腹满，便秘，

口干唇裂，舌苔焦燥，脉沉细。其治疗宜增液承气汤。

答案分析：增液汤用于肠道津液亏虚而致大便不通者，而增液承气汤用于阳明热结而肠道津亏者。本证有身热、苔焦燥等热结在里的表现，故宜用增液承气汤治疗。

173. 应改为：温病初起，发热微恶风寒，少汗，咳嗽少痰，声嘶，咽干痛，鼻燥热，舌边尖红，苔薄白少津，右脉数大。其诊断是：秋燥，辨证：邪在肺卫。

答案分析：风温：多发于冬春季，初起也表现为邪在肺卫，但以表热证为主，津液不足表现不突出。秋燥：发于秋季，除有肺卫见证外，以明显的津伤失润为特征。此例有明显的津伤失润的表现，故应诊断为秋燥。

174. 应改为：秋燥邪在肺卫的治疗方法是辛凉甘润，轻透肺卫。方药选用桑杏汤。

答案分析：辛凉解表，宣肺泄热是风热犯肺证的治法，不适宜秋燥燥热犯肺证，燥热犯肺宜辛凉甘润，轻透肺卫，方用桑杏汤。杏苏散比较辛散，为风寒咳嗽较宜。

175. 应改为：秋燥邪在气分，燥干清窍，治疗宜用翘荷汤。

答案分析：桑杏汤用于秋燥邪在肺卫证，而本例为秋燥邪在气分，燥干清窍，故宜翘荷汤。

176. 应改为：秋燥燥热伤肺证，其治疗宜用清燥救肺汤加减。

答案分析：秋燥燥热伤肺证，其治疗宜用清燥救肺汤加减。翘荷汤用于于燥干清窍证。

177. 应改为：温病喉痒干咳，继而痰粘带血，胁痛，腹部灼热，大便泄泻，舌红苔薄黄干，脉数。其诊断是秋燥，辨证是肺燥肠热，络伤咳血。

答案分析：温病喉痒干咳，继而痰粘带血，胸痛，腹部灼热，大便泄泻，舌红，苔薄黄而干，脉数。表现为秋燥病一派燥热伤

肺证候，大便泄泻为肺中燥热下移大肠之表现。

178. 应改为：秋燥，肺燥肠闭证，其治疗宜用五仁橘皮汤加减。

答案分析：阿胶黄芩汤为秋燥，肺之燥热移肠，络伤咳血证主方；秋燥，肺燥肠闭证宜用五仁橘皮汤。

179. 应改为：秋燥肺胃阴伤证，其治疗宜用沙参麦冬汤加减。

答案分析：阿胶黄芩汤为秋燥，肺之燥热移肠，络伤咳血证主方；秋燥肺胃阴伤证，其治疗宜用沙参麦冬汤。

四、简答题

180. 答：大致有两种情况：一是顺传于胃，二是逆传心包。凡邪热由卫入气，顺传于胃，多呈阳明邪热炽盛之证；如邪热逆传心包，则必见神志异常证候。

181. 答：证候：身热，汗出，烦渴，咳喘，或咯痰黄稠，或带血，胸闷胸痛，舌红苔黄，脉滑数。

治法：清热宣肺平喘

选方：麻杏石甘汤

182. 答：证候：神昏谵语，或昏愦不语，身体灼热，四肢厥冷，舌謇，舌绛鲜泽，脉细数。

治法：清心凉营，清热开窍

选方：清宫汤配合安宫牛黄丸，紫雪丹，至宝丹等。

183. 答：白虎汤"四禁"即"脉浮弦而细者，不可与也；脉沉者，不可与也；不渴者，不可与也；汗不出者，不可与也。"但在临床上不必拘泥于此，大凡掌握表证未解者当慎用，而里热未盛者或病非阳明实热者多在禁用之列。

184. 答：病机不同，肠热下利为肺胃邪热下移大肠所致；而热结旁流为燥屎内结而粪水从旁流下。肠热下利所下多为黄色稀便，

按其腹部并无硬痛感觉；热结旁流所下多为恶臭稀水，腹部必按之作痛。

185. 答：风温与春温都可发生于春季，但可从以下几方面鉴别：

	风 温	春 温
病因	风热病邪	温热病邪
初起证候	肺卫表热证	里热证候（气分或营分）
病情	较重	重

186. 答：指银翘散而言。从该方药物组成上看，是以辛凉为主，而稍佐辛温之品，以增强表散之力，故吴鞠通称之为"辛凉平剂"。

187. 答：身热，咳嗽，胸闷，肌肤红疹，舌红，苔薄白，脉数。

188. 答：治法为宣肺泄热，凉营透疹；代表方为银翘散去豆豉，加细生地、丹皮、大青叶、倍玄参方。

189. 答：少腹坚满，按之疼痛，小便自利，便结或大便色黑，神志如狂，或清或乱，口干漱水不欲饮，舌绛紫色暗或有瘀斑，脉沉实而涩。

190. 答：治法：凉血逐瘀；代表方：桃仁承气汤。

191. 答：大黄、芒硝、桃仁、芍药、丹皮、当归。

192. 答：壮热，口渴，头痛，烦躁不安，肌肤发斑，甚或吐血，衄血，舌绛苔黄，脉数。

193. 答：气营（血）两清。加减玉女煎或化斑汤，重者用清瘟败毒饮。

194. 答：生石膏、知母、玄参、细生地、麦冬等。

195. 答：生石膏、知母、粳米、生甘草、玄参、水牛角。

196. 答：生石膏、知母、粳米、生甘

草、玄参、水牛角、川连、栀子、桔梗、黄芩、赤芍、连翘、甘草、丹皮、竹叶等。

197. 答：去生姜、大枣、人参、桂枝加牡蛎、鳖甲、龟板、白芍而成。

198. 答：身热，心烦不得卧，口干咽燥，舌红苔黄或薄黑而干，脉细数。

199. 答：其治法是：泻火育阴，方药是黄连阿胶汤。

200. 答：黄连、黄芩、阿胶、白芍、鸡子黄等。

201. 答：低热，口舌干燥而渴，虚烦不眠，气短神疲，时时泛恶，纳谷不馨，舌红而干，脉细数无力等。

202. 答：温病余热未清，气阴两伤证的治法为清热生津，益气和胃；代表方为竹叶石膏汤。

203. 答：症见壮热，头痛，口渴，烦躁若狂，肌肤发斑，吐血，衄血，舌红绛，脉细数。

204. 答：治法为清热解毒，凉血散血。代表方为犀角地黄汤。

205. 答：夜热早凉，热退无汗，能食形瘦，舌红少苔，脉沉细略数。

206. 答：温病邪留阴分的治法是滋阴透热，代表方为青蒿鳖甲汤。

207. 答：指阴精亏损而致虚火炽盛。症见烦躁易怒，两颧潮红，口干咽痛，遗精，多梦等。

208. 答：症状名。形容心跳剧烈，心神不安，如古人云："若游鱼失水而腾跃"。

209. 答：瘈指筋脉拘急而缩，疭指筋脉缓纵而伸。瘈疭，是四肢抽搐，筋急挛缩。

210. 答：涵，滋润之意。肾属水，肝属木。温病后期，邪热消灼真阴，致肾阴亏虚不能滋养肝木，肝阴不足筋脉失养而拘挛，引起手足蠕动。

211. 答：春温是以阴精先亏，邪郁内发，里热炽盛为特点。患者阴精素亏，加之病变过程中里热炽盛，阴液更易耗损。肾水不足，不能涵养肝木，故后期易出现肝肾阴伤之候。

212. 答：临床表现有身热，心烦不得卧，舌红苔黄或薄黑而干，脉细数。治法：清热降火，育阴安神

213. 答：风温多为肺胃阴伤，治当滋养肺胃阴津，方用沙参麦冬汤；春温多为肝肾阴伤，治当滋养肝肾阴液，方用加减复脉汤。

214. 答：手足蠕动或瘛疭，心中憺憺大动，甚则时时欲脱，形消神倦，齿黑唇裂，舌干绛或光绛无苔，脉虚。治法：滋阴熄风。

215. 答：指胸膈间自觉烦郁无奈，卧起不安的症状。

216. 答：形容视物模糊不清，由于阳明腑热过盛，津液受伤，邪热上蒸所引起的症状。

217. 答：指患者意识不清，两手伸向空间，像要拿东西的症状，是病重元气大衰的表现。

218. 答：王氏清暑益气汤证为暑伤津气，症见身热心烦，口渴自汗，气短而促，肢倦神疲，苔黄干燥，脉虚无力。

219. 答：李氏清暑益气汤用于脾虚患者感受暑湿为宜，多有脾虚湿困特点。

220. 答：暑伤心肾表现为心热烦躁，消渴不已，麻痹，舌红绛，苔黄黑干燥，脉细数，治宜连梅汤清心滋肾。

221. 答：黄连阿胶汤证表现为身热，心烦不得卧，舌红，苔黄或薄黑而干，脉细数为阴虚火炽之象，治宜泻火育阴。

222. 答：暑温津气欲脱证可见身热已退，汗出不止，喘喝欲脱，脉散大，为气阴两伤，正气欲脱之证，故治宜选用生脉散酸甘敛津，益气固脱。

223. 答：表现：发热，咽痛，口渴，目赤，耳鸣，龈肿，苔黄而干，脉数。

治法：清宣气热，润燥利窍。方药：翘荷汤。

224. 答：发热，口渴心烦，干咳气喘，胸满胁痛，咽干鼻燥，舌边尖红赤，苔薄白燥，脉数。

225. 答：治法：清肺泄热，养阴润燥。方用：清燥救肺汤

226. 答：五仁橘皮汤药物组成：甜杏仁，松子仁，郁李仁，柏子仁，桃仁，橘皮。

227. 答：身热已退，或身有微热，干咳或痰少，口、鼻、咽、唇干燥乏津，口渴，舌干红少苔，脉细数。

228. 答：治法：滋养肺胃之阴。方用：沙参麦冬汤，津伤甚者合以五汁饮。

五、问答题

229. 答：风温侵入肺卫的风热病邪不解，进一步发展，则可传入气分，窜于肺脏，可出现邪热壅肺证。其临床表现为身热，不恶寒反恶热，汗出，烦渴，咳嗽，或喘促鼻煽，或胸闷胸痛，痰白或黄，舌红苔黄，脉数等症状。治法应清热宣肺，化痰平喘，常用的方剂是麻杏石甘汤。临床上还可结合病情，适当加入鱼腥草、黄芩、浙贝等药以加强清热宣肺止咳。

230. 答：风温邪入气分，侵犯肺脏可见以下几种证型：①邪热壅肺；②痰热阻肺，腑有热结；③肺热发疹；④肺热移肠。其临床表现及治法方药如下：

①邪热壅肺

症状：身热，汗出，烦渴，咳喘，或胸闷胸痛，舌红苔黄，脉数。

治法：清热宣肺平喘

方药：麻杏石甘汤

②痰热阻肺，腑有热结

症状：潮热便秘，痰涎壅滞，喘促不宁，苔黄腻或黄滑，脉右寸实大

治法：宣肺化痰，泄热攻下

方药：宣白承气汤

③肺热发疹

症状：身热，肌肤红疹，咳嗽，胸闷，舌红薄黄，脉数

治法：宣肺泄热，凉营透疹

方药：银翘散去豆豉加细生地，丹皮，大青叶，玄参。

④肺热移肠

症状：身热咳嗽，下利色黄热臭，肛门灼热，腹不硬痛，苔黄，脉数。

治法：苦寒，清热止利

方药：葛根芩连汤

231. 答：风温邪热壅肺与痰热阻肺，虽均属邪热在肺之候，临床均以肺气失宣见证为表现，但两者在病理特点上有邪热壅肺，肺气失宣与痰热阻肺，腑有热结的不同，所以邪热壅肺者，以身热烦渴，汗出，咳喘，舌红苔黄，脉数为特征，治宜清热宣肺，麻杏石甘汤为主方；痰热阻肺者，则以潮热便秘，痰涎壅滞，喘促不宁，苔黄腻或黄滑，脉右寸实大为临床见证，治宜宣肺化痰，泄热攻下，以宣白承气汤为代表方。痰涎壅盛与腑实便秘，是"痰热阻肺"有别于"邪热壅肺"的辨证关键。

232. 答：少腹坚满，按之疼痛，小便自利，便结或大便色黑，神志如狂，或清或乱，口干漱水不欲饮，舌绛紫色暗或有瘀斑，脉沉实而涩。治法：凉血逐瘀。代表方：桃仁承气汤（大黄、芒硝、桃仁、芍药、丹皮、当归）。

233. 答：春温气营（血）两燔证候表现为：壮热，口渴，头痛，烦躁不安，肌肤发斑，甚或吐血，衄血，舌绛苔黄，脉数。治宜气营（血）两清。一般可用加减玉女煎（生石膏、知母、玄参、细生地、麦冬等）；斑疹显露色深的，宜用化斑汤（生石膏、知母、粳米、生甘草、玄参、水牛角）；如证情严重，气营血证候俱全者可用清瘟败毒饮（生石膏、知母、生地、玄参、水牛角、川

连、栀子、桔梗、黄芩、赤芍、连翘、甘草、丹皮、竹叶等）。

234. 答：有三种证型：①阴虚火炽：症见身热，心烦不得卧，舌红苔黄活薄黑而干，脉细数。治宜清热降火，育阴安神，方用黄连阿胶汤。②真阴亏损：症见身热不甚，日久不退，午后面部潮红颧赤，手足心热甚于手足背，咽干齿黑，或心悸，或神倦，耳聋，舌质干绛，脉虚软或结代。治法滋补肝肾，润养阴液，方用加减复脉汤。③阴虚风动：症见手足蠕动或瘛疭，口角颤动，两目上视或斗视，筋惕肉瞤，心中憺憺大动，甚则心中作痛，时时欲脱，形消神倦，齿黑唇裂，舌干绛少苔或无苔，脉虚弱。治宜滋阴养血，潜阳熄风。方用三甲复脉汤或大定风珠。

235. 答：春温阴虚火炽证为热邪深入少阴，肾阴受损，心火上亢之候。临床表现为身热，心烦不得卧，舌红苔黄，脉细数等。治宜育阴清热，方用黄连阿胶汤。肾阴耗损证，系温病后期热邪深入下焦，劫烁肝肾之阴所致。临床表现为身热不甚，久留不退，手足心热甚于手足背，咽干齿黑，舌质干绛，甚则紫暗，或神倦，耳聋，脉虚软或结代。治宜滋阴养液，方用加减复脉汤。

236. 答：症见夜热早凉，热退无汗，能食形瘦，舌红苔少，脉沉细略数。治宜滋阴透热。方药用青蒿鳖甲汤：青蒿、鳖甲、生地、知母、丹皮等。

237. 答：①黄连阿胶汤适用于肾水亏于下，不能上济于心，心火亢于上，不能下交于肾，而致阴虚火炽的证候。②大定风珠适用于真阴欲竭，水不涵木，时时欲脱，纯虚无邪的虚风内动证。③青蒿鳖甲汤则适用于余邪虽轻，但深伏阴分，耗损阴液的余邪留伏阴分证。

238. 答：①宣白承气汤，适用于痰热阻肺，腑有热结证。②牛黄承气汤，适用于热入心包，兼有腑实证。③增液承气汤，适用

于腑实兼有阴液亏损证。④新加黄龙汤，适用于腑实兼有气液两虚证。⑤导赤承气汤，适用于腑实兼有小肠热结证。

239. 答：温病阳明热结兼阴液亏损与气液两虚，均为虚实互见之证。前者为腑实而阴液亏损，症见身热，腹满，便秘，口干唇裂，舌苔焦燥，脉沉细；后者为腑实而气液俱虚，除症见腑实阴伤症状之外，还出现正气虚衰所致的倦怠少气，撮空肢颤，目不了了等见症。这是两者在症状方面的区别点。

240. 答：羚角钩藤汤能凉肝熄风，适用于邪热炽盛引起的肝风内动，症见身热壮盛，头晕胀痛，手足躁扰，甚则狂乱，神昏，痉厥，舌干绛，脉弦数。故多用于温病中期、极期、邪盛的实证动风，其抽搐有力者。而大定风珠则功专滋阴熄风，补阴敛阳，有防厥脱之效。适用于邪热久羁，劫烁真阴，水不涵木而致的虚风内动，症见身热不甚，肢厥神疲，手足蠕动，甚或瘛疭，心中憺憺大动，时时欲脱，唇裂齿黑，舌干绛少苔，脉沉细数而虚。故多用于温病后期，邪少虚多的虚风内动，其抽搐多无力，呈手足蠕动者。

241. 答：白虎汤功效清热生津，适用暑入阳明之壮热多汗、口渴心烦、面赤气粗、苔黄燥、脉洪大等见证。若背微恶寒者为兼有汗多伤气的表现，可加人参则为白虎加人参汤。具有清气泄热，益气生津的作用。适用于暑入阳明兼暑热仍盛，但津气已伤者；王氏清暑益气汤症见津气两伤之身热心烦，肢倦神疲，口渴自汗，气短而促；小溲色黄，脉虚无力者。三方之中白虎汤功专清气泄热，兼以生津，为阳明气分热盛之代表方；白虎加人参汤则清气泄热兼以益气生津，适用于阳明气分邪热仍盛，但津气已伤者；而王氏清暑益气汤是用于暑热未解而津气已伤者，与白虎加人参汤相比，本方清热益气作用较逊而生津之力较优。

242. 答：此为暑温邪在气分阶段不同时期的治疗大法。暑温初起，暑入阳明，气分热盛，治宜辛寒清气之品，清泄暑热，此"辛凉"是指辛凉重剂白虎汤或白虎加人参汤之类。若进而暑热耗伤津气，治宜甘寒之剂，寒可清涤暑热，甘能益气生津，如王氏清暑益气汤。若暑热虽去但津气大伤，甚至津气欲脱者，当用甘酸之品，以收敛虚散之津气，如生脉散。

243. 答：暑温与暑湿、湿温、中暑都可见于夏季，但它们的病因、病机不同，临床证候表现也不同。

暑温因感受暑热病邪所致，初起即见壮热，汗多，口渴，脉洪大等阳明气分热盛证候，是其主要特征；病变过程中，容易出现暑伤津气，甚则津气欲脱危重证候。若暑热病邪化火，深入营血，内闭心包，或引动肝风，或灼伤血络，则容易出现神志昏迷，四肢抽搐、斑疹、出血等极重证候。

暑湿多因感受暑湿病邪所致，暑热较重暑湿较轻，初起以寒热、身痛等邪郁卫表证候为主要表现；气分病变部位比较广泛，可郁在少阳，或困阻中焦，或弥漫三焦，均有不同程度的脘痞，呕恶、苔腻等湿邪内蕴症状，虽有暑伤津气证候，但不及暑温明显。

湿温多发于夏秋季节，因感受湿热病邪所致，起病较为缓慢，初起以恶寒，身热不扬、头重痛、身重肢倦、脘痞苔腻等邪遏卫气的湿重热轻证候为主要表现；病变过程中有湿热化燥伤阴与湿盛困阻阳气的不同转归；湿温以病势缠绵，脾胃为病变中心，邪多留恋气分，发热难退，病程较长是其特征。

中暑是夏季卒中暑热或感受暑湿秽浊之气所致，以突然昏迷、不省人事或突然烦躁神昏为主要表现。须注意与暑温之暑入心营证候相鉴别。中暑乃突发神昏肢厥，经妥善处理，神志较易苏醒；暑温之暑入心营，多为暑热病邪由气分深入所致，其神昏不如中暑突然，恢复亦较困难。

244. 答：暑温与中暑均易发于夏暑炎炎之季。中暑是卒中暑热或感受暑湿秽浊之气而致突然昏倒，不省人事或突然烦躁神昏为主要表现。中暑与暑温之暑入心营证候颇为相似，两者的区别在于中暑乃突发神昏肢厥，经妥善处理，神志较易苏醒；暑温之暑入心营，多为暑热病邪由气分深入所致，其神昏不如中暑徒然，恢复亦较困难。

245. 答：暑温、暑湿均可发于夏季，但暑温发病更急，热象更突出，病初即见壮热，烦渴，汗多，脉洪大等阳明热盛证，多有闭窍动风之变，易耗伤津气甚至津气欲脱；而暑湿初起以寒热，身痛等邪郁卫表为主要表现，气分病变部位较广泛，均有不同程度的湿邪内蕴的症状，虽有暑伤津气证候，但不及暑温明显。

246. 答：暑温病理特点可概括为几点：①发病急骤，初起多见气分热盛证候。暑热病邪炎热酷烈，侵犯人体发病急骤，初起即见壮热，烦渴，多汗，面赤气粗，苔黄燥，脉洪大等阳明气分热盛的表现，正如叶天士所说"夏暑发自阳明"。②易耗伤津气。夏季炎热，人体汗出较多，而暑热病邪炎热酷烈，更易燔灼津液，迫津外泄，故感受暑热病邪后，汗出更多，津伤更甚，临床可见口干渴饮，舌干齿燥等；暑为火邪，"壮火食气"、"壮火散气"，暑温多汗出，汗多则气随汗泄，故临床可见自汗，背微恶寒，肢倦神疲，脉虚无力等伤气之见证，更甚者可见津气欲脱之证候。③易入心动风。暑热病邪致病急骤，热势亢盛，传变迅速，尤易内陷厥阴；暑为火邪，心为火脏，同气相求，暑热病邪容易内陷心营，出现神昏谵语或昏愦不语，或因热极生风，引动肝风，出现抽搐，痉厥等。

247. 答：暑温病初起多见暑热病邪径入气分，出现阳明热盛之证候，治宜辛寒清气，涤暑泄热。进而暑热炽盛，损伤津气，可见暑伤津气之证候，则宜清热涤暑，益气生津。

若暑热已退而津气损伤太过，出现津气欲脱之证，应予补气敛津，扶正固脱。若暑热伤津而津伤腑实，出现热结肠腑之证，则予通腑泄热，清热解毒。若暑热化火内传营血，出现暑入心营者，予清营泄热，清心开窍；出现暑热动风者，予清泄暑热，熄风定痉；出现暑入血分者，予凉血解毒，清心开窍。暑温后期，多因暑热久羁而见暑伤心肾之证候，宜清心泻火，滋肾养阴。

248. 答：①病发于初秋燥热偏盛时节。②初起除具有肺卫表热证外，必伴有口、鼻、咽、唇、皮肤等干燥的见证。③病程中以燥干阴液为主要病理变化，病变重心在肺，影响到胃肠；病情较轻，传变较少，极少出现邪入营血或下焦肝肾的病变。④后期多见肺胃阴伤之证。

249. 答：秋燥病肺中燥热下移大肠，可见咳嗽、痰少而粘，甚则咳痰带血，胸胁疼痛，脘腹灼热，大便泄泻，舌红苔黄干，脉数。宜润肺清肠，用阿胶黄芩汤。

250. 答：治疗火热之证，常用苦寒清热泻火之法，而治疗燥热则最忌苦寒伤阴，故治燥必用甘寒。对于秋燥的治法，正如汪瑟庵所说"始用辛凉，继用甘凉，与温热相似。但温热传至中焦，间有当用寒苦者，燥证则唯喜柔润，最忌苦燥，断无用之之理矣。"

251. 答：临床可见发热恶寒，少汗，咳嗽少痰，声嘶，咽干，鼻干燥，口渴，舌边尖红，苔薄白少津，脉数大。治以辛凉甘润，轻透肺卫，方用桑杏汤（桑叶、杏仁、沙参、贝母、豆豉、栀子皮、梨皮）。

六、病例分析

252. 诊断：风温。

辨证：邪在气分，肺胃热盛，肠热下利。

辨证分析：本病发于春季，且初起邪袭肺卫表证，符合风温发病特点。第3天便见邪传气分，肺胃热盛，肺气失宣，邪热煎液为痰，又伤胃津，故见高热，咳喘，痰粘难以咯出，汗多，渴欲饮水；肺胃热盛，上扰心神，故不能安睡；风热扰胃，胃失和降，上逆而呕吐；肺与大肠相表里，肺热下移大肠故下利，小便短赤，舌尖红，苔微黄干，脉滑数均是邪入气分，里热伤津之象。

治法：肺胃两清，佐以清肠止利，化痰止咳。

方药：白虎汤，麻杏石甘汤，葛根芩连汤加减：生石膏20g（先煎），知母10g，麻黄3g，北杏仁6g，鱼腥草12g，芦根15g，天竺黄10g，葛根10g，黄连6g，竹茹9g，甘草3g。上下午各1剂，并送服猴枣散1支。

253. 诊断：风温。

辨证：热灼营阴，心神被扰。

辨证分析：患者发病于2月13日，正是风温病好发季节，为感受风热病邪而致病。本病例可分三个阶段进行分析。第一阶段：2月13日～2月18日为邪在卫分。第二阶段：2月18日～2月21日为邪入气分，其病位以肺胃为主，兼手阳明大肠。第三阶段：2月21日以后，风热病邪由气分进入营分，热灼营阴，心神被扰。

治法：清营泄热，清心开窍。

方药：可选用清营汤，酌用安宫牛黄丸或紫雪丹或至宝丹：水牛角（先煎）30g，生地15g，玄参15g，竹叶心15g，麦冬10g，丹参15g，黄连6g，银花15g，连翘15g。另取安宫牛黄丸一个，融化鼻饲。

254. 诊断：风温。

辨证：肺热腑实。

辨证分析：本病发于春季，初起见肺卫表证，继则出现高热，头痛面赤，汗出，口渴欲饮，苔黄，脉数的气分证；因邪热壅肺，肺气不宣，故见咳嗽，胸痛气促，咯痰黄稠等症。肺与大肠互为表里，邪壅于肺，肺气不降，则腑气不通，传导失司，致大便三日未解。

治法：清热宣肺，化痰止咳，佐以通腑。

方药：麻杏石甘汤合宣白承气汤、千金苇茎汤加减：麻黄（后下）6g，北杏仁10g，生石膏30g，生大黄（后下）6g，苇茎30g，冬瓜仁30g，瓜蒌仁10g，生薏仁30g，桔梗10g，黄芩15g，鱼腥草30g，甘草6g。

255. 诊断：风温兼湿。

辨证：邪热壅肺兼痰湿内阻。

辨证分析：风温多发于冬春两季，但四季可见。本例发病虽在7月17日，但从其发病较急，初起以肺卫见证为特征，以肺为病变中心，且见气急痰鸣表现，符合风温特点。患者发病于夏暑雨湿较甚的季节，易兼湿为患，故除邪热壅肺的表现外，兼见疲乏，纳呆，欲呕，苔黄腻等湿的表现。故可诊断为风温兼湿，辨证为邪热壅肺兼痰湿内阻。

治法：清热宣肺，化痰祛湿。

方药：麻杏石甘汤加减：鱼腥草、滑石、生石膏各30g，浙贝母、瓜蒌皮、枇杷叶、前胡、桔梗、扁豆花各12g，北杏仁（打）各10g，丝瓜络15g，麻黄（后下）、甘草6g。

256. 诊断：风温挟湿。

辨证：邪阻少阳。

辨证分析：病发春季，初起见肺卫见证，以肺为病变中心，可诊为风温。病人生活在岭南沿海一带，气候潮湿，风热兼湿为患，故病程较长不愈，且见风热兼湿邪阻少阳的表现。

治法：清热化湿，和解少阳。

方药：蒿芩清胆汤加减：青蒿（后下）15g，黄芩15g，法半夏10g，佩兰12g，滑石30g，石膏30g，大青叶20g，板蓝根30g，柴胡10g，甘草6g，北杏仁10g，枳壳10g。

257. 诊断：春温。

辨证：气营两燔。

辨证分析：患者发病于春季，初起表里

同病，因治疗不当，病情发展，见高热，面色红赤，头痛难忍，汗出湿衣，口渴欲饮，脉洪数等阳明胃热盛的表现，符合春温起病的特点，初起即见里热证，发展迅速等。又因热盛津伤，邪热内迫营血，故见肌肤发斑，颈项强直可知有动风之势；面色红赤，头痛难忍，舌红苔黄均为胃热炽盛之征象。

治法：清气泄热，凉血化斑，佐以息风。

方药：化斑汤加减：水牛角（先煎）30g，玄参15g，生石膏（先煎）30g，知母12g，大青叶30g，葛根30g，芦根15g，钩藤（后下）12g，蚤休15g，地龙10g，姜竹茹10g，甘草6g。清水800ml煎取200ml，分2次温服，每日2剂。

258. 诊断：春温。

辨证：热结肠腑，兼小肠热盛。

辨证分析：病发于春季，初起即见里热证候，符合春温的发病特点。故可诊断为春温。诊时见发热，头痛，烦热，口渴咽燥，腹胀满，腹痛拒按，大便5天未解，舌红苔焦，脉弦数等阳明腑实证，兼见小便短赤涩痛等小肠热盛症，故可辨证为热结肠腑，兼小肠热盛。

治法：攻下泄热兼清小肠之热。

方药：导赤承气汤加减：赤芍12g，生地15g，生大黄9g（后下），黄连6g，黄柏15g，芒硝（冲）6g，玄参15g，麦冬10g，车前草30g，甘草6g。

259. 诊断：春温。

辨证：邪留阴分。

辨证分析：病发于春季，初起即见里热证候，符合春温的发病特点。诊时病已15天，阴液亏损较甚，邪伏阴分，故见高热39.5℃，夜间热甚，晨起热退，无汗，口干不欲下咽，困倦懒言，纳可，大便软，小便略赤，舌红少津，苔薄黄而干，脉弦细而数。

治法：滋阴透热。

方药：青蒿鳖甲汤加减：青蒿（后下）10g，鳖甲（先煎）30g，丹皮6g，花粉12g，柴胡10g，黄芩12g，地骨皮30g，知母12g，山萸肉15g，麦冬12g，甘草6g，西洋参（另炖兑服）10g。1天1剂。

260. 诊断：春温。

辨证：阴虚风动。

辨证分析：病发于春季，初起即见里热证候，符合春温的发病特点。诊时病已25天，阴液亏损较甚，肾阴亏损，水不涵木，虚风内动，故见每天体温37℃～38℃，胸痛，时有心悸，纳呆，形消神倦，时见筋惕肉瞤，甚则瘛疭，舌红绛少津，苔少，脉细促等表现。

治法：滋阴熄风。

方药：大定风珠加减：生龟板（先煎）、生牡蛎（先煎）、生鳖甲（先煎）30g，生白芍、生地、山萸肉各15g，麦冬12g，五味子、甘草各6g，药水冲鸡子黄一枚，西洋参（另炖兑服）10g。

261. 诊断：春温。

辨证：热郁少阳。

辨证分析：病发于春季，初起即见里热证候，符合春温的发病特点。诊时见一派病发气分，热郁少阳，胆腑邪热郁蒸外泄见证：体温39.5℃，口苦口渴，干呕心烦，小便短赤，胸胁不疏，舌红苔黄，脉弦数等。

治法：苦寒清热，养阴透邪。

方药：黄芩汤加豆豉、玄参方加减：黄芩15g，黄连6g，柴胡10g，赤芍15g，玄参15g，郁金10g，竹茹10g，黄柏15g，甘草6g。

262. 诊断：暑温。

辨证：暑伤津气。

辨证分析：患儿病于8月6日，为盛夏暑天，感受暑热病邪而发暑温病。暑热犯肺燔灼气分，故见高热、口渴、汗出、小便黄短、苔薄黄干燥、脉数等气分邪热之象；热郁于肺，肺失肃降而肺气上逆，则咳嗽、气喘；暑热易伤津耗气，而致气阴两伤，神疲、咳声低微、睡时露睛、四肢欠温、指纹淡紫、脉无力等，皆是气虚之候，而啼哭时涕泪俱少、口渴、舌干、脉细数等，乃是阴津耗伤之候。患儿年幼体弱，感受暑热病邪，更易导致津气耗伤，本证属暑伤津气。

治法：清热涤暑，益气生津。

方药：王氏清暑益气汤加减：太子参10g，石斛10g，麦冬10g，知母10g，生石膏15g，花粉12g，芦根15g，沙参12g，竹叶10g，茯苓10g。

263．诊断：暑温。

辨证：暑热犯肺，气血两燔。

辨证分析：患儿起病于8月初，为盛夏暑天，感受暑热病邪而发暑温，暑热犯肺燔灼气血，故见发热（体温38℃），汗出，咳嗽，伴气喘，口渴引饮，双肺听诊有干湿性啰音，舌红赤，脉细数。本证属暑温暑热犯肺，气血两燔。

治法：清络宣肺，凉血解毒

方药：犀角地黄汤合银翘散加减。处方如下：水牛角（先煎）30g，生地15g，赤芍12g，丹皮10g，银花15g，连翘15g，北杏仁10g，丝瓜络15g，茜根10g，侧柏叶12g，桔梗12g，甘草6g。

264．诊断：暑温病。

辨证：暑入心营，气分邪热未尽。

辨证分析：暑天游泳暴晒，暑热病邪入侵，故见头身痛；径传气分，即见发热汗多，尿少色黄；暑热病邪猖獗，旋即内陷心营，故短时间内即见烦躁，时有谵语，嗜睡，舌绛，脉细数；胸腹灼热而手足厥冷为热深厥深之象；持续高热未降，面赤气粗，舌质虽绛而红兼苔黄干，为气分邪热未尽撤去之故；恶心呕吐为阳明胃热上逆所致。

治法：凉营清热生津，清心豁痰开窍。

方药：清营汤加味合安宫牛黄丸。处方如下：生地15g，玄参15g，竹叶心12g，麦

冬10g，丹皮10g，黄连9g，银花15g，连翘12g，生石膏（先煎）30g，水牛角（刨片，先煎）30g。清水800ml，煎取150ml，分次温服，每日2剂；另安宫牛黄丸1粒，凉开水化开服用，每日1次。

265．诊断：暑温病。

辨证：暑伤心肾。

辨证分析：暑天发病，暑热病邪入侵，径传气分，故见突发高热，头痛乏力，口干口渴，全身酸痛，汗出甚多，胸腹灼热，气促，烦躁不安等；经治疗后病有好转，但暑热损伤心肾阴液，故见烦躁不安，消渴不已，溲少色黄，左下肢麻痹；舌红绛，苔黄黑干燥，脉搏细数等。

治法：清心泻火，滋肾养阴。

方药：连梅汤：黄连6g，乌梅10g，麦冬10g，生地15g，阿胶（融化）10g。

266．诊断：秋燥。

辨证：邪在肺卫。

辨证分析：病发于秋季，病者有明显津气干燥等表现，符合秋燥的诊断和邪在肺卫的辨证。

治法：辛凉甘润，轻透肺卫，方用桑杏汤加减。

方药：桑叶10g，杏仁10g，北沙参12g，贝母10g，豆豉12g，栀子皮12g，桔梗10g，芦根12g，甘草5g。

267．诊断：秋燥。

辨证：燥干清窍。

辨证分析：病发于秋季，一派燥热上干头面清窍表现：口渴咽痛，耳鸣目赤等。

治法：清宣气热，润燥利窍，方用翘荷汤加减。

方药：连翘12g，薄荷6g（后下），山栀皮15g，桔梗12g，绿豆皮12g，生甘草5g，芦根15g，菊花12g。

268．诊断：秋燥。

辨证：肺胃阴伤。

辨证分析：发病于秋季，初起时邪在肺卫，后期为一派肺胃阴伤表现，故本例诊断为秋燥，辨证肺胃阴伤。

治法：滋养肺胃之阴，方用沙参麦冬汤加减。

方药：北沙参15g，玉竹15g，桑叶10g，麦冬15g，花粉15g，北杏仁10g，苇根15g，甘草5g。

第八章　湿热类温病

第一节　湿　温

习题

一、填空题

1. 湿热类温病治疗以_____为原则。

2. 湿温的辨证，首先应辨析_____，其次是辨别病位的_____，再次是_____。

3. 湿温初起的脉象、舌苔表现是_____。

4. 湿温是以_____为病变中心。

5. 吴鞠通指出湿温病初起治法上的三禁是指____、____、____。

6. 湿温是由_____引起的急性外感热病。

7. 湿热类温病是指_____所致的一类急性外感热病。

8. 湿热类温病既有湿热偏重的病理特征，又有____和____的不同转归。

二、选择题

（一）A型题

9. "湿热之邪，由表伤者十之一二，由口鼻入者，十之八九"，语出：

　　A.《脉经》

　　B.《伤寒类证活人书》

　　C.《难经》

　　D.《温病条辨》

　　E.《湿热病篇》

10. "湿热之邪，由表伤者十之一二，由口鼻入者，十之八九"，语出：

　　A. 张仲景　　　B. 王叔和

　　C. 吴鞠通　　　D. 薛生白

　　E. 叶天士

11. 在湿温病的诊断中，下列哪项提法欠妥？

　　A. 传变较慢，湿热留恋气分阶段较长

　　B. 起病较缓，以气分为病变中心

　　C. 多发于长夏和初秋季节

　　D. 病程中可出现蒙上流下，上闭下壅，弥漫三焦的变化

　　E. 病程中，既可以从阳化，亦可从阴化，出现损伤阳气，致湿胜阳微

12. 在湿温病的治疗中，下列哪项提法是欠妥的？

　　A. 治疗总则是分解湿热，清热祛湿并治

　　B. 湿重热轻者，以苦温芳化、燥湿运脾为主，辅以苦寒清热

　　C. 热重湿轻者，以清泄胃热为主，兼以苦温燥湿

　　D. 初起邪遏卫气者，治宜芳香宣化，忌用淡渗利湿

　　E. 若湿热完全化燥化火者，治疗则与一般温病相同

13. "徒清热则湿不退，徒祛湿则热愈

85

炽"语出：

    A. 王叔和　　B. 叶天士

    C. 吴鞠通　　D. 吴又可

    E. 薛生白

14. "徒清热则湿不退，徒祛湿则热愈炽"语出：

    A.《湿热病篇》　　B.《温热论》

    C.《温病条辨》　　D.《时病论》

    E.《温疫论》

15. 湿温："中气实则病在阳明，中气虚则病在太阴"，出自：

    A. 叶天士《温热论》

    B. 吴鞠通《温病条辩》

    C. 薛生白《湿热病篇》

    D. 柳宝诒《温热逢源》

    E. 吴又可《温疫论》

16. 首先描述湿温病的主症为"苦两胫逆冷，腹满叉胸，头目苦痛，妄言"的医家是：

    A. 扁鹊　　B. 张仲景

    C. 朱肱　　D. 王叔和

    E. 薛生白

17. 对湿温病病因提出："常伤于湿，因而中喝，湿热相薄"的著作是：

    A.《内经》　　B.《难经》

    C.《脉经》　　D.《温热论》

    E.《湿热病篇》

18. "汗之则神昏耳聋，甚则目暝不欲言，下之则洞泄，润之则病深不解。"语出：

    A. 叶天士《温热论》

    B. 薛生白《湿热病篇》

    C. 吴鞠通《温病条辩》

    D. 吴又可《温疫论》

    E. 王孟英《霍乱论》

19. 下列温病中哪一种温病病证的性质属湿热性质：

    A. 春温　　B. 风温

    C. 暑温　　D. 伏暑

    E. 秋燥

20. 患者，女，23岁，3月6日因野外作业，淋雨后当晚感身体不适。初为恶寒少汗，身体微热，午后较重，头身酸重，肢倦乏力，胸闷脘痞，不欲饮食，苔腻，脉濡缓。5天来未见好转，发热不退，汗出，口渴不欲饮，苔黄腻，脉濡数。其诊断为：

    A. 伏暑　　B. 暑湿

    C. 风温　　D. 湿温

    E. 暑温

（二）B 型题

    A.《难经》

    B.《内经》

    C.《脉经》

    D.《温热论》

    E.《类证活人书》

21. 首先提出"湿温"病名的著作是：

22. 首先提出湿温当用"白虎加苍术汤治之"的著作是：

    A.《难经》　　　　B.《脉经》

    C.《温热论》　　　D.《湿热病篇》

    E.《温病条辨》

23. 对于湿温的发病，提出"太阴内伤，湿饮停聚，客邪再至，内外相引，故病湿热"，语出：

24. 对于湿温的发病，提出"先因于湿，再因饥劳而病者"，语出：

（三）X 型题

25. 湿温初起的主要表现是：

    A. 身热不扬　　B. 身重肢倦

    C. 恶寒少汗　　D. 胸闷脘痞

    E. 口干欲饮

26. 湿温病的诊断，主要根据：

    A. 夏秋多见，全年可发

    B. 初起以湿热郁遏卫气分见证为特征

    C. 传变较慢，故湿热留恋气分阶段较长

D. 病变以中焦脾胃为中心

E. 病程中可出现湿热弥漫三焦的变化

27. 湿温初起，吴鞠通提出治疗的"三大禁忌"是：

    A. 芳香宣化　　B. 辛温发汗

    C. 苦寒攻下　　D. 滋养阴液

    E. 淡渗利湿

28. 临床上，对湿温病的辨证，应遵从：

    A. 首先区分为新感抑或伏邪所生

    B. 辨析湿与热的孰轻孰重

    C. 辨别病位的上下深浅

    D. 辨察病机在卫在气在营在血之浅深层次

    E. 审定证情的虚实转化

29. 湿温病，邪偏于中焦者，证候多见：

    A. 恶心，呕吐

    B. 昏蒙谵语

    C. 脘腹胀满，知饥不食

    D. 大便不通，小便不利

    E. 舌苔厚腻

30. 湿温病，邪偏于上焦部位者，证候常见：

    A. 恶寒发热

    B. 胸脘痞闷

    C. 神志昏蒙

    D. 呕吐，恶心

    E. 小便不利，大便不通

31. 湿温病中，湿偏盛，热较轻的证候特点：

    A. 身热不扬，早轻暮重

    B. 发热较高，汗出不解

    C. 头身重痛，口淡无味，或口不渴

    D. 大便秘结，小便短赤

    E. 苔白滑腻，舌质一般，或舌质略红

32. 湿温病中，热偏盛、湿较轻的证候特点是：

    A. 身热不扬，早轻暮重

    B. 发热较高，汗出不解

    C. 口苦作渴，渴不欲饮

    D. 大便秘结，小便短赤

    E. 苔白滑腻，舌质略红

三、改错题

33. 湿温病是湿热病邪引起的，以肺为病变中心的急性外感热病。

34. 湿热病辨体质的阴阳是本病辨证的关键。

四、简答题

35. 试述湿温病病因和发病的特点。

36. 湿温病有何临床特点？

37. 何谓分解湿热？

38. 试述湿温病为何难以速愈，病程较长？

五、问答题

39. 吴鞠通提出湿温"三禁"的内容是什么？试说明其理由。

40. 湿温病如何辨别湿热的轻重？

41. 为什么湿温病以脾胃为病变中心？

42. 试述湿温病如何治疗。

答案

一、填空题

1. 分解湿热

2. 湿热偏盛程度　上下深浅　审证情虚实转化

3. 苔腻，脉缓

4. 脾胃

5. 禁汗　禁下　禁润

6. 湿热病邪

7. 感受兼有湿邪的温邪

8. 伤阴　伤阳

二、选择题

（一）A型题

9. E。答案分析：见薛生白《湿热病篇》。

10. D。答案分析：见薛生白《湿热病篇》。

11. B。答案分析：湿温病起病较缓，自始至终以脾胃为病变中心，虽然病多流连于气分，但以气分为病变中心的提法太宽泛。其他选项均为湿温病的特点。

12. D。答案分析：初起卫气同病，湿邪偏盛者，宜芳香透表里之湿，可用淡渗利湿。如藿朴夏苓汤中用猪苓、赤苓、生苡仁、泽泻淡渗利湿，并可泄热，为湿邪寻求出路。

13. C。答案分析：见吴鞠通《温病条辨》。

14. C。答案分析：见吴鞠通《温病条辨》。

15. C。答案分析：见薛生白《湿热病篇》。

16. D。答案分析：见王叔和《脉经》。

17. C。答案分析：见王叔和《脉经》。

18. C。答案分析：见吴鞠通《温病条辨》。

19. D。答案分析：伏暑是夏季感受暑湿病邪，伏藏体内，发于秋冬季节的急性热病。其特点是初起即有高热、心烦、口渴、脘痞、苔腻等暑湿郁蒸气分证。故属于湿热性质病证。

20. D。答案分析：根据起病缓慢，初起邪遏卫气，以脾胃为病变中心，可诊断为湿温。湿温多发于长夏季节，但其他季节亦可见到。

（二）B型题

21. A。答案分析：见《难经》："伤寒有五：有中风，有伤寒，有湿温，有热病，有温病"。

22. E。答案分析：见宋·朱肱《类证活人书》。

23. D。答案分析：见薛生白《湿热病篇》。

24. D。答案分析：见薛生白《湿热病篇》。

（三）X型题

25. A B C D。答案分析：湿温是由湿热病邪所引起的急性外感热病。其特点为初起以湿热阻遏卫气为主要证候，临床常见身热缠绵，恶寒少汗，头重肢困，胸闷脘痞，苔腻脉缓等湿象偏重，热象不显的表现。初起湿浊上泛，应是口干不欲饮。

26. A B C D E。答案分析：湿温病诊断要点：多发于长夏和初秋气候炎热雨湿较多之季；初起以湿热郁遏卫气分见证为特征；自始至终以脾胃为病变中心；起病滞缓，传变较慢，病势缠绵，病程较长，愈后易复发再燃；病程中可出现蒙上流下，上闭下壅，弥漫三焦的变化。

27. B C D。答案分析：吴鞠通所说："汗之则神昏耳聋，甚则目瞑不欲言，下之则洞泄，润之则病深不解"。

28. B C D E。答案分析：湿温病属新感温病，故无需辨新感抑或伏邪。

29. A C E。答案分析：昏蒙谵语属上焦病变，大便不通、小便不利属下焦病变。

30. A B C。答案分析：胸脘痞闷，呕吐，恶心属中焦病变；大便不通，小便不利属下焦病变。

31. A C E。答案分析：发热较高，汗出不解；大便秘结，小便短赤属热重湿轻的症状。

32. B C D。答案分析：身热不扬，早轻暮重；苔白滑腻，舌质略红属湿偏盛，热较轻的证候。

三、改错题

33. 应改为：湿温病是湿热病邪引起的，以脾胃为病变中心的急性外感热病。

答案分析：湿为土气，脾胃属土。湿热病邪侵人，多以口鼻而入，湿土之气同类相召，外感湿热病邪乘机侵袭，内外相合而发为湿温，出现一系列脾胃证候。

34. 应改为：湿温病辨清湿热偏盛程度

是本病辨证论治的关键。

答案分析：湿温病有湿重于热、湿热并重、热重于湿三种病理转化，故湿温病辨清湿热偏盛程度是本病辨证论治的关键。其分辨的着眼点主要在发热、出汗、口渴、二便及舌苔脉象的具体表现。

四、简答题

35. 答：薛生白说："太阴内伤，湿饮停聚，客邪再至，内外相引，故病湿热。"这是湿温病常见的病因和发病特点。内因主要是脾胃先伤。如饮食不节，不洁，脾胃受伤，运化失健，致水湿内停，湿饮停聚。外因，是夏秋季节，气候较热，雨湿亦盛。人处湿热交蒸环境中，湿热病邪自外侵入人体，与体内停湿相合，导致湿温病的发生。

36. 答：湿温是由湿热病邪引起的外感热病。湿热病邪具"湿"和"热"两重特性。湿性属阴，重浊粘腻，不易转化，与热相合，热处湿中，胶结难分，难以速解。故临床上具有如下特点：①起病较缓，传变较慢，热难速解，缠绵反复，病程较长。②病机演变虽有卫气营血变化，但主要稽留于气分，以脾胃为主要病变中心，易阻滞气机。③临床表现具"湿"和"热"证候。④后期既可从阳化燥伤阴，陷入营血，有的亦可从阴化寒伤阳而致阳气虚衰变证。

37. 答：所谓分解湿热，即为祛湿与清热二法合一，依据湿热多少、病变部位，尽速为病邪寻求出路。

38. 答：湿温感受的是湿热病邪，具有"湿"和"热"双重特性，造成治疗上的困难。"湿"为阴邪，可损伤阳气治宜用辛香温燥，不宜寒凉。"热"为阳邪，易伤阴液，不宜辛香温燥，只宜寒凉。治疗有矛盾，正如吴鞠通说："徒清热则湿不退，徒祛湿则热愈炽。""非若寒邪之一汗即解，热邪之一凉则退，故难速已。"且湿热病邪，热处湿中，以湿为体，湿热胶结，难化难解，故难速愈，病程较长。

五、问答题

39. 答：吴鞠通提出"三禁"，是指湿温初起治疗而言的，他说："汗之则神昏耳聋，甚则目瞑不欲言，下之则洞泄，润之则病深不解。"这里的"汗"，指辛温峻汗，"下"指苦寒攻下，"润"指滋阴。湿温初起，邪遏卫气，治宜芳香宣化，使患者微微汗出，卫气通畅，邪从外解。不宜用伤寒之辛温峻汗。否则，不仅不能使湿邪从汗而解，反而助热动湿，使湿热上蒙清窍，扰乱心神，出现神昏耳聋。湿温病人，多为脾胃功能较弱，初起由于湿困气机，出现胸脘痞闷，有似腑实，治宜理气化湿，健运脾胃，不宜攻下，若妄用攻下，则中气更伤，造成脾虚下陷，洞泄不止。湿温初起，午后热显，状若阴虚，乃湿性属阴，午后湿热交蒸较甚之象，忌用滋腻之品滋阴。否则，会助湿恋邪，妨碍湿邪祛除，使邪恋不去，病深难解。

40. 答：湿温病辨别"湿"、"热"的轻重主次，是决定治法和选方用药的先决条件。湿热偏盛程度是本病辨证论治的关键。本病有湿重于热、湿热并重、热重于湿三种病理转化，其分辨的着眼点主要在发热、出汗、口渴、二便及舌苔脉象的具体表现，还应结合患者体质及病程阶段来辨析。初起湿未化热，一般表现湿象重，热象轻，邪遏卫气者，多见恶寒少汗、身热缠绵、头重肢困、胸闷脘痞、苔腻脉缓等；邪遏膜原者，多见寒热往来、呕逆胀满、苔白厚腻浊如积粉、脉缓等。邪入气分后，湿热变化复杂，热重者，则热势较高、汗出、口渴、苔黄腻、脉滑数等热象较甚；湿重者，则热势不显而食少口淡无味、渴不欲饮或不渴、苔白腻、脉濡缓等湿象较明显；湿热并重者，则见身热、汗出垢腻、脘痞呕恶、口渴不欲多饮、大便溏色黄、苔黄腻、脉濡数等热象湿象均较著。

41. 答：湿温病以脾胃为病变中心，这是以其病因决定的。湿热病邪，湿热相合，以湿为体，热蕴于内，湿热胶结。湿为土气，脾胃属土。湿热病邪侵人，多从口鼻而入。胃为水谷之海，通于口，主受纳水谷；脾为湿土之脏，主运化水湿。湿热偏盛季节，脾胃运化功能亦受其影响而呆滞，若再饮食不节，恣食生冷，或劳倦过度，或脾胃素虚，运化功能更易受损，导致湿邪内困，则"同类相召"，外感湿热病邪乘机侵袭，内外相合而发为湿温。湿热病邪侵入后，较易侵犯脾胃，致脾胃为其所困，脾胃受伤，俗称"湿困脾胃"。脾胃受伤，则运化失健，造成水湿不化，而停蓄于内，脾虚生湿。而水湿内停与外感之湿热相合，又加重脾胃湿困。如此，互为因果，逐渐加重，出现一系列脾胃证候。

42. 答：本病的治疗，总以分解湿热，湿去热孤为原则。故对祛湿和清热要两者兼顾，合理使用。湿热之邪由外感受，始于卫表，稽留气分，然后化燥化火，入营动血。营血之治，法同温热类温病，以清营凉血为主。故分解湿热法，主要适合于本病卫气阶段，尤其是气分的治疗。初起卫气同病，湿邪偏盛者，宜芳香透表里之湿；气分阶段病位以中焦脾胃为主，同时湿热之邪可弥漫三焦，故应治以宣上、畅中、渗下的三焦分解法。祛湿与清热的主次选定，可据湿热偏重的具体情况来辨别分析，若湿重热轻者，病变偏于太阴脾，以苦温芳化、燥湿运脾为主，辅以苦寒清热；热重湿轻者，病变偏于阳明胃，以清泄胃热为主，兼以苦温燥湿；湿热并重者，当辛开苦降、化湿清热并进。病程中出现动血则凉血止血，出现阳气衰脱则温阳益气。恢复期多为湿热余邪未净，分解湿热当宜轻宣芳化淡渗之法，涤除余邪。

第二节　暑　湿

🖊 习题

一、填空题

1. 暑湿是感受＿＿＿＿＿的急性外感热病。其特点为初起以＿＿＿＿＿为主要证候。

2. 暑湿以＿＿＿＿＿证候突出，兼有＿＿＿＿＿表现为临床特点。

3. 暑湿的治疗应以＿＿＿＿＿、＿＿＿＿＿、＿＿＿＿＿、＿＿＿＿＿为基本原则。

4. 暑湿病程中常有＿＿＿＿＿、＿＿＿＿＿的变证。

二、选择题

（一）A 型题

5. 认为"冒暑毒，加以着湿，或汗未干即浴，皆成暑湿"主张以茯苓白术汤治疗。出自于：

 A. 《内经》 B. 《金匮要略》

 C. 《三因方》 D. 《医学启源》

 E. 《脾胃论》

6. 暑病证治的四律出自：

 A. 《医门法律》 B. 《医学入门》

 C. 《湿热病篇》 D. 《明医杂著》

 E. 《医学启源》

7. "暑必兼湿"是谁提出的：

 A. 李东垣 B. 叶天士

 C. 吴鞠通 D. 薛生白

 E. 张元素

8. 暑湿病的临床特点以下哪项是错误的：

 A. 发病缓慢

 B. 可邪留气分而病情缠绵难解

C. 可迅速内陷营血

D. 表现暑热见证

E. 有湿邪郁阻的症状

9. 患者，男，35岁，7月16日冒雨耕田后，当晚即出现发热恶寒、无汗、身形拘急、心烦、脘痞、呕恶，舌略红，苔微黄腻，脉浮。该病人诊断为：

A. 暑湿　　B. 湿温

C. 风温　　D. 春温

E. 暑温

（二）B型题

A. 症见腹痛、呕恶、下利急迫臭秽、发热、苔腻

B. 症见发热恶寒、无汗、身形拘急、心烦、脘痞、呕恶

C. 症见发热、汗出不解、口渴心烦、胸闷气喘、咳嗽痰多、苔白厚或黄腻

D. 症见壮热汗出、烦渴、脘痞、呕恶、小便短赤、苔黄腻、脉濡数

E. 症见发热、面赤耳聋、胸闷咳喘、脘痞呕恶、下利臭秽、小便短赤

10. 寒邪外束，暑湿内阻可见

11. 暑湿弥漫三焦可见

（三）X型题

12. 暑湿初起，可见哪些证候？

A. 暑湿郁阻肺卫证候

B. 表寒内郁暑湿证候

C. 暑湿壅滞肺络证候

D. 暑湿弥漫三焦证候

E. 暑湿内陷心营证候

13. 暑湿若邪由卫传气，可见：

A. 暑湿邪干胃肠证候

B. 表寒内郁暑湿证候

C. 暑湿壅滞肺络证候

D. 暑湿弥漫三焦证候

E. 暑湿伤气证候

14. 暑湿的诊断依据有：

A. 发病季节在夏末秋初

B. 初起以暑湿郁阻肺卫证候为主

C. 初起表寒内郁暑湿者亦多见

D. 病程中常有黄疸、出血之变证

E. 临床上既有暑热内盛症状，又兼有湿邪内阻症状

15. 暑湿的基本治法为：

A. 清暑热　　B. 化湿浊

C. 养阴液　　D. 调气机

E. 和脾胃

三、改错题

16. 暑湿的发病季节多在春夏，初起即见气营同病。

17. 暑湿初起多有外邪束表而兼寒湿，故应辛温解表。

四、简答题

18. 简述暑湿病病程中有哪些变证？其机理如何？

19. 简述暑湿病的常见症状？

20. 暑湿的诊断要点是什么？

五、问答题

21. 请论述暑湿的病机和传变过程。

22. 暑湿与湿温如何鉴别？

23. 暑湿与暑温有何区别？

答案

一、填空题

1. 暑湿病邪所致　暑湿阻遏肺卫

2. 暑热　湿邪内郁

3. 清暑热　化湿浊　调气机　和脾胃

4. 黄疸　出血

二、选择题

（一）A型题

5. C。答案分析：见陈无择《三因极一病证方论》

6. A。答案分析：见喻嘉言《医门法律》。其中之一即为"凡治中暑病，不兼治其湿者，医之过也"。

7. B。答案分析：见叶天士《幼科要略》。

8. A。答案分析：暑湿病发病急骤，既可邪留气分而病情缠绵难解，亦可迅速内陷营血；除表现暑热见证外，还有湿邪郁阻的症状。

9. A。答案分析：根据发病季节，初起以表现表寒内郁暑湿证候，既有暑热内盛症状，又兼有身重、胸痞、苔腻等湿邪内阻症状。故诊断为暑湿。

（二）B型题

10. B。答案分析：腹痛、呕恶、下利急迫臭秽、发热、苔腻为邪干胃肠；暑湿壅滞肺络见发热、汗出不解、口渴心烦、胸闷气喘、咳嗽痰多、苔白厚或黄腻；壮热汗出、烦渴、脘痞、呕恶、小便短赤、苔黄腻、脉濡数为暑湿困阻中焦；发热、面赤耳聋、胸闷咳喘、脘痞呕恶、下利臭秽、小便短赤为暑湿弥漫三焦。

11. E。答案分析：腹痛、呕恶、下利急迫臭秽、发热、苔腻为邪干胃肠；暑湿壅滞肺络见发热、汗出不解、口渴心烦、胸闷气喘、咳嗽痰多、苔白厚或黄腻；壮热汗出、烦渴、脘痞、呕恶、小便短赤、苔黄腻、脉濡数为暑湿困阻中焦；发热恶寒、无汗、身形拘急、心烦、脘痞、呕恶为寒邪外束，暑湿内阻。

（三）X型题

12. A B。答案分析：本病初起，肺先受邪，病在上焦肺卫，气失调畅，外则邪困肌肤，内则邪阻肺络。暑湿弥漫三焦证候与暑湿壅滞肺络证候属气分证，暑湿内陷心营证候则为营分证。

13. A C D E。答案分析：表寒内郁暑湿证候为暑湿初起证候，属卫气同病。

14. A B C D E。答案分析：诊断要点为：发病季节在夏末秋初；起病急骤，初起以暑湿郁阻肺卫证候为主，表寒内郁暑湿者亦多见。临床上既有发热、心烦、尿赤等突出的暑热内盛症状，又兼有身重、胸痞、苔腻等湿邪内阻症状。病程中常有黄疸、出血之变证。

15. A B D E。答案分析：暑湿之病兼有湿邪，养阴液易碍邪。

三、改错题

16. 应改为：暑湿的发病季节多在夏末秋初，初起可见卫气同病。

答案分析：暑湿发病季节在夏末秋初（农历大暑至秋分），气候炎热，雨湿较盛之时。其起病急骤，暑湿病初起表现为卫气同病，表现为暑湿之邪外袭，困郁肺卫肌表。症见发热，微恶风寒，稍有汗出，头身困重，肢体倦怠，咳嗽胸闷，苔白薄腻，脉浮濡数。

17. 应改为：暑湿初起多有外邪束表而兼寒湿，故清暑泄热中不忘透表祛邪。

答案分析：暑、湿、寒三气交感，表里并困，与单纯感受寒邪或暑湿者不同。治宜疏表散寒，涤暑化湿。

四、简答题

18. 答：①暑湿日久，其邪化燥化火，则尤易损伤肺络，见出血之象；②暑湿日久，邪郁成毒，毒入肝经而突见黄疸。两者属险恶重症。

19. 答：临床上既有发热、心烦、尿赤等突出的暑热内盛症状，又兼有身重、胸痞、苔腻等湿邪内阻症状。

20. 答：暑湿的诊断要点为：发病季节在夏末秋初（农历大暑至秋分），气候炎热，雨湿较盛之时；起病急骤，初起以暑湿郁阻肺卫证候为主，表寒内郁暑湿者亦多见；临床上既有发热、心烦、尿赤等突出的暑热内盛症状，又兼有身重、胸痞、苔腻等湿邪内阻症状；病程中常有黄疸、出血之变证。

五、问答题

21. 答：暑湿发病的内在因素是脾胃虚弱、元气不足。时值盛夏，湿气盛行，人之脾胃运化呆滞，加之饮食不节，损伤中气，则脾胃更见虚弱，暑湿病邪也易乘虚而入发病。暑湿为病，肺先受邪，病在上焦肺卫，气失调畅，外则邪困肌肤，内则邪阻肺络；暑湿传入气分，病位比较广泛，或邪干胃肠，或弥漫三焦，或壅滞肺络，尤多见于暑湿困阻中焦；暑湿在发展过程中亦可化燥化火，甚则入营血，如内陷血分而损伤肺经引起咯血；暑湿之邪胶结，缠绵日久，可使元气更伤，阴液暗耗而出现自汗，口干渴，神疲肢倦等。恢复期可见暑湿余邪蒙绕清窍，而出现头目不清，昏胀不适等症。

22. 答：暑湿是暑湿病邪引起，发病季节在夏末秋初（农历大暑至秋分），气候炎热，雨湿较盛之时。湿温由湿热病邪引起，发病以夏秋之交为主，但四季均可发生。暑湿起病较急，病程较短，而湿温则起病相对较缓，病程较长。暑湿初起以暑湿郁阻肺卫证候为主，表寒内郁暑湿者亦多见，临床上既有发热、心烦、尿赤等突出的暑热内盛症状，又兼有身重、胸痞、苔腻等湿邪内阻症状。湿温初起湿中蕴热，则热象不显。以湿热郁遏卫气分见证为特征，自始至终以脾胃为病变中心。

23. 答：暑湿由暑湿病邪引起，暑温由暑热病邪引起。暑湿与暑温均发生在夏季，但暑温病的热象更为突出，病初即见壮热、烦渴、汗多、脉洪大等，热势炽盛，多有闭窍动风之变。病变过程中，耗气伤津较严重，但无明显的身重、胸痞、腹胀、口淡、苔腻等症状。暑湿病的热象相对暑温较低，且有胸痞、身重、苔腻、脉濡等湿邪内阻之象，但暑湿化燥化火后，其临床表现可与暑温相类似。

第三节　伏　暑

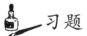 习题

一、填空题

1. 伏暑是感受 _____ 病邪，_____ 的急性热病。

2. 伏暑的治疗早期即以 _____ 为着眼点。

3. 伏暑初起为表里同病，卫气同病者，其治法为 _____ 。

4. 伏暑严重者即可出现 _____ 或 _____ 的危重证候。

二、选择题

（一）A 型题

5. 伏暑理论源于：
   A.《内经》
   B.《证治准绳》
   C.《通俗伤寒论》
   D.《温病条辨》
   E.《六因条辨》

6. 伏暑的病因为：
   A. 温热病邪　　B. 湿热病邪
   C. 燥热病邪　　D. 暑湿病邪

E. 以上均不是

7. "暑邪久伏而发，名曰伏暑"是哪位医家说的。
    A. 叶天士   B. 薛生白
    C. 吴鞠通   D. 王肯堂
    E. 雷少逸

8. 伏暑的发病季节：
    A. 春秋   B. 春夏
    C. 夏秋   D. 秋冬
    E. 冬春

9. 患者，38岁，12月20日发病，当日即出现高热面赤，心烦，口渴，脘痞身重，苔腻。其诊断为：
    A. 风温   B. 春温
    C. 伏暑   D. 暑温
    E. 湿温

10. 患者，30岁，1月20日发病，初起即出现高热，烦躁，口渴不欲饮，舌绛苔少，其诊断为：
    A. 风温   B. 春温
    C. 伏暑   D. 暑温
    E. 湿温

（二）B 型题
    A. 《素问》
    B. 《证治准绳》
    C. 《医学入门》
    D. 《太平惠民和剂局方》
    E. 《温病条辨》

11. 伏暑作为病因的名称首见于：

12. 伏暑作为病名首见于：

（三）X 型题
13. 鉴于伏暑发病季节有秋冬迟早之不同，因而又有以下哪些名称？
    A. 伏暑秋发   B. 冬月伏暑
    C. 伏暑晚发   D. 晚发
    E. 初春伏暑

14. 伏暑卫气同病的治疗当用：
    A. 清泄阳明   B. 解表疏邪

    C. 清暑化湿   D. 淡渗利湿
    E. 通下

15. 伏暑的诊断要点：
    A. 发病季节在深秋
    B. 发病季节在冬月
    C. 初起即见气分热盛证
    D. 初起即见营分热盛证
    E. 起病滞缓，病势缠绵

三、改错题

16. 伏暑的病因多为暑湿，其起病缓慢。

17. 伏暑后期，部分患者经抢救脱险后，可后遗消渴、肺痨。

四、简答题

18. 伏暑的诊断要点是什么？

19. 简述伏暑的发病机理？

20. 请论述伏暑的发病类型有几种，其病变重心是什么？

21. 伏暑与湿温如何鉴别？

五、问答题：

22. 伏暑的辨证治疗应注意什么？

答案

一、填空题

1. 暑湿病邪 郁伏发于秋冬季节

2. 清里热

3. 清暑化湿，疏宣表邪

4. 阴伤尿闭 尿多失固

二、选择题

（一）A 型题

5. A。答案分析：《素问·生气通天论》"冬伤于寒，春秋必痎疟"

6. D。答案分析：伏暑是由暑湿病邪伏藏于体内发于秋冬的急性热病。

7. D。答案分析：见明·王肯堂《证治准绳》

8. D。答案分析：暑湿伏藏，于秋冬发病为伏暑。

9. C。答案分析：伏暑发病为冬季，初起即见暑湿郁蒸气分证，故诊断之。

10. C。答案分析：伏暑发病为冬季，初起亦可见热炽营分证，故诊断之。

（二）B 型题

11. D。答案分析：见明·王肯堂《证治准绳》"暑邪久伏而发，名曰伏暑"

12. B。答案分析：见宋·《太平惠民和剂局方》"丈夫妇人伏暑，发热作渴，呕吐恶心"

（三）X 型题

13. A B C D。答案分析：伏暑发于秋冬季节，加之初起即有里热见，因而又有晚发、伏暑晚发、伏暑秋发、冬月伏暑等病称。

14. B C。答案分析：伏暑是感受暑湿病邪引起的，卫气同病为伏暑证候，内有暑湿，外有表邪，治疗上应解表疏邪，清暑化湿。

15. A B C D。答案分析：伏暑的诊断为：发病季节在冬秋，起病急，初起即见气分或营分热盛证。

三、改错题

16. 应改为：伏暑的病因多为暑湿，其起病急骤。

答案分析：伏暑为伏气温病，起病急骤，病情较重，初起即见里热见证。

17. 应改为：伏暑后期，部分患者经抢救脱险后，可后遗震颤、瘫痪。

答案分析：暑湿后期，虽经治疗，部分患者仍可邪留经脉，而出现震颤、瘫痪。

四、简答题

18. 答：①发病季节在深秋或冬月（农历寒露前后至大寒前后）。②临床表现多为发病急骤，病情较重，初起即见气分热盛或营分热盛证，均可兼卫表证。③严重者可出现阴伤尿闭或尿多失固的危重证候。

19. 答：伏暑的病因是暑湿病邪。一般认为，在夏月感受暑湿病邪，郁伏于体内，未即时发病，至深秋或冬月，由当令时邪触动诱发而成伏暑。病邪因气虚而侵入人体，隐伏不发，进而耗损正气，降低了人体的防御机能，待秋、冬寒凉之气激发，便突然发动，这便是伏暑的发病机理。

20. 答：由于感邪性质和邪伏部位的不同，伏暑发病有两种类别，若为感受暑湿病邪郁伏气分而发，其病变则以暑湿内郁气分为重心；若暑热病邪，伏而化热，病发营分，其病变则以热炽营分为重心。由于伏邪为当令时邪触动而发，故两种类型初起均有表证相兼。

21. 答：湿温感受湿热病邪引起，多发病于夏末秋初，伏暑发病于深秋或冬季。湿温初起以湿郁卫气分为特征，无显著里热见症，以脾胃为病变中心。伏暑由暑湿病邪引起，初起以暑湿内蕴气分，或暑热内舍营（血）分的里热证为明显。

五、问答题

22. 答：伏暑之辨证，①注意分辨暑与湿之孰多孰少以及病机转化；属暑湿化热者，注意伤津耗气，入血动风。②辨暑湿病邪郁发部位。伏于气分，有暑湿郁阻少阳，以寒热似疟、午后身热入暮尤剧、天明得汗诸症稍减、但胸腹灼热不除为特征者；有暑湿挟滞，阻结胃肠，以胸腹灼热、便溏不爽、色黄如酱、舌苔垢腻为临床特征者。暑湿化热，发于营分，邪扰心包，可见身热夜甚、心烦不寐、舌绛等。若兼心热移肠，则伴小便短赤热痛；若兼瘀热互结，则伴斑疹、舌绛紫暗等特征。③辨气血阴阳状态。由于暑湿病邪郁伏日久，正气暗耗，故多发病急、病势猛，大伤气血，耗阴竭阳，其热结阴伤甚者，常身热、小便短少不利，甚至无尿；瘀热内结，逼迫气阴者，见身热面赤、斑疹心烦、四肢厥冷、汗出不止、舌暗绛、脉虚数；余邪留扰，气阴两伤者，见低热不退、多汗口渴、虚烦不眠、脘闷纳呆、小便短少频数、舌红苔少、脉虚数；肾虚失固者，以尿频量多，甚至遗尿、腰酸耳鸣等为临床特征。

第四节　湿热类温病的主要证治

习题

一、填空题

1. 暑湿伤气，治宜_____，方用_____。

2. 蒿芩清胆汤是由青蒿、黄芩及_____组成。

3. 寒邪外束而暑湿内郁，治宜新加香薷饮，若症见汗出热退，应停用_____一药，因为该药_____之弊。

4. 湿温初起，湿邪偏于卫表而化热尚不明显者，治疗宜选_____；湿中蕴热，湿渐化热者，治疗宜选_____。

5. 湿温病，湿热酿痰，蒙蔽心包证，宜用菖蒲郁金汤为主治疗，如属热偏炽盛者，可加服_____，如湿浊偏盛而热势不著者，可送服_____。

6. 湿温病，邪阻膜原，治疗宜_____，方用_____。

7. 湿温病，湿热困阻中焦，湿热并重，治宜_____，方用_____。

8. 甘露消毒丹的药物组成是：_____。

9. 湿热（暑湿）挟滞，阻结肠腑时，治疗上应注意，连续攻下，但制剂宜轻，因势利导，不宜峻剂猛攻，这种下法温病中称_____。

10. 伏暑，温病身热稽留，胸腹灼热，呕恶，便溏不爽，色黄如酱，苔黄垢腻，脉滑数。其辨证是_____，方用_____。

11. 邪阻膜原，湿浊郁闭较甚，非一般化湿之剂所能为功，须投以_____之法，以开达_____之邪。

12. 湿热蕴毒，蕴毒外发之"毒"症表现为_____。

13. 针对暑湿余邪未清，吴瑭《温病条辨》认为："既曰余邪，不可用重剂明矣，只以芳香轻药，清肺络中余邪足矣"。他提出以_____治疗。

二、选择题

（一）A 型题

14. 三仁汤、藿朴夏苓汤均可用于治疗湿温初起之证。其不同点在于后者较适用于：

A. 邪遏卫气，湿邪偏重者

B. 湿邪偏于卫表而化热尚不明显者

C. 邪遏卫气，湿渐化热者

D. 卫气同病，湿热并重者

E. 邪在上焦，湿重热轻，肺气失宣者

15. 温病症见：恶寒少汗，身热不扬，午后热显，头重如裹，身重肢倦，胸闷脘痞，苔白腻，脉濡缓，最宜选用：

A. 藿香正气散

B. 藿朴夏苓汤

C. 新加香薷饮

D. 雷氏宣透膜原法

E. 羌活胜湿汤

16. 温病症见：恶寒少汗，身热不扬，午后热象较显，头重如裹，身重肢倦，胸闷脘痞，苔白腻，脉濡缓，治宜：

A. 辛温发汗　　B. 辛凉解表

C. 芳香化湿　　D. 清气化湿

E. 燥湿化浊

17. 温病症见：寒热往来，寒甚热微，身痛有汗，手足沉重，呕逆胀满，苔白厚腻如积粉，脉缓。病机为：

A. 湿浊偏盛，邪阻膜原，阳气受郁

B. 湿热郁阻少阳，枢机不利，郁热偏重

C. 湿热久留，阳气受伤，气机受郁

D. 湿热郁伏，阳气受伤，湿盛阳微

E. 寒湿郁表，卫阳受遏，邪正交争

18. 温病症见：发热，汗出不解，口渴不欲多饮，脘痞呕恶，心中烦闷，便溏色黄，小便短赤，苔黄腻，脉濡数。治宜选用：

A. 三仁汤

B. 三石汤

C. 白虎加苍术汤

D. 王氏连朴饮

E. 蒿芩清胆汤

19. 温病症见：发热，汗出不解，口渴，不欲多饮，脘痞呕恶，心中烦闷，便溏色黄，小便短赤，苔黄腻，脉濡数，治宜：

A. 芳香宣化，宣通表湿

B. 清泄阳明，兼化脾湿

C. 辛开苦降，清化湿热

D. 辛淡开泄，渗利湿热

E. 芳化为主，佐以清热

20. 温病症见：发热口渴，胸闷腹胀，肢酸倦怠，咽喉肿痛，小便黄赤，或身目发黄，苔黄而腻，脉滑数。治宜：

A. 芳香宣化，利咽解毒

B. 辛开苦降，清化湿热

C. 清热化湿，豁痰开蔽

D. 清热化湿解毒

E. 清泄阳明，兼化脾湿

21. 在甘露消毒丹中，用何药以利湿泄热：

A. 车前子、泽泻、金钱草

B. 猪苓、茯苓、白通草

C. 茯苓、泽泻、绵茵陈

D. 山栀子、大黄、绵茵陈

E. 木通、滑石、绵茵陈

22. 温病症见：发热汗出不解，口渴不欲多饮，脘痞呕恶，心中烦闷，便溏色黄，小便短赤，苔黄腻，脉濡数，其病机为：

A. 湿热并重，郁阻上焦

B. 湿热并重，郁阻下焦

C. 湿热俱盛，困阻中焦

D. 热重湿轻，弥漫三焦

E. 湿重热轻，郁阻中焦

23. 温病症见：发热口渴，腹胀胸闷，咽喉肿痛，小便黄赤，身目发黄，苔黄而腻，脉滑数，其病机为：

A. 湿热并重，郁阻上焦

B. 湿热并重，困阻中焦

C. 湿热俱盛，郁蒸肝胆

D. 湿热蕴蒸，酿毒弥漫，充斥气分

E. 热重湿轻，弥漫三焦

24. 五叶芦根汤中的五叶，除藿香、佩兰叶外尚有：

A. 苏叶、荷叶、杷叶

B. 薄荷叶、桑叶、苏叶

C. 竹叶、大青叶、龙利叶

D. 桑叶、布渣叶、番泻叶

E. 荷叶、杷叶、薄荷叶

25. 温病症见：发热口渴，胸闷腹胀，肢酸倦怠，咽喉肿痛，小便黄赤，身目发黄，苔黄而腻，脉滑数，治宜选用：

A. 三仁汤

B. 白虎加苍术汤

C. 王氏连朴饮

D. 银翘散加板蓝根、射干

E. 甘露消毒丹

26. 温病症见：身热不退，朝轻暮重，神识昏蒙，似清似昧，时或谵语，舌苔黄腻，治宜选用：

    A. 先用苏合香丸，继用茯苓皮汤

    B. 清宫汤送服至宝丹

    C. 藿香正气散化裁，送服至宝丹

    D. 菖蒲郁金汤为主，送服至宝丹

    E. 清宫汤送服安宫牛黄丸

27. 温病症见：身热不退，朝轻暮重，神识昏蒙，似清似昧，时或谵语，舌苔黄腻，脉濡滑而数，其病机为：

    A. 湿热郁阻卫气，上焦清窍被蒙

    B. 热入营分，营阴受灼，干扰神明

    C. 热入心包，清窍闭阻，神明失常

    D. 邪入心包，痰热闭窍，神明失常

    E. 湿热酿痰，蒙蔽心包，心神受扰

28. 在湿温病的治方中，以下方中哪个方属"辛开苦降"：

    A. 枳实导滞汤

    B. 雷氏宣透膜原法

    C. 加减正气散

    D. 王氏连朴饮

    E. 甘露消毒丹

29. 温病症见：高热汗出，面赤气粗，口渴欲饮，脘痞身重，苔黄微腻，脉滑数，治宜：

    A. 蒿芩清胆汤

    B. 三石汤

    C. 甘露消毒丹

    D. 白虎加苍术汤

    E. 王氏连朴饮

30. 湿温病症见：灼热烦躁，骤然腹痛，便下鲜血，腻苔剥脱，或转黑燥，舌质红绛，治宜：

    A. 清气凉营，清心开窍

B. 清火解毒，凉血止血

C. 清心开窍，豁痰安神

D. 开窍清营解毒

E. 清热化湿，豁痰开蔽

31. 温病症见：高热汗出，面赤气粗，口渴欲饮，脘痞身重，苔黄微腻，脉滑数，其病机为：

    A. 湿热俱盛，困阻中焦

    B. 湿轻热重，弥漫三焦

    C. 湿热并重，弥漫三焦

    D. 湿热蕴毒，弥漫上下

    E. 热盛阳明，湿困太阴

32. 湿温后期，使用黄土汤治疗的证型为：

    A. 湿热化燥，内陷营血，肠络出血之证

    B. 湿热化燥，入血动血，便血不止，气随血脱之证

    C. 湿热化燥，动血耗气，脾肾阳虚，气不摄血之证

    D. 湿热下注，肠络受伤，痢下不止之证

    E. 湿热化燥，热邪亢盛，肠热下痢之证

33. 湿温病中，形寒肢冷，口渴胸痞，呕吐泄泻，舌淡苔白腻，脉沉细，其病机为：

    A. 湿重热微，阳气受伤，寒湿困中

    B. 湿热郁久，中阳受伤，气虚欲脱

    C. 邪阻中焦，湿重热轻，运化失职

    D. 邪漫三焦，湿重热轻，气机宣降失职

    E. 湿从寒化，寒湿困中，脾肾阳虚

34. 湿温病中，形寒肢冷，口渴胸痞，呕吐泄泻，舌淡苔白腻，脉沉细。治宜选用：

    A. 藿朴夏苓汤

    B. 雷氏宣透膜原法

    C. 五加减正气散

    D. 四加减正气散

E. 薛氏扶阳逐湿汤

35. 湿温病，身热已退，脘中微闷，知饥不食，苔薄腻，治宜：

　　A. 甘寒养胃，补益脾肺

　　B. 益气养阴，培补肺脾

　　C. 健脾化湿，理气和胃

　　D. 轻宣芳化，淡渗余湿

　　E. 甘淡利湿，清泄湿热

36. 暑天初起症见发热恶寒，头痛无汗，身形拘急，胸痞心烦，舌苔薄腻。为：

　　A. 冒暑　　　B. 暑秽

　　C. 暑风　　　D. 暑痫

　　E. 暑瘵

37. 对"轻法频下"下列哪个说法是错误的：

　　A. 不宜峻剂猛攻

　　B. 大便转烂为度

　　C. 要连续攻下

　　D. 用药量宜轻

　　E. 用于暑湿积滞，郁结肠道

38. 湿温病，身热已退，脘中微闷，知饥不食，苔薄腻，其证型属：

　　A. 湿温初起，邪遏卫气，正不抗邪

　　B. 湿温初起，邪微病轻，正能胜邪

　　C. 湿热传中，气机郁阻，运化失健

　　D. 湿热初退，余邪未净，脾胃未醒

　　E. 湿热已解，邪气已净，脾胃功能未复

39. 湿温病症见：寒热往来，寒甚热微，呕逆胀满，身痛有汗，手足沉重，苔白厚腻浊如积粉，脉缓，治疗宜选：

　　A. 藿香正气散

　　B. 藿朴夏苓汤

　　C. 温胆汤

　　D. 雷氏宣透膜原法

　　E. 雷氏芳香化浊法

40. 初冬，一病人发热，微恶风寒，少汗，头痛，心烦不寐，口干，舌绛少苔，脉浮细数，其辨证是：

　　A. 表寒里热　　B. 热入心包

　　C. 卫营同病　　D. 湿遏卫气

　　E. 卫气同病

41. 暑湿病，病人寒热似疟，心烦口渴，脘痞，身热，午后较甚，入暮尤剧，天明得汗诸症稍减，但胸腹灼热不除，苔黄白而腻，脉弦数。其辨证是：

　　A. 暑湿郁阻少阳

　　B. 邪阻膜原

　　C. 暑伤心肾

　　D. 暑湿余邪未净

　　E. 邪留阴分

42. 暑湿病，病人身热稽留，胸腹灼热，呕恶，便溏不爽，色黄如酱，苔黄垢腻，脉滑数，其辨证是：

　　A. 湿热证

　　B. 暑湿困阻中焦

　　C. 邪干胃肠

　　D. 暑湿挟滞，阻结肠道

　　E. 湿热困阻中焦

43. 初秋，病人身热夜甚，神昏谵语，口干而漱水不欲咽，皮肤、黏膜出血斑进行性扩大，斑色青紫，舌深绛或紫暗，其辨证是：

　　A. 热闭心包，伏热内闭

　　B. 热陷心包

　　C. 暑入心营

　　D. 热闭心包，瘀阻血脉

　　E. 邪入气营

44. 温病后期小便频数量多，口渴引饮，腰酸肢软，头晕耳鸣，舌淡，脉沉细。治疗宜用：

　　A. 右归丸合缩泉丸加减

　　B. 东垣清暑益气汤加减

　　C. 薛生白扶阳逐湿汤

　　D. 真武汤

　　E. 六味地黄丸

45. 下列哪个不属于伏暑热闭心包，血络瘀滞证型所有：

    A. 发热夜甚

    B. 漱水不欲咽

    C. 神昏谵语

    D. 舌红苔黄腻

    E. 皮肤黏膜出血斑

46. 三石汤中的"三石"是指：

    A. 滑石，石膏，磁石

    B. 滑石，石菖蒲，石膏

    C. 滑石，寒水石，石菖蒲

    D. 石膏，寒水石，石菖蒲

    E. 石膏，寒水石，滑石

47. 暑湿，身热面赤，耳聋，头眩晕，咳痰带血，不甚渴饮，胸闷脘痞，恶心呕吐，大便溏臭，小便短赤，舌红赤，苔黄腻，脉滑数。辨证是：

    A. 邪干胃肠

    B. 暑湿困阻中焦

    C. 暑湿弥漫三焦

    D. 暑伤肺络

    E. 暑湿伤气

48. 三石汤的组方下列哪一组是错误的：

    A. 滑石，生石膏

    B. 寒水石，白通草

    C. 竹茹，银花

    D. 杏仁、金汁

    E. 桃仁、金钱草

49. 暑湿病，身热面赤，耳聋，头眩晕，咳痰带血，不甚渴饮，胸闷脘痞，恶心呕吐，大便溏臭，小便短赤，舌红赤，苔黄腻，脉滑数。治宜：

    A. 雷氏宣透膜原法

    B. 王氏连朴饮

    C. 白虎加苍术汤

    D. 三石汤

    E. 甘露消毒丹

50. 新加香薷饮组方中哪一项是错误的：

    A. 银花   B. 扁豆花

    C. 厚朴   D. 连翘

    E. 薄荷

51. 暑湿在卫，症见发热无汗，恶寒，甚则寒战，身形拘急，胸脘痞闷，心中烦，时有呕恶，苔薄腻，脉浮弦。治宜：

    A. 卫分宣湿饮

    B. 新加香薷饮

    C. 三仁汤

    D. 藿香正气散

    E. 雷氏清凉涤暑法

52. 暑湿在卫，症见身热恶寒无汗，头痛胀重，胸中痞闷，心烦呕恶，应用新加香薷饮。若尿黄赤短而少者，可加入：

    A. 茯苓、陈皮

    B. 瞿麦、茯苓、泽泻

    C. 泽泻、茯苓、猪苓

    D. 藿香、佩兰、滑石、通草

    E. 荷叶、青蒿、西瓜翠衣

53. 东垣清暑益气汤组成中哪一项是错误的：

    A. 黄芪、党参、苍术

    B. 升麻、橘皮、白术

    C. 泽泻、黄柏、麦冬

    D. 黄芩、栀子、芦根

    E. 当归、青皮、六曲

54. 暑湿病，身热自汗，心烦口渴，胸闷气短，四肢困倦，神疲乏力，小便短赤，大便溏薄，苔腻，脉濡滑带数。治宜：

    A. 王氏清暑益气汤

    B. 白虎加人参汤

    C. 东垣清暑益气汤

    D. 白虎加苍术汤

    E. 白虎汤

55. 暑湿病，身热自汗，心烦口渴，胸闷气短，四肢困倦，神疲乏力，小便短赤，大便溏薄，苔腻，脉濡滑而数。辨证为：

    A. 暑湿困阻中焦

B. 暑湿弥漫三焦

C. 暑湿余邪未净

D. 暑湿伤气

E. 暑湿困脾

56. 湿渐化热，湿热俱盛，蕴伏中焦证，治宜用：

A. 三仁汤

B. 白虎加苍术汤

C. 甘露消毒丹

D. 王氏连朴饮

E. 藿朴夏苓汤

57. 暑湿病身热稽留，胸腹灼热，呕恶，便溏不爽，色如黄酱，苔黄垢腻，脉滑数。治宜：

A. 王氏连朴饮

B. 葛根黄芩黄连汤

C. 枳实导滞汤

D. 三仁汤

E. 蒿芩清胆汤

58. 下列哪些不是藿朴夏苓汤中的药物：

A. 藿香、豆豉

B. 半夏、厚朴、蔻仁

C. 杏仁、苡仁

D. 猪苓、赤苓、泽泻

E. 竹叶

59. 温病身热稽留，大便溏而不爽，色黄如酱，其气臭秽，胸腹痞满灼热，舌苔黄而垢腻，其病机为：

A. 湿热郁阻中焦

B. 肠热下利

C. 食滞内停

D. 痰热结聚

E. 湿热夹滞交结肠道

60. 暑湿弥漫三焦证的首选方剂是：

A. 三仁汤

B. 甘露消毒丹

C. 三石汤

D. 蒿芩清胆汤

E. 温胆汤

61. 湿温病，湿热蕴毒证，治宜：

A. 普济消毒饮　　B. 清瘟败毒饮

C. 甘露消毒丹　　D. 五味消毒饮

E. 黄连解毒汤

62. 温病发热汗出不解，口渴不多饮，脘痞呕恶，心中烦闷，便溏色黄，尿短赤，苔黄滑腻，脉滑数。治宜：

A. 雷氏芳香化浊法

B. 王氏连朴饮

C. 三石汤

D. 三仁汤

E. 白虎加苍术汤

63. 三仁汤中包括下列哪组药物：

A. 杏仁、冬瓜仁、薏苡仁

B. 杏仁、白蔻仁、薏苡仁

C. 桃仁、杏仁、白蔻仁

D. 杏仁、郁李仁、薏苡仁

E. 杏仁、白蔻仁、麻仁

64. 温病湿热酿痰，蒙蔽心包，治宜：

A. 王氏连朴饮　　B. 清宫汤

C. 藿朴夏苓汤　　D. 犀地清络饮

E. 菖蒲郁金汤

65. 湿温后期，身热已退，或有低热，脘中微闷，知饥不食，苔薄腻。治宜：

A. 沙参麦冬汤

B. 薛氏五叶芦根汤

C. 薛氏参麦汤

D. 清络饮

E. 薛氏扶阳逐湿汤

66. 治疗伏暑湿郁阻少阳的最合适的方剂是：

A. 温胆汤　　　B. 三仁汤

C. 小柴胡汤　　D. 蒿芩清胆汤

E. 王氏连朴饮

67. 湿热病，发热口渴，胸闷腹胀，肢酸倦怠，咽喉肿痛，小便黄赤，或身目发黄，苔黄而腻，脉滑数。其辨证是：

A. 湿热困阻中焦

B. 湿热郁阻少阳

C. 湿热困阻上焦

D. 湿热弥漫三焦

E. 湿热蕴毒

68. 下列哪项不是湿温病后期余邪留扰气阴两伤的表现：

A. 低热

B. 口渴唇燥

C. 神思不清、不思饮食

D. 倦语

E. 舌淡苔白腻

69. 身热不解，渴不多饮，脘痞呕恶，心中烦闷，便溏色黄，小便黄短，苔黄腻，脉濡数。治宜：

A. 葛根芩连汤　　B. 三仁汤

C. 三石汤　　　　D. 枳实导滞汤

E. 王氏连朴饮

70. 发热口渴，胸闷腹胀，肢酸倦怠，咽喉肿痛，小便黄赤，苔黄而腻，脉滑数。治宜：

A. 三仁汤

B. 枳实导滞汤

C. 甘露消毒丹

D. 葛根芩连汤

E. 白虎加苍术汤

71. 湿温病，湿邪化燥，症见灼热烦躁，便下鲜血，舌质红绛。治宜：

A. 先服独参汤，继用黄土汤

B. 甘露消毒丹加地榆炭、侧柏炭

C. 犀地清络饮

D. 犀角地黄汤合黄连解毒汤加味

E. 葛根芩连汤加地榆、侧柏炭

72. 下列哪项不属于湿温邪遏卫气的表现：

A. 寒甚热微，身痛有汗

B. 身热不扬，午后热势较显

C. 胸闷脘痞

D. 头重如裹

E. 苔白腻，脉濡缓

73. 伏暑暑湿郁蒸气分，兼积滞结于肠道，其大便性状是：

A. 大便溏而不爽，色黄如酱

B. 下利稀便，色黄热臭，肛门灼热

C. 纯利秽臭稀水

D. 大便色黑易下

E. 大便初硬后溏

74. 患者在夏秋雨湿较盛季节，感受外邪，症见恶寒少汗，身热不扬，午后热甚，身重肢倦，胸腹痞闷，苔白腻，脉濡缓。前医用辛温之剂，服后病情加重，现身热不退，神识昏蒙，时清时昧，时或谵语，舌苔黄腻，脉濡滑而数。根据病情及证候，当诊断为：

A. 暑湿　　B. 湿温

C. 暑温　　D. 伏暑

E. 春温

75. 患者于 6 月 24 日来诊。诉二天前因上山砍柴时淋雨，周身湿透，下午回家后觉头昏头痛，全身不适，不思饮食。当晚即见发热，伴有恶寒，头身疼痛，胸脘痞闷，心烦，口渴但不多饮。次日曾在当地卫生站就诊，但效果不显。接诊时患者发热 39.4℃，汗多，面赤而垢，心烦，口渴但不多饮，脘痞腹胀，间有腹痛，呕吐酸腐，恶闻食臭，四肢困倦，大便溏而不爽，每日 2~3 次，小便短赤，舌红苔黄厚腻，脉滑数。根据其证候表现应辨证为：

A. 邪遏卫气，湿重热轻

B. 湿热困阻中焦

C. 湿热蕴毒

D. 暑湿困阻中焦，兼有食滞

E. 暑湿弥漫三焦

76. 患者，男，32 岁，8 月 21 日开始出现身热不扬，午后热势较显，恶寒，无汗或少汗，头重如裹，身重酸困，经治疗无好转，5 天后出现发热口渴，咽喉肿痛，小便黄赤，身目发黄，脘腹胀满，肢酸倦怠，苔黄腻，脉滑数。其治疗应选用：

    A. 藿朴夏苓汤   B. 王氏连朴饮

    C. 三仁汤   D. 甘露消毒丹

    E. 新加香薷饮

77. 患者，女，45 岁，7 月 28 日旅游回家后，次日即见身热不扬，胸闷脘痞，腹胀纳呆，恶心呕吐，口不渴或渴不欲饮或渴喜热饮，大便溏泄，小便浑浊，苔白腻，脉濡缓。其治疗应选用：

    A. 白虎加苍术汤

    B. 王氏连朴饮

    C. 雷氏芳香化浊法合三仁汤

    D. 甘露消毒丹

    E. 新加香薷饮

78. 患者，男，15 岁，8 月 10 日晚野外露营后，第二天见发热恶寒，头痛无汗，身形拘急，胸痞心烦，舌苔薄腻，脉浮紧。此患者辨证为：

    A. 暑湿内蕴，寒邪外束证

    B. 湿重热轻，困阻中焦

    C. 风寒束表

    D. 风热挟湿

    E. 湿热遏卫气

79. 患者，炎热之日野外工作，回家后当晚出现发热汗出口渴，面赤耳聋，胸闷喘咳，痰中带血，脘痞腹胀，下利稀水，小便短赤，舌红苔黄滑，脉滑数。其治法为：

    A. 和解少阳，清热化湿

    B. 清暑化湿，宣通三焦

    C. 清热化湿解毒

    D. 辛开苦降，燥湿泄热

    E. 芳香宣化，燥湿运脾

（二）B 型题

    A. 湿热郁蒸肌肤

    B. 湿热痰蒙心窍

    C. 邪偏上焦

    D. 邪偏中焦

    E. 邪偏下焦

80. 症见：恶寒发热，头胀重痛，胸闷等，为：

81. 症见：小便不利，大便不通，腹满等为：

82. 症见：脘腹胀满，呕恶不适，肢倦，苔厚腻，为：

    A. 宣肺化湿为主

    B. 苦温燥湿为主

    C. 淡渗利湿为主

    D. 轻清气热为主

    E. 苦寒通导为主

83. 症见小便不利，或小便不通兼热蒸头胀，腹满等，治宜：

84. 症见恶寒发热，头胀重，胸痞闷等，治宜：

85. 症见：脘腹胀满，恶心呕吐，知饥不食，便溏不爽等治宜：

    A. 身热，面赤气粗，口渴欲饮，身重脘痞，苔黄微腻

    B. 身热不扬，面色淡黄，口淡不渴，身重肢倦，苔白腻

    C. 身热汗出不解，心烦呕恶，渴不多饮，脘痞便溏，苔黄腻

    D. 寒甚热微，呕逆胀满，身痛有汗，口不渴，苔白厚腻

    E. 发热口渴，胸闷腹胀，咽喉肿痛，身目发黄，苔黄腻

86. 王氏连朴汤证中有：

87. 藿朴夏苓汤证中有：

    A. 藿朴夏苓汤   B. 王氏连朴饮

    C. 三仁汤   D. 甘露消毒丹

    E. 新加香薷饮

88. 湿温初起，邪遏卫气，湿重于热，表湿明显者，治疗宜选：

89. 湿温初起，湿中蕴热，里湿较甚者，治疗宜选：

    A. 至宝丹   B. 苏合香丸

C. 紫雪丹　　D. 行军散

E. 止痉散

90. 湿温病，湿热酿痰，蒙蔽心包证，宜用菖蒲郁金汤为主治疗，如属热偏炽盛者，可加服：

91. 湿温病，湿热酿痰，蒙蔽心包证，宜用菖蒲郁金汤为主治疗，如湿浊偏盛而热势不著者，可送服：

A. 黄芩、连翘、瓜蒌皮

B. 黄连、厚朴、蔻仁

C. 杏仁、厚朴、滑石

D. 苡仁、茯苓、车前子

E. 黄柏、连翘、黄连

92. 暑湿弥漫三焦，可据三焦各部暑湿轻重的不同而予加减。如上焦见症明显加：

93. 暑湿弥漫三焦，可据三焦各部暑湿轻重的不同而予加减。如下焦见症明显加：

A. 真武汤　　B. 黄芩汤

C. 黄土汤　　D. 生脉散

E. 桔梗汤

94. 湿温病，症见面色㿠白，四肢欠温，倦怠乏力，仍有少量便血，舌淡脉缓无力，治用：

95. 湿温病，症见便血不止，面色苍白，汗出肢冷，舌淡脉微细，治用：

A. 清络饮

B. 薛氏五叶芦根汤

C. 真武汤

D. 薛氏扶阳逐湿汤

E. 薛氏参麦汤

96. 湿温病，身热已退或有低热，口渴唇燥，神识不清，倦语，不思饮食，舌红苔少，脉虚数。选用：

97. 湿温病，身热已退，或有低热，脘中微闷，知饥不食，苔薄腻。选用：

A. 雷氏清宣温化法

B. 雷氏宣疏表湿法

C. 黄连香薷饮

D. 新加香薷饮

E. 银翘散加杏仁、滑石、苡仁、通草

98. 适用于暑湿，表证较轻，而热象较显者，选用：

99. 适用于暑湿，表寒较甚里有暑湿，且暑热较甚而口渴，心烦较著者，选用：

（三）X型题

100. 湿温，湿热酿痰，蒙蔽心包证的常见证候为：

A. 身热灼手，躁扰不安

B. 身热不退，朝轻暮重

C. 神识昏蒙，似清似昧，或时清时昧

D. 口干作渴，且欲饮冷

E. 舌苔黄腻，脉濡滑数

101. 菖蒲郁金汤方中，除菖蒲、郁金外尚有：

A. 炒山栀子，青连翘

B. 玉枢丹

C. 鲜竹叶，淡竹沥

D. 木通，竹芯草

E. 粉丹皮

102. 温病：热炽阳明，湿困太阴证的常见表现：

A. 高热汗出

B. 背微恶寒

C. 面赤气粗，口渴欲饮

D. 脘痞身重

E. 大便溏泻

103. 白虎加苍术汤中有：

A. 生石膏　　B. 知母

C. 寒水石　　D. 粳米

E. 生甘草

104. 湿温病，湿热化燥化火，陷入营血，证候常见：

A. 身体灼热　　B. 心烦躁扰

C. 身体发斑　　D. 大便下血

E. 舌质红绛

105. 湿温病，湿盛阳微的辨证要点为：
　　A. 形寒肢冷　　B. 胸痞
　　C. 面色潮红　　D. 低热
　　E. 苔白腻

106. 薛氏扶阳逐湿汤的组成有：
　　A. 人参、附子　　B. 黄芪、肉桂
　　C. 白术、茯苓　　D. 益智仁
　　E. 北杏、苡仁

107. 湿温后期，湿热悉减，余邪留恋的常见表现为：
　　A. 形寒肢冷　　B. 身不发热
　　C. 苔薄腻　　　D. 脘中微闷
　　E. 知饥不食

108. 雷氏宣透膜原法的组成，除有厚朴、槟榔、草果外，尚有：
　　A. 黄芩、甘草　　B. 知母、芍药
　　C. 藿香　　　　　D. 生姜、半夏
　　E. 青蒿、柴胡

109. 三仁汤方的组成，除有杏仁、蔻仁、薏仁外，尚有：
　　A. 藿香、佩兰
　　B. 厚朴、飞滑石
　　C. 半夏、竹叶
　　D. 黄芩
　　E. 通草

110. 藿朴夏苓汤方的组成，除有藿香、厚朴、半夏、赤苓外，尚有：
　　A. 杏仁、生薏仁
　　B. 滑石、通草
　　C. 淡豆豉、白蔻仁
　　D. 猪苓、泽泻
　　E. 竹叶、甘草

111. 湿温病，湿热并重、困阻中焦的辨证要点为：
　　A. 高热汗出不解
　　B. 脘痞呕恶
　　C. 脘痞呕恶

D. 身目发黄
　　E. 苔黄腻

112. 王氏连朴饮方，除有川连、厚朴外，尚有：
　　A. 醋炒半夏
　　B. 石菖蒲
　　C. 淡豆豉
　　D. 黄芩
　　E. 炒山栀子

113. 甘露消毒丹方的组成中有：
　　A. 蔻仁、藿香、薄荷
　　B. 绵茵陈、飞滑石、贝母
　　C. 板蓝根、山豆根
　　D. 木通、石菖蒲、射干
　　E. 黄芩、连翘

114. 湿温病，湿热蕴毒外发之象为：
　　A. 咽喉肿痛
　　B. 头面焮赤肿痛
　　C. 肌肤丹疹隐隐
　　D. 身目发黄
　　E. 小便黄赤

115. 三仁汤、藿朴夏苓汤作用有似之处，它们均有：
　　A. 开上　　B. 和解
　　C. 畅中　　D. 通下
　　E. 渗下

116. 湿温病，邪阻膜原的辨证要点是：
　　A. 寒热往来　　B. 呕逆胀满
　　C. 肠鸣腹痛　　D. 大便溏泻
　　E. 苔白厚浊腻

117. 湿温病，邪偏于中焦者，证候多见：
　　A. 恶心，呕吐
　　B. 昏蒙谵语
　　C. 脘腹胀满，知饥不食
　　D. 大便不通，小便不利
　　E. 舌苔厚腻

118. 湿温病，邪偏于上焦部位者，证候常见：

    A. 恶寒发热

    B. 胸脘痞闷

    C. 神志昏蒙

    D. 呕吐恶心

    E. 小便不利，大便不通

119. 湿热类温病，湿重热轻的证候特点为：

    A. 身热不扬，早轻暮重

    B. 发热较高，汗出不解

    C. 头身重痛，口淡无味

    D. 大便秘结，小便短赤

    E. 苔白滑腻，舌质略红

120. 湿温病中，湿轻热重的证候特点是：

    A. 身热不扬，早轻暮重

    B. 发热较高，汗出不解

    C. 口苦作渴，渴不欲饮

    D. 大便秘结，小便短赤

    E. 苔黄腻，舌质红

121. 湿温病的初起症见："午后身热，状若阴虚"，与内科杂病"阴虚潮热"的鉴别点，在于后者有：

    A. 发病有季节性

    B. 起病较缓

    C. 五心烦热

    D. 舌红少苔

    E. 脉细

122. 暑温与湿温病的鉴别点，主要根据：

    A. 发病季节   B. 起病缓急

    C. 初起证候   D. 传变快慢

    E. 病情轻重

123. 三石汤的组方有：

    A. 滑石、寒水石

    B. 石膏、银花

    C. 杏仁、白通草

    D. 薏苡仁、竹叶

    E. 金汁、竹茹

124. 清络饮的组方有：

    A. 荷叶边、西瓜翠衣

    B. 银花、扁豆花

    C. 冬瓜皮、薏苡仁

    D. 丝瓜络、绿豆

    E. 竹叶、丝瓜皮

125. 下列哪些温病属于湿热性质的温病？

    A. 伏暑   B. 春温

    C. 暑温   D. 暑湿

    E. 湿温

126. 新加香薷饮证之原因属何气交杂：

    A. 寒   B. 痰

    C. 湿   D. 暑

    E. 燥

127. 枳实导滞汤由以下哪几组药物组成：

    A. 枳实、川朴、连翘

    B. 生大黄、川连

    C. 甘草、紫草、木通

    D. 山楂、六曲、槟榔

    E. 法夏、草果、黄芩

三、改错题

128. 初冬，病人发热恶寒，头痛，周身酸痛，无汗或少汗，心烦口渴，小便短赤，脘痞，苔腻，脉濡数。其诊断是：湿温，辨证：湿遏卫气。治疗选用藿朴夏苓汤或三仁汤。

129. 夏月感冒，证属暑、湿、寒三气交感，表里并困，方以三仁汤。

130. 暑湿积滞，郁结肠道，下之宜猛。

131. 三石汤的"三石"是指石决明、石斛、石菖蒲。

132. 暑湿耗伤元气，或元气素亏又伤暑湿者，用王氏清暑益气汤。

133. 王氏连朴饮的组成是连翘、厚朴、滑石、半夏、扁豆花、栀子、白茅根。

134. 湿热郁蒸日久化燥，深入心营，邪热由脏下移入腑，致使泌别失司。方选五苓散。

135. 湿热化燥，损伤肠络，导致气随血脱，症见便血不止，面色苍白，汗出肢冷，舌淡脉微细。急用黄土汤。

136. 湿热类温病后期，湿胜阳微，宜选用薛氏五叶芦根汤。

137. 薛氏五叶芦根汤与清络饮组方中均有薄荷叶。

四、简答题

138. 何谓膜原？

139. 何谓伏暑？

140. 何谓冒暑？

141. 试述伏暑郁阻少阳的证候、治法和常用方剂。

142. 何谓轻法频下？

143. 试述伏暑暑湿积滞，郁结肠道证候、治法和常用方剂。

144. 何谓"辛开苦降"？

五、问答题

145. 湿热酿痰，蒙蔽心包与热闭心包证治有何不同？

146. 湿温初起，三仁汤与藿朴夏苓汤如何区别运用？并说明其理由。

147. 王氏清暑益气汤与东垣清暑益气汤临床表现及药物组成有何不同？

六、病例分析

对每个病例进行诊断（包括病名和证型）、辨证分析，拟出治法和方药。

148. 李某，男，28 岁，工人，于 1992 年 4 月 23 日就诊。

病史：患者 5 天前，因野外作业，淋雨后当晚起病。初为恶寒少汗，身体微热，午后较重，头身酸重，肢倦乏力，胸闷脘痞，不欲饮食。在当地就诊，按"感冒"论治。投以中药辛温之剂及西药"百服宁"口服治疗。药后汗出，发热曾一度消失，但第 2 天又复如是，病情日渐加重。来诊时症见：恶寒消失，发热不退，朝轻暮重，神识模糊，似清似昧，时有谵语，不思饮食，小便色黄，舌质红苔黄腻，脉濡滑数。

149. 陈某，男，21 岁，工人，于 1992 年 8 月 23 日来诊。

病史：患者 5 天前因出外途中，购吃凉粉一碗，回家后觉脘痞腹胀，怕冷，继则发热，头重肢倦，汗出不多，周身酸痛。曾自服银翘片、退热片、保和丸等，但症状不解。来诊时症见：发热，体温 39.4℃，不恶寒，汗出多时热稍降，但始终不解，午后尤重；口苦带干但不多饮，脘痞腹胀，呕恶不饥，心烦眠差，大便溏烂，小便黄赤，舌红苔黄腻，脉濡数。

150. 张某，女 34 岁，就诊时间：1999 年 6 月 16 日。

病史：患者 1 周前出差回家后，时感腹胀，大便溏而不爽，6 月 13 日开始发热，恶寒而少汗，发热以午后为甚，头痛重胀，神疲，纳少，时感胸闷，在当地医院就诊，以感冒治之，药后发热不退。由家人送我科住院治疗，就诊时病人发热，体温：39℃，恶风，表情呆滞，心烦易怒，头痛胀重，胸闷，恶心不欲食，腹胀，口渴不欲饮，便溏，尿短赤，舌淡红，苔黄白腻，脉濡缓。

151. 张某，男，30 岁，1996 年 8 月 20 日入院。

病史：患者 8 月 12 日下午冒雨回家后，即觉疲乏，纳差，当晚即出现发热伴恶寒，头身疼痛，胸闷欲呕等，自服感冒药物未见好转即就医。就诊时患者发热，午后为甚，体温 39.6℃，汗出，头痛，神疲，小便黄赤，身目发黄，脘腹胀满，肢酸倦怠，苔黄腻，脉滑数。

152. 陈某，男，21 岁，于 8 月 23 日来诊。

病史：患者 1 周前外出旅游回家后，次日觉怕冷发热，脘痞腹胀，头重肢倦，汗出不多，周身酸痛。即在某医院就医，经 10 余日治疗，身热渐退，但仍有低热，伴脘中微闷，知饥不食，苔薄腻，脉缓。

153. 谢某，男，50 岁，1998 年 8 月 4 日来诊。

病史：因高热、头痛、身痛 3 天不解进院。患者于 8 月 2 日起病，初见发热，微恶风寒，头痛，身痛，胸闷脘痞，心烦尿黄，全身疲乏等。因插秧繁忙，末予就诊，自服解热止痛散、银翘解毒丸治疗。第 2 天，病情加重。恶寒消失，发热升高，持续不退，午后尤甚，汗出较多，心烦口渴，脘痞腹胀。就诊于当地卫生院，经用复方安基比林、四环素等，仍无改善。并见咳痰带血，大便溏烂，小便短赤，面赤，胸闷，舌红苔黄滑，脉滑数。

154. 张某，男，28 岁，1997 年 7 月 24 日入院。

病史：患者 1 天前游泳后症见寒热，头痛，脘闷，心烦，未予治疗，食街边凉粉后，当晚发热升高，次日来诊，诊时见体温 39℃，汗出，口渴，心烦，身重肢倦，脘腹胀痞，间有腹痛，呕吐酸腐，恶闻食臭，便溏日 2～3 次，小便短赤，舌红苔黄腻，脉洪大滑数。

155. 刘某，男性，11 岁，1999 年 7 月 3 日入院。

病史：因高热两天，神昏谵语，抽搐半天入院。患儿于 7 月 1 日中午放学后回家，为雨所淋湿。回家后就觉周身不适，继则发热，微恶风寒，头疼，恶心欲呕，倦怠。第二天到卫生院就诊（用药不详）。当晚见发热增高，身热灼手，烦躁不安，呕吐 1 次，为胃内容物，大便烂，治疗无好转，3 日中

午仍高热不退，并出现抽搐即送住院。诊时见：体温 40.1℃，汗多，神志不清，颈稍硬，两目时有上视，四肢抽动，面色红赤，唇红，舌质红绛，苔黄腻，呼吸声粗，喉间痰鸣，肢端稍冷，大便烂，脉弦数。

156. 张某，42 岁，1998 年 7 月 11 日就诊。

病史：患者昨晚因天气炎热露宿阳台，今晨开始出现发热恶寒，自服感冒通后无好转，即来医院，诊时见发热，体温 38.5℃，恶风，鼻塞，头痛无汗，身形拘急，胸痞心烦，恶心，尿黄赤，舌苔薄腻，脉浮紧。

157. 李某，男，44 岁，1998 年 7 月 20 日就诊。

病史：患者田间耕作后因天气炎热，用井水冲凉，次日出现发热恶寒，头痛无汗，身形拘急，胸痞心烦，恶心、尿黄，经治疗 3 天后，热势渐减，来诊时见：低热，头目昏胀不清，口渴，微咳，少痰，神疲乏力，舌淡红苔薄腻，脉濡缓。

158. 朱某，女，32 岁，就诊时间：2000 年 10 月 5 日。

病史：患者两天前国庆出游，食街边凉粉后，当晚即感腹胀，阵发性腹痛，次日晨出现发热，恶寒，纳呆，脘痞，自服"保济丸" 2 支后症状不见好转，至傍晚腹胀加剧，大便 3 次，即去医院就医。测体温 39℃，腹胀，不恶寒，恶心欲呕，自觉胸中闷热，大便溏色黄而臭，粘而不爽，色黄如酱，四肢关节疼痛重胀感明显，舌红，苔黄腻，脉滑数。

159. 王某，男，56 岁，就诊时间：2001 年 12 月 5 日。

病史：于 12 月 3 日外出受凉，当晚即发热恶寒，心烦，脘痞，次日来急诊，患者寒热似疟，仍心烦，脘痞，并见口渴，即予静滴清开灵等。午后热势反而升高，至傍晚体温达 39.4℃，予银翘散加减，5 日晨少量出汗，上述症状稍减轻，但胸腹扪之仍较灼热，

苔黄白而腻，脉弦数。

160. 王某，男，30 岁，就诊时间：2000 年 11 月 29 日。

病史：患者 11 月 28 日晚下班回家，因天气骤然转冷，所穿衣服单薄，自觉恶寒。当晚 11 时后出现发热，次日上午来诊。症见发热，体温 39℃，恶风寒，无汗，头痛，周身酸痛，心烦，口渴，胸脘痞闷，小便短赤，苔腻，脉濡数。

161. 王某，男性，65 岁，1994 年 11 月 15 日来诊。

病史：患者 1 周前因下乡探亲，回家后觉上腹部不适，精神疲倦。次日又见发热恶寒，头晕，胸脘痞闷，心烦，曾在某医院就诊，给予退热剂及抗生素等药物治疗，症状未见好转。近 6 天来，病者寒热如疟，体温 39.1℃，口苦口渴，心中烦闷，胸脘痞闷灼热，纳呆身倦，腹胀，每于晚间各症加甚，无呕吐，身目无黄染。大便日 1～2 次，质烂，小便黄赤。舌质红，苔黄腻，脉弦滑数。

162. 吴某，女，36 岁，工人，初诊时间：1990 年 10 月 20 日。

病史：因头痛发热 6 天来诊。缘患者于七天前因吃冷面包后起病。初见吐泻腹痛，经当地医院诊治（用药不详），症状缓解；当晚，洗澡后又出现恶寒头痛、胸闷欲呕。再往当地医院诊治，先后服过土霉素、先锋Ⅳ、感冒清以及其他对症处理药，效果不著而来我院诊治。诊时症见头痛头重，身体酸重，恶寒无汗，午后较热，肢倦乏力，胸闷脘痞，纳呆不饥，口干但不欲饮，大便稍烂，小便清长，体温 38.4℃，面色淡黄，舌尖边略红、苔白腻稍厚，脉濡略数。

 答案

一、填空题

1. 清暑化湿，培元和中　东垣清暑益气汤

2. 淡竹叶，仙半夏，枳壳，陈皮，赤苓，碧玉散

3. 香薷　发散有耗气

4. 藿朴夏苓汤　三仁汤

5. 至宝丹　苏合香丸

6. 疏利透达膜原湿浊　雷氏宣透膜原法

7. 辛开苦降，清化湿热　王氏连朴饮

8. 滑石、茵陈、黄芩、石菖蒲、川贝母、木通、藿香、射干、连翘、薄荷、蔻仁

9. 轻法频下

10. 暑湿挟滞，阻结肠道　枳实导滞汤

11. 疏利透达　湿浊

12. 咽喉肿痛或身目发黄

13. 清络饮

二、选择题

（一）A 型题

14. B。答案分析：两方均有开上、畅中、渗下作用，能宣化表里之湿而用于邪遏卫气证。其中藿朴夏苓汤因有豆豉、藿香疏表透卫，故用于湿邪偏于卫表而化热尚不明显者为宜；三仁汤因有竹叶、滑石能泄湿中之热，故用于湿渐化热者为宜。

15. B。答案分析：以上症状辨证为：邪遏卫气，湿邪偏于卫表；治宜芳香辛散，宣化表里湿邪用藿朴夏苓汤；雷氏宣透膜原法用于邪阻膜原；新加香薷饮用于暑湿内蕴，寒邪外束；羌活胜湿汤用于风湿在表的肩背痛。藿香正气散用于外感风寒，内伤湿滞。

16. C。答案分析：以上症状辨证为：邪遏卫气，湿邪偏于卫表；治宜芳香辛散，宣化表里湿邪用藿朴夏苓汤。

17. A。答案分析：本候为湿温初发一证型，系湿热秽浊所致，病位在膜原。苔白厚腻浊如积粉，脉缓，是湿浊阻于膜原的临床特征。

18. D。答案分析：本证为湿热俱盛，交

蒸中阻。治疗宜辛开苦降，燥湿泄热，方用王氏连朴饮。三仁汤用于湿重于热，湿渐化热者为宜。三石汤用于暑湿久蕴气分，弥漫三焦所致。白虎加苍术汤用于热重湿轻，蕴阻中焦；蒿芩清胆汤用于暑湿郁阻少阳。

19. C。答案分析：该证候辨证为湿热并重，困阻中焦，故治疗宜辛开苦降，清化湿热。

20. D。答案分析：本证为湿热交蒸，热势较盛，蕴酿成毒，弥漫上下，充斥气分所致，治宜清热化湿解毒，可用甘露消毒丹。

21. E。答案分析：甘露消毒丹组成为飞滑石、绵茵陈、淡黄芩、石菖蒲、川贝母、木通、藿香、射干、连翘、薄荷、蔻仁。

22. C。答案分析：热重者，则热势较高、汗出、口渴、苔黄腻、脉滑数等热象较甚；湿重者，则热势不显而食少口淡无味、渴不欲饮或不渴、苔白腻、脉濡缓等湿象较明显；湿热并重者，则见身热、汗出垢腻、脘痞呕恶、口渴不欲多饮、大便溏黄、苔黄腻、脉濡数等热象湿象均较著。故本证为湿热俱盛，交蒸中阻。

23. D。答案分析：本证既有发热，腹胀胸闷，苔黄腻等湿热内蕴常见表现外，又有咽喉肿痛以及身目发黄等蕴毒外发之象。故其病机为湿热蕴蒸，酿毒弥漫，充斥气分。

24. E。答案分析：薛氏五叶芦根汤组成有藿香叶、鲜荷叶、枇杷叶、佩兰叶、薄荷叶、芦根、冬瓜仁。

25. E。答案分析：本证为湿热交蒸，热势较盛，蕴酿成毒，弥漫上下，充斥气分所致。治宜清热化湿解毒，方用甘露消毒丹。

26. D。答案分析：本证乃气分湿热留恋不解，酿蒸痰浊蒙蔽心包。治宜清化湿热，豁痰开窍，方用菖蒲郁金汤送服苏合香丸或至宝丹。

27. E。答案分析：本证乃气分湿热留恋不解，酿蒸痰浊蒙蔽心包。以身热不退，朝

轻暮重，神识昏蒙，苔黄腻为辨证要点。

28. D。答案分析：王氏连朴饮组成川连、厚朴、石菖蒲、半夏、淡豆豉、炒山栀、芦根。本方药用黄连、山栀苦寒泄热；合以厚朴、半夏辛温燥湿。此寒温同施，苦辛并进，分解中焦湿热，调整脾胃功能。故谓之"辛开苦降"。

29. D。答案分析：本证为阳明气分热炽，兼太阴脾湿。热重湿轻，蕴阻中焦，治疗应清泄胃热，兼燥脾湿。方用白虎加苍术汤。蒿芩清胆汤用于暑湿郁阻少阳；三石汤用于暑湿弥漫三焦；甘露消毒丹用于湿热蕴毒；王氏连朴饮用于湿热并重，困阻中焦。

30. B。答案分析：本证乃湿热化燥，深入血分，损伤肠络所致，治宜清火解毒，凉血止血。选用犀角地黄汤合黄连解毒汤加味。

31. E。答案分析：里热蒸迫，则壮热、面赤、汗多；热盛伤津则口渴；热邪扰心则烦躁；湿困太阴，脾运失职，故脘痞、身重；苔黄微腻，脉洪大滑数，皆热重于湿的征象。

32. C。答案分析：黄土汤具有温阳而不伤阴，养血而不碍阳，具有扶阳益阴，气复血止之效。故可用于湿热化燥，动血耗气，脾肾阳虚，气不摄血之证。

33. E。答案分析：本证多为素体中阳偏虚，邪从湿化，日久伤阳。脾为后天，肾为先天，寒湿重伤脾阳，日久及肾而成。

34. E。答案分析：本证多为素体中阳偏虚，邪从湿化，日久伤阳。脾为后天，肾为先天，寒湿重伤脾阳，日久及肾而成。治宜温肾健脾，祛寒逐湿。方用薛氏扶阳逐湿汤。

35. D。答案分析：本症见于湿温病之恢复期。证因余湿未净，脾气不舒，胃气未醒，故脘中微闷，知饥不食；苔薄腻，或有低热，乃湿热余邪未净的征象。治宜轻宣芳化，淡渗余湿，方用薛氏五叶芦根汤。

36. A。答案分析：此为暑湿内蕴，寒邪外束证，属夏月感冒的一种类型，证属暑、

湿、寒三气交感，表里并困。又称"冒暑"。

37. B。答案分析：轻法频下用于暑湿挟滞胶着肠腑，此证往往要连续攻下，但制剂宜轻，因势利导，不宜峻剂猛攻。本方停用指征，以胃肠邪尽，湿热挟滞之证消失，大便转硬为度。

38. D。答案分析：本症见于湿温病之恢复期。证因余湿未净，脾气不舒，胃气未醒，故脘中微闷，知饥不食；苔薄腻，或有低热，乃湿热余邪未净的征象。

39. D。答案分析：本候系湿热秽浊所致。膜原为一身之半表半里。湿热秽浊由口鼻而入，直趋中道，膜原首当其冲。本证以寒热往来，寒甚热微，舌苔白厚浊腻为辨证要点。治法：疏利透达膜原湿浊，方药雷氏宣透膜原法。

40. C。答案分析：发热，微恶风寒，少汗，头痛，脉浮为卫分证；心烦不寐，口干，舌绛少苔为营分证，伏暑发病在秋冬季节，故诊断之。

41. A。答案分析：少阳为人身表里之枢纽，暑湿郁阻少阳，正邪往复交争，故见寒热往来如疟；湿为阴邪，而午后及暮夜属阴，午后暮夜邪盛与正气交争加剧，故身热加重；暑为阳邪，旺于阳分，天明阳气渐旺，暑热欲蒸迫外出，腠理得天时阳气所助而汗泄，故见汗出，身热下降，诸症稍减；但因湿邪郁遏，邪气不得尽解，故虽诸症稍减而胸腹灼热不除；暑邪内盛，故心烦口渴；脘痞呕恶、舌苔黄而腻，脉弦数，均为暑湿蕴蒸少阳之象。

42. D。答案分析：本证由暑湿郁蒸气分，困阻中焦，并与积滞互结，阻滞肠道所致。暑湿积滞交结郁蒸，故身热稽留；邪结肠道，传导失司，故大便溏而不爽，色黄如酱；暑湿积滞蕴结于里，则胸腹灼热；胃气不降，浊气上逆，则恶心呕吐；舌苔黄而垢腻，脉滑数，均为里有暑湿积滞之象。

43. D。答案分析：发病在初秋，此多由暑湿内陷心营证发展而成，临床表现不仅热势亢盛，而且邪热炼血为瘀，热瘀交结，闭塞心包，则见有明显的神昏谵语等窍闭症状，故诊断为伏暑。本证以灼热不已，神昏谵语，皮肤黏膜出血斑，舌深绛或紫晦为辨证要点。

44. A。答案分析：此为温病后期，邪气已退而肾气肾阳俱伤，肾虚不固之证。治法应温阳化气，益肾缩尿，用右归丸合缩泉丸加减。薛氏扶阳逐湿汤用于邪从湿化，日久伤阳；东垣清暑益气汤加减用于暑湿伤气；真武汤用于肾阳衰微，水湿内停。六味地黄丸用于肾阴不足。

45. D。答案分析：本证舌应深绛或紫晦，其他均为本证的辨证要点。

46. E。答案分析：三石汤组成：滑石、生石膏、寒水石、杏仁、竹茹、银花、金汁、白通草。

47. C。答案分析：本证是上、中、下三焦俱受其害。暑湿蒸腾于外，故身热汗出口渴；热灼清空则面赤；漫及上焦，故耳聋，胸闷咳喘，痰中带血；蕴阻中焦，脘痞腹胀；注于下焦，下利稀水，小便短赤；舌脉征象均为暑湿郁阻之征。

48. E。答案分析：答案分析：三石汤组成：滑石、生石膏、寒水石、杏仁、竹茹、银花、金汁、白通草。

49. D。答案分析：本证为暑湿久蕴气分，弥漫三焦所致。应清暑化湿，宣通三焦，方用三石汤。王氏连朴饮用于湿热俱盛，交蒸中阻；白虎加苍术汤用于热重湿轻，蕴阻中焦；甘露消毒丹用于湿热蕴毒；雷氏宣透膜原法用于邪阻膜原。

50. E。答案分析：新加香薷饮组成有香薷、厚朴、鲜扁豆花、银花、连翘。

51. B。答案分析：本证属暑、湿、寒三气交感，表里并困，与单纯感受寒邪或暑湿者不同。治宜疏表散寒，涤暑化湿。方以新加香薷饮。

52. E。答案分析：尿黄短赤为暑热较甚，应加强清暑透邪之品。故用荷叶、青蒿、西瓜翠衣清暑热。

53. D。答案分析：东垣清暑益气汤组成：黄芪、黄柏、麦冬、青皮、白术、升麻、当归、炙草、神曲、人参、泽泻、五味子、陈皮、苍术、葛根、生姜、大枣。

54. C。答案分析：此为暑湿伤气，用东垣清暑益气汤。白虎加苍术汤用于阳明气分热炽，兼太阴脾湿。白虎汤用于里热蒸腾，热炽津伤；白虎加人参汤用暑热初起，阳明热盛而兼有津气耗伤；暑伤津气明显，用王氏清暑益气汤。

55. D。答案分析：本证为暑湿伤气所致。暑湿病邪内郁，热迫津液，则身热自汗；暑热扰心，损伤津液，故心烦口渴；暑湿阻滞气机，伤及中气，元气亏损则胸闷气短，四肢困倦，神疲乏力；暑湿下迫，水道清浊不分，故小便短赤，大便溏薄；苔腻为湿邪内蕴，脉大无力乃气虚之象，濡滑带数属暑湿内困之征。

56. D。答案分析：王氏连朴饮具有辛开苦降，燥湿泄热，可用于湿热俱盛，交蒸中阻。白虎加苍术汤用于阳明气分热炽，兼太阴脾湿；甘露消毒丹用于湿热蕴毒；藿朴夏苓汤及三仁汤用于卫气同病，内外合邪，湿重热轻之候。

57. C。答案分析：本证由暑湿郁蒸气分，困阻中焦，并与积滞互结，阻滞肠道所致。治宜导滞通下，清热化湿。方用枳实导滞汤。王氏连朴饮用于湿热困阻中焦，湿热并重；蒿芩清胆汤用于暑湿郁阻少阳；葛根黄芩黄连汤用于肺胃邪热不从外解，而迫注大肠。三仁汤用于湿温初起，邪遏卫气，湿重热轻，湿渐化热。

58. E。答案分析：藿朴夏苓汤组成：藿香、半夏、赤苓、杏仁、生苡仁、蔻仁、猪苓、泽泻、淡豆豉、厚朴。

59. E。答案分析：本证由暑湿郁蒸气分，困阻中焦，并与积滞互结，阻滞肠道所致。暑湿积滞交结郁蒸，故身热稽留；邪结肠道，传导失司，故大便溏而不爽，色黄如酱；暑湿积滞蕴结于里，则胸腹灼热；舌苔黄而垢腻，脉滑数，均为里有暑湿积滞之象。

60. C。答案分析：三石汤具有清暑化湿，宣通三焦作用，用于暑湿久蕴气分，弥漫三焦。

61. C。答案分析：甘露消毒丹具有清热化湿解毒作用，用于湿温病，湿热蕴毒证。

62. B。答案分析：本证为湿热俱盛，交蒸中阻。治宜辛开苦降，燥湿泄热，方用王氏连朴饮。雷氏芳香化浊法用于湿邪偏盛，遏郁中焦气分，病变偏于太阴脾；三石汤用于暑湿弥漫三焦；白虎加苍术汤用于热重湿轻，蕴阻中焦；三仁汤用于湿温初起，邪遏卫气，湿重热轻，湿渐化热。

63. B。答案分析：三仁汤组成：杏仁、滑石、白通草、白蔻仁、竹叶、厚朴、生苡仁、半夏。

64. E。答案分析：菖蒲郁金汤具有清化湿热，豁痰开窍的作用，用于温病湿热酿痰，蒙蔽心包。王氏连朴饮用于湿热并重，困阻中焦；清宫汤专清心经包络之邪热；藿朴夏苓汤用于湿温初发卫气同病，内外合邪，湿重热轻；犀地清络饮用于热闭心包，瘀阻血脉。

65. B。答案分析：本症见于湿温病之恢复期。证因余湿未净，脾气不舒，胃气未醒。薛氏五叶芦根汤具有轻宣芳化，淡渗余湿作用，用于余湿留恋；薛氏扶阳逐湿汤温肾健脾，祛寒逐湿用于湿胜阳微；薛氏参麦汤清泄余热，扶中益虚用于余邪留扰，气阴两伤；清络饮清涤暑湿余邪，用于余热未清。

66. D。答案分析：蒿芩清胆汤具有和解少阳，清热化湿作用，用于暑湿郁阻少阳。

67. E。答案分析：本证为湿热交蒸，热势较盛，蕴酿成毒，弥漫上下，充斥气分所致。湿热酿毒，上壅咽喉则咽喉肿痛，流注下焦则小便黄赤，横犯肝胆则身目发黄。

68. E。答案分析：湿热类温病热重湿轻或化燥化火后期，余邪留扰，气阴两伤，应是舌红苔少。

69. E。答案分析：本证为湿热俱盛，交蒸中阻。治宜辛开苦降，燥湿泄热。予王氏连朴饮。

70. C。答案分析：本证为湿热交蒸，热势较盛，蕴酿成毒，弥漫上下，充斥气分所致。用甘露消毒丹以清热化湿解毒。

71. D。答案分析：本证乃湿热化燥，深入血分，损伤肠络所致。治宜清火解毒，凉血止血，方用犀角地黄汤合黄连解毒汤加味。

72. A。答案分析：湿温病初起，邪遏卫气应是恶寒，无汗或少汗。

73. A。答案分析：暑湿积滞交结郁蒸，邪结肠道，传导失司，故大便溏而不爽，色黄如酱；肺胃邪热不从外解，又不内结成实，而迫注大肠，下利稀便，色黄秽臭，肛门灼热；因燥屎内结，热迫津液下注，以致粪水从旁而下，纯利秽臭稀水；大便色黑易下为血蓄大肠，但血性柔润，故虽大便中带血色黑，但滑润易下；大便初硬后溏为脾虚湿困之象。

74. B。答案分析：发病夏秋雨湿较盛季节，且表现为胸腹痞闷，苔白腻，脉濡缓，可诊断为湿热性温病；初期表现为湿遏卫气，而暑热证不明显，则又排除暑湿和伏暑。

75. D。答案分析：夏月雨淋而起病，虽然有表证，但短暂，次日即出现高热，汗多，面赤而垢，心烦，口渴等暑热证，故可排除湿温。症状集中在中焦气分，且有腹痛，呕吐酸腐，恶闻食臭，则应辨证为暑湿困阻中焦，兼有食滞。

76. D。答案分析：发病夏季，初期表现

为湿遏卫气，而暑热证不明显，则又排除暑湿和伏暑；病程发展，出现咽喉肿痛，小便黄赤，身目发黄，可以辨证为湿热蕴毒，故用甘露消毒丹。

77. C。答案分析：患者表现为胸闷脘痞，腹胀纳呆，苔白腻，应属湿热性温病，而口不渴，苔白，且热象不明显，应辨证为湿重热轻，胸闷脘痞，腹胀纳呆等中焦症状明显，可确定为湿困中焦，故用雷氏芳香化浊法合三仁汤。

78. A。答案分析：夏月，出现发热恶寒，则暑病在表；头痛无汗，身形拘急，脉浮紧是感受寒邪之象；胸痞心烦，舌苔薄腻又有挟湿，故辨证为：暑湿内蕴，寒邪外束证。

79. B。答案分析：炎热之日野外工作而感暑湿，出现上（面赤耳聋、胸闷喘咳）、中（脘痞腹胀）、下（下利稀水，小便短赤）三焦病变，故其治法应为清暑化湿，宣通三焦。

（二）B 型题

80. C。答案分析：恶寒发热，头胀重痛，胸闷属上焦症状。

81. E。答案分析：小便不利，大便不通，腹满属下焦症状。

82. D。答案分析：脘腹胀满，呕恶不适，肢倦，苔厚腻为中焦症状。

83. C。答案分析：本病辨证湿邪偏于下焦，而淡渗利湿主要用于下焦湿邪。

84. A。答案分析：本病辨证湿邪偏于上焦，故用宣肺化湿。

85. B。答案分析：本病辨证湿邪偏于中焦，用苦温燥湿主要治疗中焦之湿邪。

86. C。答案分析：本证为湿热俱盛，交蒸中阻。予王氏连朴汤辛开苦降，燥湿泄热。

87. B。答案分析：本证为湿温初发，卫气同病，内外合邪，湿重热轻之候。

88. A。答案分析：湿热并重，困阻中焦者用王氏连朴饮；湿热蕴毒者用甘露消毒丹；

新加香薷饮用于暑湿内蕴,寒邪外束证;湿温初起,邪遏卫气,湿重于热,表湿明显者用藿朴夏苓汤。

89. C。答案分析:湿热并重,困阻中焦者用王氏连朴饮;湿热蕴毒者用甘露消毒丹;新加香薷饮用于暑湿内蕴,寒邪外束证;湿温初起湿中蕴热,里湿较甚者用三仁汤。

90. A。答案分析:至宝丹为凉开的代表方剂,具有清热开窍,化浊解毒的作用,故用于邪热偏炽者。紫雪丹长于止痉,苏合香丸为温开代表方,具有芳香开窍的作用,用于寒邪,痰湿闭阻。止痉散用于祛风化痰止痉。行军散善于开窍,辟秽解毒,用于暑月痧胀。

91. B。答案分析:苏合香丸为温开代表方芳香开窍,用于寒邪,痰湿闭阻。故用于湿浊偏盛,而热势不显者。

92. A。答案分析:黄芩、连翘、瓜蒌皮清泄肺中暑热,走上焦。

93. D。答案分析:苡仁、茯苓、车前子通利水道,渗湿泄热,走下焦。

94. C。答案分析:本证辨证为湿热化燥,燥伤血络,阴损及阳,多呈脾胃虚寒,阴血亏虚,治用黄土汤温阳健脾,养血止血。

95. D。答案分析:本证辨证为湿热化燥,入血动血,便血不止,气随血脱之证,故首当益气固脱,急予生脉散。

96. E。答案分析:本证为湿热类温病热重湿轻或化燥化火后期,邪势大解而气阴伤耗,治宜清泄余热,扶中益虚,方用薛氏参麦汤。

97. B。答案分析:本症见于湿温病之恢复期。证因余湿未净,脾气不舒,胃气未醒。治宜轻宣芳化,淡渗余湿方用薛氏五叶芦根汤。

98. E。答案分析:银翘散辛凉疏解卫表之邪,加杏仁以开肺利气,以肺主一身之气,气化则湿亦易化;滑石清利暑湿;苡仁、通

草淡渗利湿。诸药共奏辛凉疏透,清泄湿热之功。

99. C。答案分析:方以香薷、厚朴、扁豆解表散寒,涤暑化湿;黄连清热除烦。

(三)X型题

100. B C E。答案分析:本证以身热不退,朝轻暮重,神识昏蒙,苔黄腻为辨证要点。

101. A B C D E。答案分析:菖蒲郁金汤组成:鲜石菖蒲、郁金、山栀、连翘、木通、鲜竹叶、丹皮、淡竹沥、灯芯、紫金片(即玉枢丹)。

102. A C D。答案分析:阳明热盛,里热蒸迫,则壮热、面赤、汗多;热盛伤津则口渴;热壅气机则呼吸气粗;湿困太阴,脾运失职,故脘痞、身重、大便溏泻。

103. A B D E。答案分析:白虎加苍术汤组成:石膏、知母、甘草、粳米、苍术。

104. A B C D E。答案分析:身体灼热、心烦躁扰、发斑、出血、舌质红绛均为营血证表现。湿温病化燥后,其辨证与温热性质温病相同。

105. A B E。答案分析:面色潮红、低热为阴虚之症状。

106. A C D。答案分析:薛氏扶阳逐湿汤组成:人参、附子、益智仁、白术、茯苓。

107. B C D E。答案分析:湿温后期,湿热悉减故可不发热,而脘中微闷、知饥不食、苔薄腻均为湿热余邪未净的表现。形寒肢冷为湿温病,湿盛阳微,本病非此证。

108. A C D。答案分析:雷氏宣透膜原法组成:厚朴、槟榔、草果仁、黄芩、甘草、藿香叶、半夏、生姜。

109. A C E。答案分析:三仁汤方的组成为杏仁、滑石、白通草、白蔻仁、竹叶、厚朴、生苡仁、半夏。

110．A C D。答案分析：藿香、半夏、赤苓、杏仁、生苡仁、蔻仁、猪苓、泽泻、淡豆豉、厚朴。

111．A B C E。答案分析：身目发黄乃湿热酿毒，横犯肝胆所致，本证一般不出现。

112．A B C D E。答案分析：王氏连朴饮组成为：川连、厚朴、石菖蒲、半夏、淡豆豉、山栀、芦根。

113．A B D E。答案分析：甘露消毒丹方的组成为：滑石、茵陈、黄芩、石菖蒲、川贝母、木通、藿香、射干、连翘、薄荷、蔻仁。

114．A D E。答案分析：头面焮赤肿痛、肌肤丹痧隐隐属温毒类温病的特征，湿温病，湿热蕴毒一般不出现。

115．A C E。答案分析：两方均有芳香辛散，宣化表里湿邪之功效。从组成来看，两方均无和解、通下的作用。

116．A B E。答案分析：邪阻膜原病位处于半表半里，因未及肠腑，故一般不以肠鸣腹痛、大便溏泻作为辨证要点。

117．A C E。答案分析：昏蒙谵语为湿热偏于上焦为多；大便不通，小便不利则偏于下焦。

118．A B C。答案分析：胸脘痞闷、呕吐恶心一般多见于湿热蕴中焦。

119．A C E。答案分析：发热较高而汗出不解、大便秘结、小便短赤为湿轻热重的表现。

120．B C D E。答案分析：身热不扬为湿重热轻的证候特点。

121．C D E。答案分析：五心烦热、舌红少苔、脉细均为阴虚潮热之症状，湿温病虽然午后热显，但不具有前面的症状。

122．B C D。答案分析：因湿温四季可发生，故发病季节不能作为两者的鉴别点；由于不能确定暑温与湿温两者的病情孰轻孰重，故不能以来作为两者的鉴别点。

123．A B C E。答案分析：三石汤中有滑石、石膏、寒水石、杏仁、竹茹、银花、金汁、白通草。

124．A B E。答案分析：清络饮的组成：鲜荷叶边、鲜银花、西瓜翠衣、扁豆花、丝瓜皮、竹叶心。

125．A D E。答案分析：湿热类温病是指感受兼有湿邪的温邪如湿热病邪或暑湿病邪所致的一类急性外感热病，主要包括湿温、暑湿、伏暑等。

126．A C D。答案分析：新加香薷饮证表现发热恶寒，头痛无汗，身形拘急，胸痞心烦，舌苔薄腻。此为暑湿内蕴，寒邪外束证，属夏月感冒的一种类型，证属暑、湿、寒三气交感，表里并困。

127．A C B D。答案分析：答案分析：枳实导滞汤由以下药物组成：枳实、生大黄、山楂、槟榔、川朴、川连、六曲、连翘、紫草、木通、甘草。

三、改错题

128．应改为：初冬，病人发热恶寒，头痛，周身酸痛，无汗或少汗，心烦口渴，小便短赤，脘痞，苔腻，脉濡数。其诊断是：伏暑，辨证：卫气同病。治疗选用雷氏清宣温化法。

答案分析：湿温发病以夏秋多见，初起见湿重热轻，而暑湿以暑热证候为突出，兼有暑湿内郁表现为临床特点，暑湿初起常见内有暑湿外有表邪，治疗疏解表邪，清暑化湿。

129．应改为：夏月感冒，证属暑、湿、寒三气交感，表里并困，方以新加香薷饮。

答案分析：三仁汤用于湿温初发，卫气同病，内外合邪，湿重热轻，湿渐化热者。本证与单纯感受寒邪或暑湿者不同。治宜疏表散寒，涤暑化湿。以新加香薷饮

130. 应改为：暑湿积滞，郁结肠道，下之宜缓。

答案分析：暑湿挟滞郁结肠道，非阳明腑实燥结，故不得用三承气汤苦寒下夺。若误投承气大剂峻攻行速，徒伤正气而暑湿仍然胶结不去。往往要连续攻下，但制剂宜轻，因势利导，即所谓"轻法频下"，不宜峻剂猛攻。

131. 应改为：三石汤的"三石"是指滑石，生石膏，寒水石。

答案分析：三石汤组成：滑石、生石膏、寒水石、杏仁、竹茹、银花、金汁、白通草。

132. 应改为：暑湿耗伤元气，或元气素亏又伤暑湿者，用东垣清暑益气汤。

答案分析：王氏清暑益气汤主要用于暑温之暑热伤及气阴；东垣清暑益气汤则用于暑湿之暑湿内蕴而损及元气。

133. 应改为：王氏连朴饮的组成是：川连、厚朴、石菖蒲、半夏、淡豆豉、炒山栀、芦根。

答案分析：王氏连朴饮由川连、厚朴、石菖蒲、半夏、淡豆豉、炒山栀、芦根组成。

134. 应改为：湿热郁蒸日久化燥，深入心营，邪热由脏下移入腑，致使泌别失司所致。方选清营汤合导赤散或导赤清心汤。

答案分析：五苓散具有利水渗湿，温阳化气作用，不适合本病机。治宜清心凉营，养阴泻火。

135. 应改为：湿热化燥，损伤肠络，导致气随血脱，症见便血不止，面色苍白，汗出肢冷，舌淡脉微细。急用独参汤或生脉散。

答案分析：黄土汤具有温阳健脾，养血止血作用，本证气脱阳亡而毙于顷刻，故首当益气固脱，急予独参汤或生脉散。

136. 应改为：湿热类温病后期，湿胜阳微，宜选用薛氏扶阳逐湿汤。

薛氏五叶芦根汤具有轻宣芳化，淡渗余湿作用，用于余湿留恋。薛氏扶阳逐湿汤具有温肾健脾，祛寒逐湿作用。

137. 应改为：薛氏五叶芦根汤与清络饮组方中均有荷叶。

答案分析：清络饮组成：鲜荷叶边、鲜银花、西瓜翠衣、鲜扁豆花、丝瓜皮、鲜竹叶心；薛氏五叶芦根汤组成：藿香叶、鲜荷叶、枇杷叶、佩兰叶、薄荷叶、芦根、冬瓜仁。

四、简答题

138. 答：薛生白说："膜原者，外通肌肉，内近胃腑，即三焦之门户，实一身之半表半里也。"根据古人的认识，膜原指半表半里的部位。

139. 答：伏暑是由暑湿病邪郁伏发于秋冬季节的急性热病。以发病急骤，病情深重，病势缠绵为特征。本病起病即有高热，心烦，口渴，脘痞，苔腻等暑湿郁蒸气分；或高热，烦躁，口干不甚渴饮，舌赤等暑热内炽营分里热见症。

140. 答：即夏月感冒的一种类型。初起症见发热恶寒，头痛无汗，身形拘急，胸痞心烦，舌苔薄腻。此为暑湿内蕴，寒邪外束证，证属暑、湿、寒三气交感，表里并困，治宜疏表散寒，涤暑化湿。方以新加香薷饮。

141. 答：证候：寒热似疟，心烦口渴，脘痞，身热，午后较甚，入暮尤剧，天明得汗诸症稍减，但胸腹灼热不除，苔黄白而腻，脉弦数。治法：清泄少阳，分消湿热；方剂：蒿芩清胆汤。

142. 答：湿热（暑湿）挟滞，阻结肠腑时，治疗上应注意连续攻下，但制剂宜轻，因势利导，不宜峻剂猛攻，以胃肠邪尽，湿热挟滞之证消失，大便转硬为度。

143. 答：本证由暑湿郁蒸气分，困阻中焦，并与积滞互结，阻滞肠道所致。证候：身热稽留，胸腹灼热，呕恶，便溏不爽，色黄如酱，苔黄垢腻，脉滑数。治法：导滞通下，清热化湿。方药枳实导滞汤。

144. 答：寒温同施，苦辛并进，分解中焦湿热，调整脾胃功能。故谓之"辛开苦降"。方如王氏连朴饮、半夏泻心汤等。

五、问答题

145. 答：湿热酿痰，蒙蔽心包，病变以气分为主，乃湿热郁蒸，酿生痰浊，蒙蔽心包，神明失常所致；其神志呈昏蒙状态，表现神识昏蒙，时清时昧或似清似昧，时有谵语，舌质红苔黄腻。热闭心包证，病变已至营血，为邪侵心包，闭阻心窍，扰害心神所致；其神志呈昏迷状态，表现神昏谵语或昏愦不语，兼见灼热肢厥，舌质红绛。治疗亦有不同：湿热酿痰，蒙蔽心包者，宜清热化湿，豁痰开蔽，方用菖蒲郁金汤为主；热闭心包宜清心开窍，方用清宫汤送服安宫牛黄丸。

146. 答：三仁汤，藿朴夏苓汤二方均有杏、蔻、苡、朴药物，均具开上，畅中，渗下功能，能宣化表里之湿而透泄邪热，故都可用于湿温初起，邪遏卫气之证。两者区别在于，藿朴夏苓汤中有藿、夏、二苓、豆豉，其芳香化湿透表之力较强，较适用于病变偏于卫表，而化热尚不明显者。三仁汤中则有通草，滑石，竹叶，重在渗泄湿中之热，故其清利湿热之力较强，更为适用于湿渐化热而表证较之藿朴夏苓汤证不大显著者。

147. 答：王氏清暑益气汤主要用于暑温，暑热伤及气阴而出现自汗，气短神疲，舌苔黄而干燥。东垣清暑益气汤则用于暑湿，为暑湿内蕴而损及元气，故有胸闷气短，大便溏薄，舌苔腻。王氏清暑益气汤的药物有：西洋参，石斛，麦冬，黄连，竹叶，知母，荷梗，甘草，粳米，西瓜翠衣。东垣清暑益气汤的药物有：黄芪，苍术，党参，升麻，橘皮，白术，泽泻，黄柏，麦冬，当归，六曲，五味子，甘草。

六、病例分析

148. 诊断：湿温。

辨证：湿热酿痰，蒙蔽心包。

辨证分析：野外作业淋雨后发病，初起表现恶寒少汗，身体微热，午后较重，头身酸重，肢倦乏力，胸闷脘痞等湿邪郁遏卫气表现，应考虑诊断湿热类温病；结合发病季节为 4 月，及湿邪郁遏卫气之初起表现，可诊断为湿温。由于本病失治误治，并由卫转气，出现神志障碍。心包被痰浊所蒙，心神受痰浊蔽扰，则神识昏蒙，其特征为神志似清似昧，或时清时昧；身热不退，朝轻暮重，苔黄腻，脉濡滑数皆湿热交蒸，羁留不解征象。

治法：清利湿热，豁痰开蔽。

方药：菖蒲郁金汤送服至宝丹：石菖蒲 10g，郁金 10g，炒山栀 15g，连翘 10g，白通草 10g，竹叶 9g，丹皮 10g，竹沥 10g，灯芯 6g。

水煎服，日 1 剂，分两次服用。另送服至宝丹 1 粒。

149. 诊断：湿温。

辨证：湿热并重，困阻中焦。

辨证分析：发病于 8 月长夏之季，恣食凉粉后发病，初起见脘痞腹胀，怕冷及发热，头重肢倦，汗出不多，周身酸痛等湿邪郁遏卫气表现，因暑热症状不明显，故可诊断为湿温。湿热蒸腾，则发热汗出，湿性粘滞难化，故汗出热不解；热盛津伤则口干，湿邪内停，则渴不多饮；湿热扰心，则心烦眠差；湿热蕴遏脾胃，升降失司，故脘痞腹胀，呕恶不饥，大便溏，小便黄赤；苔黄腻，脉濡数为湿热俱盛征象。

治法：辛开苦降，清化湿热。

方剂：王氏连朴饮化裁：川连 6g，厚朴 9g，石菖蒲 10g，半夏 10g，炒山栀 12g，芦根 15g，连翘 10g，生薏仁 30g，滑石 15g，青蒿（后下）10g。

水煎服，日1剂，分两次服用。

150. 诊断：湿温。

辨证：湿遏卫气。

辨证分析：初起为发热，恶寒而少汗，发热以午后为甚，头痛重胀，神疲，纳少，时感胸闷，湿邪郁遏卫气表现，应考虑诊断湿热类温病。发病在6月，应与暑湿鉴别，因暑热症状不明显，故可诊断为湿温。肺主气而属卫，湿遏卫阳，失其温煦开合之职则恶风；湿中蕴热，热被湿遏，故发热；脾受湿困，升运失司，则脘痞腹胀便溏；湿浊犯胃，胃失和降，胃纳无权，则恶心不欲食；中焦湿阻，影响肺气宣肃，则胸闷；口不渴，小便浑浊，舌质淡红，脉濡缓，皆湿重热轻，尿短赤，心烦易怒，苔黄白腻则为湿渐化热之象。

治法：芳香宣化，轻清泄热。

方药：三仁汤加减：北杏10g，滑石15g，白通草6g，竹叶6g，白蔻仁10g（后下），厚朴10g，薏苡仁20g，法半夏10g，云苓10g，炒山栀10g，芦根15g。

水煎服，日1剂，分两次服用。

151. 诊断：湿温。

辨证：湿热蕴毒（湿热并重）。

辨证分析：发病于8月长夏之季，冒雨回家后发病，初起见疲乏，纳差，发热伴恶寒，头身疼痛，胸闷欲呕等湿邪郁遏卫气表现，因暑热症状不明显，故可诊断为湿温。湿热交蒸，热势较盛，蕴酿成毒，弥漫上下，充斥气分，故见发热，午后为甚 T39.6℃，汗出，头痛，神疲，小便黄赤，身目发黄，脘腹胀满，肢酸倦怠，苔黄腻，脉滑数。其中湿热酿毒，流注下焦则小便黄赤，横犯肝胆则身目发黄；湿热留中，阻滞气机则脘腹胀满，肢体倦怠；苔黄腻，脉滑数为湿热内蕴之象。

治法：清热化湿解毒。

方药：甘露消毒丹：滑石15g，绵茵陈15g，黄芩12g，石菖蒲10g，贝母10g，白通草10g，藿香10g，连翘10g，蔻仁10g（后下），柴胡10g，溪黄草15g。

水煎服，日1剂，分两次服用。

152. 诊断：湿温。

辨证：湿温病，余湿未净。

辨证分析：8月长夏之季发病，初起见怕冷发热，脘痞腹胀，头重肢倦，汗出不多，周身酸痛等湿邪郁遏卫气表现，因暑热症状不明显，故可诊断为湿温。经治疗湿热之邪逐渐消退，而余湿未净。余湿未净，脾气不舒，胃气未醒，则脘中微闷，知饥不食；苔薄腻，低热，乃湿热余邪未净的征象。

治法：轻宣芳化，淡渗余湿。

方药：薛氏五叶芦根汤：藿香叶10g，鲜荷叶10g，枇杷叶10g，佩兰叶10g，薄荷叶6g，芦根20g，冬瓜仁20g，白扁豆15g，薏苡仁20g。

水煎服，日1剂，分两次服用。

153. 诊断：暑湿。

辨证：暑湿弥漫三焦。

辨证分析：8月长夏之季发病，初起出现发热，微恶风寒，头痛，身痛，胸闷脘痞等湿遏卫气症状，应考虑诊断湿热类温病。本病初起虽有湿热遏阻卫分的表现，但又有心烦尿黄之暑热见症，且湿热遏阻卫分的时间短，次日即恶寒消失，发热升高，故诊断为暑湿。暑湿蒸腾于外，故身热汗出口渴；炎灼清空则面赤；漫及上焦，肺气不畅，损伤肺络，故胸闷咳嗽痰中带血；蕴阻中焦，脾失健运，故脘痞腹胀；注于下焦，小肠清浊不分，泌别失职，大肠传导失常，故大便溏烂，小便短赤；舌脉征象均为暑湿郁阻之征。

治法：清暑化湿，宣通三焦。

方药：三石汤：飞滑石15g，生石膏（先煎）40g，寒水石（先煎）30g，杏仁

10g，竹茹 10g，银花 10g，白通草 10g，黄连 6g，黄芩 12g，橘红 9g。

水煎服，日 1 剂，分两次服用。

154. 诊断：暑湿。

辨证：热重湿轻，蕴阻中焦，兼挟食滞。

辨证分析：7 月气候炎热，雨湿较盛之时，游泳后初起出现寒热，头痛，胸闷脘痞等湿遏卫气症状，应考虑诊断湿热类温病。本病初起虽有湿热遏阻卫分的表现，但又有心烦之暑热见症，且湿热遏阻卫分的时间短，当晚即恶寒消失，发热升高，故诊断为暑湿。阳明热盛，里热蒸迫，则壮热、汗多；热盛伤津则口渴；热邪扰心则烦躁；湿困太阴，脾运失职，故脘痞、身重；苔黄腻，脉洪大滑数，皆热重于湿的征象。食凉粉后，间有腹痛，呕吐酸腐，恶闻食臭，便溏日 2～3 次，则为食滞。

治法：清暑化湿，消食清热。

方药：苍术白虎汤加减方加减：苍术 10g，生石膏（先煎）30g，白豆蔻 10g，滑石 20g，知母 10g，草果仁 6g，荷叶 10g，竹叶卷心 10g，炒麦芽心 15g，鸡内金 10g，连翘 10g，栀子 10g。水煎服，日 1 剂，分两次服用。

155. 诊断：暑湿。

辨证：气营同病，暑湿内陷心营，引动肝风。

辨证分析：发病时间为 7 月，为暑气当令之季，淋雨后，初起见发热，微恶风寒，头疼，恶心欲呕，倦怠等湿遏卫气证，起病较急，而且迅速传入气分，见高热、面赤、汗出，恶心欲吐，传变迅速，第三天即入心营，窍闭动风。符合暑湿的发病特点，本病为气营同病。高热、面赤、汗出，唇红，舌质，苔黄，脉弦数是气分热盛表现；邪热入营见舌红绛，神志不清；引动肝风见颈稍硬，两目时有上视，四肢抽动；暑热灼津为痰，故喉间痰鸣；邪热较甚，闭阻阳气，则见肢

端稍冷。暑湿内阻，见苔黄腻，大便烂。

治法：清心开窍，涤暑化湿，佐以熄风止痉。

方药：白虎汤、清宫汤合六一散加减，送服安宫牛黄丸：石膏（先煎）30g，知母 10g，羚羊角粉（冲服）2g，钩藤 10g，滑石 15g，水牛角 30g，麦冬 10g，连翘 10g，竹叶 10g，茯神 10g，生地 15g，玄参 10g，甘草 5g。

水煎服，日 1 剂，分两次服用；安宫牛黄丸 1 丸，分两次服用。

156. 诊断：暑湿。

辨证：暑湿内蕴，寒邪外束。

辨证分析：发病时间为 7 月，为暑气当令之季，因贪凉露宿而发病。起病既有胸痞，苔腻，恶心等湿阻气机症状，又有发热、心烦、尿黄赤等暑热之症，故诊断为暑湿。此外，还兼有恶风，鼻塞，头痛无汗，身形拘急等寒邪外束症状。证属暑、湿、寒三气交感，表里同病，与单纯感受寒邪或暑湿者不同。

治法：外散表寒，内清暑湿。

方药：新加香薷饮加减：香薷 10g，厚朴 10g，扁豆花 10g，银花 10g，连翘 10g，藿香 10g，通草 10g，荷叶 10g，薄荷（后下）6g，甘草 6g，竹叶 8g。

水煎服，日 1 剂，分两次服用。

157. 诊断：暑湿。

辨证：暑湿余热未清。

辨证分析：本发病时间为 7 月，为暑气当令之季，因用井水冲凉发病。起病既有胸痞，恶心等湿阻气机症状，又有发热、心烦、尿黄赤等暑热之症，故诊断为暑湿，经治疗好转，诸症大势已缓而余邪未尽，故见低热，口渴或咳；因湿邪粘腻滞着，不易彻底清除，故见头目不清，昏胀不舒等清窍被蒙之症；暑湿余邪客留，故舌淡红，苔薄腻。

治法：清涤余邪。

方药：清络饮加减：鲜荷叶 10g，鲜银花 10g，西瓜翠衣 15g，鲜扁豆花 10g，丝瓜皮 10g，竹叶 10g，薏苡仁 30g，杏仁 10g。

水煎服，日 1 剂，分两次服用。

158. 诊断：伏暑。

辨证：暑湿积滞，郁结肠道。

辨证分析：发病季节在秋季，发病急骤，初起见短暂恶寒，随即见高热，胸中烦闷等暑湿气分热盛，故可诊断为伏暑。食街边凉粉后，积滞肠间，与暑湿互结。暑湿积滞交结郁蒸，故身热稽留；邪结肠道，传导失司，故大便溏而不爽，色黄如酱；暑湿积滞蕴结于里，则胸腹灼热；四肢关节疼痛重胀感明显为暑湿阻滞经络；胃气不降，浊气上逆，则恶心呕吐；舌苔黄而垢腻，脉滑数，均为里有暑湿积滞之象。

治法：导滞通下，清热化湿。

方药：枳实导滞汤加减：枳实 10g，生大黄 6g，山楂 15g，槟榔 10g，川朴 6g，川连 6g，六曲 10g，连翘 10g，紫草 10g，白通草 10g，甘草 6g。

水煎服，日 1 剂，分两次服用。

159. 诊断：伏暑。

辨证：暑湿郁阻少阳。

辨证分析：发病时间为冬季，证候却为暑湿见证，故诊断为伏暑。暑湿郁阻少阳，正邪往复交争，故见寒热往来如疟；湿为阴邪，而午后及暮夜属阴，午后暮夜邪盛与正气交争加剧，故身热加重；暑为阳邪，旺于阳分，天明阳气渐旺，暑热欲蒸迫外出，腠理得天时阳气所助而汗泄，故见汗出，身热下降，诸症稍减；但因湿邪郁遏，邪气不得尽解，故虽诸症稍减而胸腹灼热不除；暑邪内盛，故心烦口渴；气机失畅，则脘痞；舌苔黄白而腻，脉弦数，均为暑湿蕴蒸少阳之象。

治法：和解少阳，清热化湿。

方药：蒿芩清胆汤：青蒿（后下）12g，

黄芩 12g，淡竹茹 10g，枳壳 10g，仙半夏 10g，陈皮 5g，赤茯苓 15g，碧玉散 1 包（冲）。

水煎服，日 1 剂，分两次服用。

160. 诊断：伏暑。

辨证：卫气同病。

辨证分析：从发病时间为深秋，发病经过为外邪引动伏邪的经过，本病例符合伏暑的诊断，辨证属卫气同病。邪由外袭，卫阳与之抗争，腠理开合失司，故见发热恶寒，无汗等表现；暑热内郁气分，则口渴心烦，小便黄赤；湿阻气机，则头痛周身酸，脘痞；苔腻，脉濡数为湿热之征。诸证并见，形成表里同病的证型。

治法：清暑化湿，疏表散寒。

方药：银翘散去牛蒡子玄参加杏仁滑石方加减：银花 12g，连翘 15g，桔梗 10g，薄荷（后下）6g，竹叶 10g，生甘草 6g，荆芥 10g，北杏仁 10g，滑石 15g，通草 10g。

水煎服，日 1 剂，分两次服用。

161. 诊断：伏暑。

辨证：暑湿郁于少阳。

辨证分析：根据其发病季节，初起病情和病变经过故可诊为伏暑。本病初起为暑湿郁遏卫气。近 6 天来，为暑湿之邪仍留恋气分，郁阻少阳。暑湿郁阻少阳，正邪往复交争，故见寒热往来如疟；湿为阴邪，而夜晚属阴，午后夜晚邪盛与正气交争加剧，故每于晚间各症加甚；暑邪内盛，故心烦，口苦口渴，舌质红，小便黄赤；气机失畅，则胸脘痞闷，湿热内阻见纳呆身倦，腹胀；舌苔黄腻，脉弦数，均为暑湿蕴蒸少阳之象。

治法：和解少阳，清热化湿。

方药：蒿芩清胆汤加减：青蒿 12g（后下），黄芩 12g，淡竹叶 10g，枳壳 10g，半夏 10g，陈皮 5g，赤茯苓 15g，碧玉散 1 包（冲），黄连 6g，栀子 10g。

水煎服，日 1 剂，分两次服用。

162. 诊断：湿温。

辨证：邪遏卫气，湿重热轻。

辨证分析：患者吃冷面包后起病，洗澡后加重，初起表现恶寒头痛、胸闷欲呕等湿邪郁遏卫气，应考虑诊断湿热类温病；结合起病7天仍有表证，具有湿温病起病缓慢传变较慢的特点，及湿邪郁遏卫气之初起表现，可诊断为湿温。虽发病季节为10月，但湿温一年均可发。本证卫气同病，内外合邪，湿重热轻之候。既有湿郁卫分之表证，又有湿遏气机之里证。其病机是湿邪偏重，郁遏肌表，肺气失宣。肺主气而属卫，湿遏卫阳，失其温煦开合之职则恶寒，无汗，身体酸重；湿中蕴热，热被湿遏，午后热势较显；湿性重浊粘滞，蒙蔽清阳，清阳不宣，则头痛头重；着于肌肉四肢，则肢倦乏力；脾受湿困，升运失司，故胸闷脘痞，大便稍烂，小便清长；湿浊上泛，则口干但不欲饮，苔白腻厚；湿热阻经脉之气，则脉濡略数。

治法：芳香辛散，宣化表里湿邪。

方药：藿朴夏苓汤加减：藿香叶10g，佩兰叶9g，香薷8g，半夏5g，茯苓10g，厚朴8g，竹叶9g，白通草6g，滑石15g，甘草3g，神曲12g，生苡仁20g。

水煎服，日1剂，分两次服用。

第九章　温毒类温病

第一节　大　头　瘟

习题

一、填空题

1. 大头瘟是感受_____所致的急性外感热病。其特点为初起见_____和_____证候，临床常见_____表现。

2. 大头瘟一般先由_____肿起，向_____蔓延，甚则波及_____。

3. 大头瘟初起邪犯肺卫，邪偏卫表，宜_____，兼以_____。

二、选择题

（一）A 型题

4. 大头瘟的主要发病季节是：
   A. 冬末　　B. 春初
   C. 夏秋　　D. 初夏
   E. 冬春

5. 下列证候哪个不属于大头瘟的临床特征：
   A. 发热恶寒　　B. 身痛酸楚
   C. 咽痛糜烂　　D. 头面红肿
   E. 壮热口渴

6. 根据临床表现，西医中哪种疾病与大头瘟相类似：
   A. 猩红热
   B. 急性扁桃体炎
   C. 白喉
   D. 颜面丹毒
   E. 脓疱疮

7. 大头瘟的治疗原则是：
   A. 疏风透邪，清热解毒
   B. 凉营透邪，清热解毒
   C. 凉血活血，清热解毒
   D. 滋养胃阴，清热解毒
   E. 滋养肺阴，清热解毒

8. 大头瘟的致病因素是：
   A. 温热时毒　　B. 风热时毒
   C. 风热病邪　　D. 温热病邪
   E. 疠气

9. 患者，19 岁，1 月 28 日突然出现恶寒发热，头痛，头面焮赤肿痛，全身酸楚，目赤，咽痛，口渴，舌苔薄黄，脉浮数。其诊断为：
   A. 烂喉痧　　B. 大头瘟
   C. 风温　　　D. 春温
   E. 湿温

（二）B 型题
   A. 《诸病源候论》
   B. 《千金翼方》
   C. 《古今医案》
   D. 《景岳全书》
   E. 《温病条辨》

10. 首先提出"大头瘟"病名的是：

11. 提出"肿之生也，皆由风邪、寒热、毒气客于经络，使血涩不通，壅结皆成肿也"的是：

（三）X 型题

122

12. 大头瘟的诊断要点有：

    A. 多发于冬春两季

    B. 发病缓慢

    C. 初起见憎寒壮热的肺卫证

    D. 有头面焮赤肿痛

    E. 易内传营血分

三、改错题

13. 大头瘟全身证候变化较多，易深入营血分。

四、简答题

14. 何谓"焮肿"？

五、问答题

15. 请论述"大头瘟"的病机演变过程。

 答案

一、填空题

1. 风热时毒　邪犯肺卫　热毒壅盛　憎寒壮热，头面或咽喉红肿热痛

2. 鼻旁和面颊　面部及眼耳　头皮

3. 疏风透邪　解毒消肿

二、选择题

（一）A 型题

4. E。答案分析：冬、春二季为大头瘟的高发季节。大头瘟是由风热时毒所引起，而风热时毒的产生与外界气候环境有密切关系，在冬季应寒反温，春月温风过暖的异常气候环境中容易形成。

5. C。答案分析：大头瘟常见憎寒壮热，局部表现为头面焮赤肿胀，虽或有咽喉红肿热痛的表现，但一般无咽痛糜烂。

6. D。答案分析：颜面丹毒与大头瘟类似。大头瘟具有特殊的局部表现，即头面焮赤肿胀，呈斑块状鲜红突起，灼热疼痛，皮肤发硬，表面光亮，界线清楚。而猩红热、急性扁桃体炎、白喉、脓疱疮均不具有上述特征。

7. A。答案分析：风温时毒侵犯肺卫是大头瘟之主要病机，且一般情况下出现营血分病变较少，故疏风透邪，清热解毒是其治疗原则。

8. B。答案分析：大头瘟是温毒类温病，风热时毒是其病因。温热病邪是"伏气温病"的病因，温热时毒是烂喉痧的致病主因，风热病邪是风温的病因，疠气则是具有强烈传染性的一种致病因素。

9. B。答案分析：大头瘟发病急，临床表现为憎寒壮热，并具有特殊的局部表现，即头面焮赤肿胀，故诊断之。

（二）B 型题

10. D。答案分析：明代张景岳在《景岳全书》中，首先提出大头瘟的病名。《诸病源候论》、《千金翼方》虽然早于《景岳全书》，但未提出病名。

11. A。答案分析：隋代巢元方《诸病源候论》在丹毒病诸候、肿病诸候中有类似大头瘟临床表现的记述，提出"肿之生也，皆由风邪、寒热、毒气客于经络，使血涩不通，壅结皆成肿也"。

（三）X 型题

12. A　C　D。答案分析：大头瘟的诊断为：多发于冬春两季；发病急；初起见憎寒壮热的肺卫证；具有头面焮赤肿痛等局部症状；一般不易内传营血分。

三、改错题

13. 应改为：大头瘟全身证候变化较少，一般不深入营血分。

答案分析：大头瘟是感受风热时毒，其以肺胃受病，肠胃热结阴伤等为主要病理变化。故全身证候变化较少，而以局部症状明显，一般不深入营血分。

四、简答题

14. 答：焮，火热之义；焮肿指局部皮肤红肿热痛。

五、问答题

15. 答：风热时毒具有"风"的特性，故侵犯人体，从口鼻入侵，先犯卫分，出现邪犯肺卫证。卫分邪热不解，则邪热传入气分，而出现肺胃受病，肠胃热结阴伤等病理变化；若气分邪热不解，或因失治误治邪毒也可内陷营血，出现脉络热毒瘀滞，或耗血动血等病理变化，但邪入营血一般较为少见。病变后期，可出现胃阴耗伤证候。

第二节　烂　喉　痧

习题

一、填空题

1. 烂喉痧的致病主因是_____，其感受途径有_____两种。

2. 丁甘仁提出"烂喉痧以_____为第一要义"。

3. 何廉臣说："疫痧时气，吸从口鼻，并入_____气分则烂喉，并入_____血分则发痧"。

二、选择题

（一）A 型题

4. 烂喉痧的病名记载见于：
    A. 唐代　　B. 宋代
    C. 元代　　D. 明代
    E. 清代

5. 烂喉痧的致病因素是：
    A. 风热时毒　　B. 温热时毒
    C. 风热病邪　　D. 温热病邪
    E. 疠气

6. 西医学中哪种疾病与烂喉痧相类似：
    A. 猩红热
    B. 流行性腮腺炎
    C. 白喉
    D. 急性扁桃体炎
    E. 百日咳

7. 烂喉痧的治疗原则以下列何法为重：
    A. 疏风透表　　B. 凉营透疹
    C. 凉血活血　　D. 清泄热毒
    E. 养阴攻下

8. 患者，6 岁，初起憎寒发热，继而壮热烦渴，咽喉红肿疼痛，溃烂，肌肤丹痧隐隐，舌红绛起刺。其诊断为：
    A. 暑温　　B. 大头瘟
    C. 风温　　D. 春温
    E. 烂喉痧

（二）B 型题
    A. 叶天士　　B. 陈耕道
    C. 夏春农　　D. 何廉臣
    E. 丁甘仁

9. 认为："疫毒直干肺脏，而咽烂气秽，盛者直陷心包，而神昏不救"者是：

10. 认为"疫喉痧治法全重乎清也，而始终法程不离乎清透、清化、清凉攻下、清热育阴之旨也"者是：
    A. 《重订伤寒论》
    B. 《疫喉浅论》
    C. 《喉痧丹痧辑要》
    D. 《疫痧草》
    E. 《喉痧证治概要》

11. 夏春农所著：

12. 陈耕道所著：

（三）X 型题

13. 烂喉痧的病变脏腑主要是在：

A. 心　　B. 肝
　　C. 胃　　D. 肺
　　E. 肾

　14. 烂喉痧在历代的医学文献中有多种名称，常见的有：
　　A. 丹痧　　　B. 疫喉痧
　　C. 虾蟆瘟　　D. 丹毒
　　E. 疫喉

三、改错题

　15. 烂喉痧是风热病邪为患，局部以咽喉肿痛糜烂，头面焮赤肿痛为特征。

　16. 烂喉痧的典型舌象为舌红绛少苔。

四、简答题

　17. 烂喉痧的诊断要点是什么？
　18. 烂喉痧病机的关键是什么？

五、问答题

　19. 怎样判断烂喉痧的顺逆？

 答案

一、填空题

　1. 温热时毒　与病人直接接触和经空气传染

　2. 畅汗

　3. 肺经　胃经

二、选择题

（一）A 型题

　4. E。答案分析：烂喉痧的病名始于清代。清代以前，未见烂喉痧病名的记载。

　5. B。答案分析：烂喉痧和大头瘟均属于温毒类温病，其中风热时毒是大头瘟的病因，温热时毒则是烂喉痧的致病主因。

　6. A。答案分析：烂喉痧表现为急性发热，咽喉肿痛糜烂，肌肤丹痧密布，舌红绛

起刺如杨梅状等症状，以现代医学中猩红热类似。

　7. D。答案分析：烂喉痧多以毒热炽盛为主，故治疗应以清泄热毒为重。

　8. E。答案分析：烂喉痧以咽喉肿痛溃烂，肌肤丹痧，舌红绛起刺如杨梅状为特征，故可诊断。

（二）B 型题

　9. B。答案分析：陈耕道《疫痧草》

　10. C。答案分析：夏春农《疫喉浅论》

　11. B。答案分析：《重订伤寒论》为徐荣斋所著；《喉痧丹痧辑要》为金保三所著；《疫痧草》为陈耕道所著；《喉痧证治概要》丁甘仁为所著。

　12. D。答案分析：《重订伤寒论》为徐荣斋所著；《喉痧丹痧辑要》为金保三所著；《疫喉浅论》为夏春农所著；《喉痧证治概要》丁甘仁为所著。

（三）X 型题

　13. C　D。答案分析：温热时毒由口鼻侵入人体，直犯肺胃，热毒之邪蕴伏于肺胃，内外充斥，是烂喉痧病机的关键所在，故所及脏腑以肺胃为主。

　14. A　B　E。答案分析：丹痧、疫喉痧、疫喉均为烂喉痧之别名。虾蟆瘟、丹毒则属风热时毒所为。

三、改错题

　15. 应改为：烂喉痧是温热病邪为患，局部以咽喉肿痛糜烂，肌肤丹痧密布为特征。

　　答案分析：风热病邪为风温之病因，而头面焮赤肿痛则为大头瘟的临床特征。

　16. 应改为：烂喉痧的典型舌象为舌红绛起刺如杨梅状。

　　答案分析：舌红绛少苔为热入营血证之舌象。

125

四、简答题

17. 答：①多发冬春二季；②多有与烂喉痧病人接触史；③具有急性发热，咽喉肿痛糜烂，肌肤丹痧密布，舌红绛起刺如杨梅状等临床表现；④病程中可因热深入而出现气营（血）两燔及内闭外脱等重证。

18. 答：温热时毒由口鼻而入，直犯肺胃，热毒之邪蕴伏于肺胃，内外充斥。

五、问答题

19. 答：①从病机而言：肺胃邪毒有外解之趋为顺证；肺胃邪毒内陷为逆证。②从症状而言：丹痧颗粒分明，颜色红活，咽喉浅表糜烂，神情清爽，脉浮数有力者为顺证；肌肤丹痧密布或紫赤交错，时隐时现，咽喉糜烂较深，烦躁甚至神昏，脉细数无力者为逆证。

第三节 温毒类温病主要证治

🖋️习题

一、填空题

1. 温毒类温病的卫分证候是以_____为主症，并伴有_____特征。

2. 对温毒类温病治疗时，除按卫气营血辨证施治外，尤须强调_____法的运用，且在内服药治疗同时，配合_____法。

3. 烂喉痧初起咽喉红肿而未糜烂者，可用_____吹喉。

4. 锡类散具有_____之作用，适宜烂喉痧之_____者。

二、选择题

（一）A 型题

5. 将温毒作为九种温病之一，认为"诸温挟毒，秽浊太甚"的医家是：
   A. 吴又可　　B. 张景岳
   C. 丁甘仁　　D. 吴鞠通
   E. 叶天士

6. 恶寒发热，无汗头痛，头面红肿，全身酸楚，目赤，咽痛，口渴，舌苔薄黄，脉浮数，其治法是：
   A. 疏风泄热
   B. 化湿解毒

C. 清热解毒，疏风消肿
   D. 泻火解毒，疏风消肿
   E. 疏风透表，宣肺利咽

7. 壮热口渴，烦躁不安，头面焮肿疼痛，咽喉疼痛，舌红苔黄，脉数实。其治疗最适宜的处方是：
   A. 普济消毒饮　　B. 银翘白虎汤
   C. 黄连解毒汤　　D. 清咽栀豉汤
   E. 黄芩汤

8. 身热如焚，气粗而促，烦躁口渴，咽痛，目赤，头面及耳周红肿，大便秘结，小便热赤短少，舌赤苔黄，脉数，其治疗宜用：
   A. 普济消毒饮　　B. 黄连解毒汤
   C. 清咽栀豉汤　　D. 调胃承气汤
   E. 通圣消毒散

9. 大头瘟初起，头面红肿热痛而未成脓时，可使用下列何方外敷：
   A. 碧玉散　　B. 金黄散
   C. 玉钥匙　　D. 锡类散
   E. 珠黄散

10. 下列何药不是"三黄二香散"的组成药：
    A. 黄连　　B. 黄芩
    C. 大黄　　D. 黄柏
    E. 没药

11. 壮热，口渴烦躁，咽喉红肿糜烂，

肌肤丹痧显露，舌红赤有珠状物突起，苔黄燥，脉洪数。其辨证是：

    A. 卫营同病

    B. 邪在卫分，波及营分

    C. 气分热毒波及营分

    D. 气血两燔

    E. 气营血证候俱全

12. 壮热，汗多，口渴，烦躁，咽喉红肿糜烂，气道阻塞，声哑气急，丹痧密布，赤紫成片，舌绛干燥，遍起芒刺，状如杨梅，脉细数，其治疗最适宜的处方是：

    A. 普济消毒饮   B. 清咽栀豉汤

    C. 黄连解毒汤   D. 清瘟败毒饮

    E. 凉营清气汤

13. 下列哪组药物是普济消毒饮组方成分：

    A. 黄芩、大黄   B. 黄柏、黄连

    C. 黄芩、黄连   D. 黄柏、大黄

    E. 黄柏、黄芩

14. 下列哪个不是大头瘟后期证的症状：

    A. 头面红肿消失

    B. 口干唇干

    C. 皮肤干燥脱屑

    D. 脉细数

    E. 舌干

15. 患者，35岁，壮热口渴，烦躁不安，头面焮肿疼痛，咽喉疼痛，舌红苔黄，脉数实。其诊断是：

    A. 大头瘟，毒盛肺胃

    B. 大头瘟，风热毒邪犯卫

    C. 烂喉痧，毒燔气营（血）

    D. 烂喉痧，温热毒邪犯卫

    E. 烂喉痧，毒壅上焦

16. 患者，31岁，初憎寒壮热，继而头面红肿热痛，咽痛，经治疗证情好转，头面红肿热痛也消失，但仍有口渴欲饮，咽干，目干涩，唇干红，舌红少津，脉细微数，其治疗宜选用：

    A. 调胃承气汤   B. 增液汤

    C. 增液承气汤   D. 七鲜育阴汤

    E. 翘荷汤

17. 患者，5岁，咽喉红肿糜烂，气道阻塞，声哑气急，丹痧密布，红晕如斑，赤紫成片，壮热，汗多，口渴，烦躁，舌绛干燥，遍起芒刺，形如杨梅，脉细数，其诊断是：

    A. 春温，气营（血）两燔

    B. 风温，气血两燔

    C. 烂喉痧，毒燔气营（血）

    D. 烂喉痧，毒壅上焦

    E. 大头瘟，毒盛肺胃

18. 患者，6岁，初起憎寒发热，继而壮热烦渴，咽喉红肿疼痛溃烂，肌肤丹痧，经治疗后壮热已退，惟午后低热，口干唇燥，肌肤丹痧消退，而出现干燥皮屑，咽喉肿疼糜烂已渐减轻，舌红而干，脉细数。其诊断是：

    A. 春温，邪留阴分

    B. 风温，肺胃阴伤

    C. 大头瘟，胃阴耗伤

    D. 春温，肝肾阴虚

    E. 烂喉痧，余毒伤阴

（二）B型题

    A. 三黄二香散   B. 金黄散

    C. 玉钥匙   D. 锡类散

    E. 珠黄散

19. 大头瘟初起，头面红肿热痛而未成脓时，可使用外敷药为：

20. 大头瘟热毒炽盛肺胃而头面红肿热痛时，可使用外敷药为：

    A. 普济消毒饮

    B. 余氏清心凉膈散

    C. 清咽栀豉汤

    D. 凉营清气汤

    E. 通圣消毒散

21. 壮热口渴，烦躁不安，头面焮肿疼痛，咽喉疼痛，舌红苔黄，脉数实。宜选用：

22. 壮热，口渴烦躁，咽喉红肿糜烂，肌肤丹痧显露，舌红赤有珠状物突起，苔黄燥，脉洪数。宜选用：

A. 清气解毒凉营退疹
B. 清气凉营（血），解毒救阴
C. 宣肺泄热，凉营透疹
D. 清胃解毒，凉血化斑
E. 透表泄热，解毒利咽，凉营透疹

23. 初起憎寒发热，继而壮热烦渴，咽喉红肿疼痛，溃烂，肌肤丹痧隐隐，舌红赤，可见珠状突起，苔白而干，脉浮数，其治疗方法是：

24. 壮热，汗多，口渴，烦躁，咽喉红肿糜烂，气道阻塞，声哑气急，丹痧密布，赤紫成片，舌绛干燥，遍起芒刺，壮如杨梅，脉细数，其治疗方法是：

A. 舌红，苔薄黄
B. 舌红，苔薄白
C. 舌绛干燥，遍起芒刺，状如杨梅
D. 舌红，苔黄腻
E. 舌红而干

25. 温热时毒气分不解，深入营分，出现毒燔气营（血），其舌象可见：

26. 温热时毒后期，余毒伤阴，其舌象可见：

（三）X 型题

27. 通圣消毒散是由下列哪些药物组成：

A. 防风、川芎、白芷、银花、连翘
B. 玄参、僵蚕、升麻、柴胡、陈皮
C. 牛蒡子、山栀子、滑石、芒硝、生大黄
D. 桔梗、甘草、犀角、葱白
E. 大青叶、薄荷、淡豆豉

28. 大头瘟，毒盛肺胃的辨证要点有：

A. 壮热口渴
B. 丹痧密布
C. 头面焮肿疼痛
D. 咽喉疼痛糜烂

E. 舌红苔黄

29. 烂喉痧、大头瘟后期证相同之处有：

A. 发热消失
B. 口干唇干
C. 皮肤干燥脱屑
D. 脉细数
E. 舌干

30. 温毒类温病邪在卫分，其治疗禁忌为：

A. 禁宣肺泄热
B. 禁凉营透疹
C. 忌疏风消肿
D. 忌早用纯苦寒
E. 禁辛温发散

三、改错题

31. 普济消毒饮是由黄芩、黄连、玄参、连翘、大青叶、马勃、牛蒡子、薄荷、僵蚕、桔梗、升麻、柴胡、银花、生甘草等药组成。

32. 初起憎寒壮热，继而头面红肿热痛，咽痛，经治疗证情减轻。现身热已退，头面焮肿消失，口渴，欲饮，纳呆，咽干，目干涩，唇干红，舌干少津，苔少，脉细微数，其诊断为：烂喉痧，余毒伤阴，方用薛氏五叶芦根汤。

四、简答题

33. 何谓"肌肤丹痧"？

34. 请简述"大头瘟"风热毒邪犯卫的临床表现，治法和常用处方的方名。

35. 请简述温毒类温病与一般温病治疗上有何不同？

五、问答题

36. 请述三黄二香散、金黄散、玉钥匙、锡类散的临床运用。

37. 请述烂喉痧、大头瘟后期病机、证治之异同。

六、病例分析

对每个病例进行诊断（包括病名和证型）、辨证分析，拟出治法和方药

38. 王某，男性，9岁，1月4日突然出现恶寒发热，头面微红肿，咽痛。症状日渐加重，1月7日来诊时发热（T39.2℃）无恶寒，口渴烦躁，头面焮肿疼痛，咽喉疼痛加甚，身无红疹，舌红，苔黄，脉数。

39. 李某，女性，10岁，1月2日突然出现恶寒发热，头面微红肿，咽不适，症状日见加甚，1月7日来诊时见高热（T39.1℃）无恶寒，气促而促，烦躁口渴，头面红肿热痛加甚，目赤，双耳周红肿，大便干结，二日未行，小便短赤，舌赤苔黄，脉数实。

40. 谢某，女性，8岁，1月2日突然发病，初起憎寒发热，继则壮热烦渴，咽喉红肿疼痛，溃烂，肌肤红色疹点隐约可见。1月4日来诊时，高热（T39.5℃），汗多，口渴欲饮，烦躁不安，咽喉红肿糜烂，气道阻塞，声哑气急，间见神昏谵语，喉间痰鸣，肌肤丹痧密布，赤紫成片，舌绛干燥，遍起芒刺，状若杨梅，脉细数。

 答案

一、填空题

1. 憎寒壮热　局部肿毒
2. 清热解毒　外治
3. 玉钥匙
4. 清热解毒，化腐生新　咽喉红肿而糜烂

二、选择题

（一）A 型题

5. D。答案分析：在吴鞠通《温病条辨》中，他认为温毒作为九种温病之一，其临床表现除具有一般温病特点外，还有局部红肿热痛特征。

6. E。答案分析：根据恶寒发热，全身酸楚，头面红肿等为辨证要点，此乃风热时毒侵犯肺卫，故疏风透表，宣肺利咽。

7. A。答案分析：壮热烦渴，头面焮肿疼痛明显，舌红苔黄等应为大头瘟之毒盛肺胃，故用普济消毒饮。

8. E。答案分析：除身热如焚，头面赤肿痛等症状外，还有大便秘结，属于大头瘟之毒盛肺胃、热结肠腑，故用通圣消毒散。

9. B。答案分析：玉钥匙、锡类散用于烂喉痧；珠黄散为化痰内服药；碧玉散为清热利湿内服药。

10. B。答案分析：二黄二香散组成为黄连、大黄、黄柏、乳香、没药，而无黄芩。

11. C。答案分析：本证既无恶寒发热、脉浮等卫分证表现，也无斑疹密布、出血等血分证表现。

12. E。答案分析：本证既有壮热，汗多，口渴，烦躁等气分证，又有丹痧密布，赤紫成片，舌干绛遍起芒刺等营血分证，应为烂喉痧毒燔气营（血）。

13. C。答案分析：普济消毒饮中没有黄柏、大黄。

14. C。答案分析：大头瘟无肌肤丹痧的症状，故后期亦无皮肤干燥脱屑。

15. A。答案分析：本证无咽喉糜烂，肌肤丹痧等，应属大头瘟，且无表证和营（血）证。

16. D。答案分析：本证为大头瘟后期，胃阴耗伤，故用七鲜育阴汤。

17. C。答案分析：气分见壮热，汗多，口渴，烦躁；营（血）分见丹痧密布，红晕如斑，赤紫成片，舌绛干燥，遍起芒刺，形如杨梅。

18. E。答案分析：烂喉痧，余毒未尽故低热；肺胃阴伤则口干唇燥，干燥皮屑。

（二）B 型题

19. B。答案分析：玉钥匙、锡类散用于烂喉痧；三黄二香散大头瘟热毒炽盛肺胃而头面红肿热痛。

20. A。答案分析：金黄散用于头面红肿热痛而未成脓；玉钥匙、锡类散用于烂喉痧。

21. A。答案分析：根据壮热烦渴，头面焮肿疼痛明显，舌红苔黄症状，本证属大头瘟毒盛肺胃，故用普济消毒饮。

22. B。答案分析：根据壮热不恶寒，咽喉红肿糜烂，肌肤丹痧显露等症状，本证属烂喉痧毒壅上焦，余氏清心凉膈散主之。

23. E。答案分析：本证属烂喉痧温热毒邪犯卫，治宜透表泄热，解毒利咽，凉营透疹。

24. B。答案分析：本证既有壮热，汗多，口渴，烦躁等气分证，又有丹痧密布，赤紫成片，舌干绛遍起芒刺等营血分证，本证属烂喉痧毒燔气营（血），治宜清气凉营（血），解毒救阴。

25. C。答案分析：舌绛干燥，遍起芒刺，状如杨梅为热入营（血）的舌象。

26. E。答案分析：舌红而干为阴液耗伤的舌象。

（三）X 型题

27. A C D E。答案分析：通圣消毒散的组成为：防风、川芎、白芷、银花、连翘、牛蒡子、山栀子、桔梗、甘草、犀角、葱白、大青叶、薄荷、淡豆豉、滑石、芒硝、生大黄。没有玄参、僵蚕、升麻、柴胡、陈皮。

28. A C E。答案分析：丹痧密布、咽喉疼痛糜烂为烂喉痧的特征。

29. B D E。答案分析：烂喉痧后期仍有低热，大头瘟则无皮肤干燥脱屑。

30. A B C。答案分析：本病初期早用纯苦寒易遏邪；本病为温热毒邪，辛温发散可助热化火。

三、改错题

31. 应改为：普济消毒饮是由黄芩、黄连、玄参、连翘、板蓝根、马勃、牛蒡子、薄荷、僵蚕、桔梗、升麻、柴胡、陈皮、生甘草组成。

答案分析：普济消毒饮无大青叶、银花。

32. 改为：其诊断为：大头瘟，胃阴耗伤，方用七鲜育阴汤。

答案分析：头面红肿热痛属大头瘟的特征。薛氏五叶芦根汤则用于湿温病之湿热之邪未尽。

四、简答题

33. 答：肌肤丹痧是指皮肤布有红色的痧疹，扪之碍手，退后有皮屑。

34. 答：大头瘟邪犯肺卫的临床表现：恶寒发热，热势不甚，无汗或少汗，头痛，头面红肿，全身酸楚，目赤，咽痛，口渴，舌苔薄黄，脉浮数。其治法为疏风透表，宣肺利咽，方用加味葱豉桔梗汤。

35. 答：温毒类温病是感受风热时毒或温热时毒为患，因其致病因素既有六淫温邪的性质，又有攻冲走窜和蕴结壅滞的特点，故这类温病除了具有一般温病的临床表现外，还具有局部红肿热痛，甚至溃烂，或发斑疹等特点。因此，治疗既要针对病因审因论治，又要针对肿毒特征注意清热解毒。此外，其局部症状明显，故要配合清热解毒、行瘀止痛之外敷方，以增强内服药之功效。

五、问答题

36. 答：三黄二香散、金黄散、玉钥匙、锡类散均为温毒类温病的局部用方。其中，三黄二香散、金黄散用于大头瘟的局部外敷；玉钥匙、锡类散则用于烂喉痧之吹喉。金黄散多用于大头瘟初起，头面红肿热痛而未成脓之时，有清热消散之效；三黄二香散因具有清火解毒，消肿止痛作用，而用于大头瘟头面红肿热痛明显者。玉钥匙具有清热利咽，定痛消肿作用，可用于喉痧初起咽喉红肿而未糜烂者；锡类散则适宜喉痧之咽喉红肿而糜烂者，具有清热解毒，化腐生新之作用。

37. 答：大头瘟、烂喉痧后期多见肺胃阴伤表现，由于致病温毒不同，临床表现有所差异。大头瘟由于其营血分传变较烂喉痧相对为少，而以头面红肿为局部特征，故后期一般无发热；烂喉痧后期则常留有余邪而出现午后低热，因其局部症状为肌肤丹痧，后期则表现为皮肤干燥而脱屑。治疗上，大头瘟以滋养胃阴为主，方用七鲜育阴汤；烂喉痧则在滋阴生津基础上，兼清余热，使用清咽养营汤。

六、病例分析

38. 诊断：大头瘟。

辨证：毒盛肺胃。

辨证分析：根据其发病季节在1月（冬季）和初起表现为风热毒邪犯卫，尤其具有头面红肿之局部症状，本病可诊为大头瘟。风热时毒侵犯肺卫，肺卫之邪不解，则内传气分，表现为邪热壅于肺胃。热毒炽盛，充斥肺胃则壮热口渴，烦躁不安，咽喉疼痛加剧；头为诸阳之会，风热时毒上窜，壅结头面脉络，则见头面焮肿疼痛；舌红苔黄，脉数实皆里热毒盛之征象。

治法：清热解毒，疏风消肿。

方药：普济消毒饮加减：黄芩8g，黄连3g，玄参12g，连翘10g，板蓝根15g，马勃5g，牛蒡子10g，薄荷5g（后下），僵蚕6g，桔梗5g，升麻5g，柴胡5g，陈皮4g，甘草4g。

另用三黄二香散局部外敷红肿处。

39. 诊断：大头瘟。

辨证：毒壅肺胃，热结肠腑。

辨证分析：发病季节在冬季、具有头面红肿之局部症状等，可诊为大头瘟。病变初起为风热时毒侵犯肺卫，之后病情日见加重，邪从肺卫进入气分，风热时毒壅结肺胃形成毒壅肺胃，热结肠腑证。肺热壅盛则身热气粗而促；胃热津伤则烦热口渴，小便热赤短少；邪毒壅滞肠腑则大便秘结；肺胃热毒上攻头面则头面焮赤肿痛，咽痛，目赤；舌苔黄，脉数是肺胃热毒炽盛之征象。

治法：清透热毒，攻下泄热。

方药：通圣消毒散：防风、川芎、白芷、银花、连翘、牛蒡子、山栀子、滑石各12g，芒硝、生大黄、桔梗、甘草各6g，水牛角20g，大青叶10g，薄荷4g，淡豆豉8g。

另用三黄二香散局部外敷红肿处。

40. 诊断：烂喉痧。

辨证：毒燔气营（血）。

辨证分析：病者为8岁患儿，发病于冬季，具有咽喉红肿糜烂及肌肤丹痧等特征，可诊为烂喉痧。气分邪毒炽盛，则见壮热，汗出，口渴，烦躁；营（血）分热毒炽盛，故见肌肤丹痧，红晕如斑；舌绛干燥，遍起芒刺，状如杨梅，脉细数等，为热灼营阴之征。故本病辨证为毒燔气营（血）。

治法：清气凉营，解毒救阴。

方药：凉营清气汤：水牛角30g（先煎），鲜石斛10g，黑山栀10g，丹皮10g，鲜生地15g，薄荷叶6g（后下），黄连6g，赤芍12g，玄参10g，生石膏30g（先煎），生甘草4g，连翘10g，鲜竹叶6g，茅根10g，芦根12g。

另用锡类散吹喉。

第十章 温疫类温病

第一节 湿 热 疫

习题

一、填空题

1. 湿热疫是由_____引起的一类急性外感热病。其特点为初起以_____的表现为主要证候。

2. 一般认为吴又可《温疫论》所论温疫为_____，余师愚《疫疹一得》所论温疫为_____。

二、选择题

（一）A 型题

3. 吴又可认为湿热疫初起病机在：

A. 肺　　　B. 脾胃
C. 三焦　　D. 膜原
E. 膀胱

4. 湿热疫的发病，其季节为：

A. 春　　B. 夏
C. 秋　　D. 冬
E. 不拘季节

5. 下列哪项不是湿热疫的诊断要点：

A. 有强烈的传染性
B. 起病急，病情重
C. 病初多见肺卫证候
D. 病程中易见脾胃、大小肠证候
E. 病程中易见三焦气分证候

（二）B 型题

A. 《温疫论》

B. 《广瘟疫论》

C. 《松峰说疫》

D. 《寒温条辨》

E. 《疫疹一得》

6. 余师愚所著：

7. 戴天章所著：

A. 余师愚　　B. 吴又可
C. 戴天章　　D. 杨栗山
E. 刘奎

8. 对温疫立汗、下、清、和、补五法施治者为：

9. 沿袭吴又可温疫学说，新组"除湿达原饮"者为：

（三）X 型题

10. 湿热疫病程中易出现的证候为：

A. 脾胃　　B. 大小肠
C. 三焦　　D. 肝肾
E. 肺

三、改错题

11. 湿热疫，初起疠气遏伏膜原，治宜清热利湿；胶闭大肠，治宜苦寒攻下。

12. 湿热疫邪遏膜原，出现身热持续，苔白腻厚如积粉，脉不沉不浮而数为病重，其中热势的高低是辨别轻重的关键。

四、简答题

13. 何谓"出表"。

14. 请述湿热疫的诊断要点。

五、问答题

15. 请述湿热疫病机传变。

答案

一、填空题

1. 湿热性质的疠气　疠气遏伏膜原
2. 湿热疫　暑燥疫

二、选择题

（一）A型题

3. D。答案分析：吴又可曰"邪从口鼻而入，则其所舍，内不在脏腑，外不在经络，舍于挟脊之内，去表不远，附近于胃，乃表里之分界，是为半表半里，即《针经》所谓横连膜原是也"。认为湿热疫初起病机既非在表，亦非在里，而是在半表半里之膜原。

4. E。答案分析：湿热疫虽以湿热气候季节多见，但发病一般不拘年分、季节和地域。

5. C。答案分析：湿热疫具有强烈的传染性，起病急，病情重，病程中易见脾胃、大小肠或流连三焦气分证候均为湿热疫的诊断要点。但湿热疫病初不是以肺卫证候多见，而是邪伏膜原的证候。

（二）B型题

6. E。答案分析：《温疫论》为吴又可所著；《松峰说疫》为刘奎所著；《广瘟疫论》戴天章所著；《寒温条辨》为杨栗山所著。

7. B。答案分析：《温疫论》为吴又可所著；《松峰说疫》为刘奎所著；《疫疹一得》余师愚所著；《寒温条辨》为杨栗山所著。

8. C。答案分析：戴天章《广瘟疫论》在《温疫论》基础上，对温疫的辨证施治广为发挥，特别在辨气、辨色、辨舌、辨脉、辨神、辨温病兼挟证等方面尤有心得，并立汗、下、清、和、补五法施治。

9. E。答案分析：刘奎《松峰说疫》沿袭吴又可温疫学说，新组"除湿达原饮"，明确以湿热相称，为温疫的分类奠定了基础。

（三）X型题

10. A　B　C。答案分析：湿热疫，初起疠气遏伏膜原，病程中易见脾胃、大小肠或流连三焦气分证候，而较少出现肝肾肺的证候。

三、改错题

11. 应改为：初起疠气遏伏膜原，治宜疏利透达；胶闭大肠，治宜轻法频下。

答案分析：疠气遏伏膜原，清热恐疫邪郁伏；胶闭大肠，非燥结肠腑，故不能苦寒攻下，恐疫邪不去，反伤正气。

12. 应改为：湿热疫邪遏膜原，出现身热持续，苔白腻厚如积粉，脉不沉不浮而数为病重，其中白苔薄与厚是辨别轻重的关键。

答案分析：苔薄与厚是湿热疫毒深浅的标志。

四、简答题

13. 答：所谓出表，系指轻浅之证，稍加治疗病邪即可以外出，疾病向愈。

14. 答：①有强烈的传染性和流行性，并根据流行特点作为重要诊断依据；②起病急，病情重，病初多见邪伏膜原的证候；③病程中易见脾胃、大小肠，或三焦气分证候。

五、问答题

15. 答：湿热性疠气多从口鼻而入，遏伏膜原，或出表而病愈，或内传入里犯及脾胃、大小肠、三焦等脏腑。内传入里，或与积滞夹杂，胶闭大肠；或清浊相干，出现吐泻交作；或疫秽郁闭中焦，出现气机不通之腹绞痛，欲吐泻而不得；或疫困脾土，肝木反乘。疫秽遏伏无出路，则波及营血，甚至邪入心脑，出现昏迷。疫毒化燥，内传阳明，或热盛伤津，或邪结肠腑。病情不能控制，则阴液耗竭，或阴竭阳脱。病久入厥阴，可成为正衰邪恋之痼疾。

第二节 暑 燥 疫

习题

一、填空题

1. 暑燥疫是由_____引起的一类急性外感热病。其特点为初起即见_____，甚至_____证候并见。

2. 暑燥疫临床常见_____等一派热毒极盛的表现。

3. 暑燥疫后期可因正衰邪恋而留下_____、_____、_____等后遗症。

4. 暑燥疫总的治疗原则是选用_____。

二、选择题

（一）A 型题

5.《疫疹一得》所述疫疹一病，是指：
   A. 感受湿热特点的疠气而发
   B. 感受暑热特点的疠气而发
   C. 感受风热时毒而发
   D. 感受温热时毒而发
   E. 感受温热病邪而发

6. 对温疫的治疗，强调清热解毒、凉血滋阴，制定清瘟败毒饮者为：
   A. 叶天士   B. 吴又可
   C. 戴天章   D. 薛生白
   E. 余师愚

7. 暑燥疫，起病以何证为多见：
   A. 邪在卫分   B. 卫气同病
   C. 卫营同病   D. 邪在气分
   E. 气营同病

（二）B 型题

   A. 杨栗山   B. 王孟英
   C. 余师愚   D. 吴又可

   E. 丁甘仁

8. 提出"昔有三人，冒雾早行，空腹者死，饮酒者病，饱食者不病"的医家是：

9. 被王孟英誉之为"独识淫热之疫，别开生面，洵补昔贤之未逮，堪为仲景之功臣"的医家是：

（三）X 型题

10. 暑燥疫的临床常见症状有：
    A. 高热   B. 斑疹
    C. 头痛   D. 出血
    E. 身痛

11. 暑燥疫的病机特点有：
    A. 起病急
    B. 病变发展迅速
    C. 病情重
    D. 具有剧烈的传染性
    E. 无明显阶段过程

三、改错题

12. 湿热疫比暑燥疫发病更为急骤，传变更为迅速。

四、简答题

13. 请述暑燥疫的诊断要点。

五、问答题

14. 请述暑燥疫的病机传变。

15. 如何区别湿热疫与暑燥疫。

答案

一、填空题

1. 暑燥淫热之疠气　热毒燔炽阳明，充斥表里、上下、内外　卫气营血几个阶段

2. 高热、头痛、身痛、斑疹、出血，甚至昏谵、痉厥

3. 低热 痴呆 瘫痪

4. 针对疠气的有效药物，迅速祛除疠气，扭转病情

二、选择题

（一）A 型题

5. B。答案分析：《疫疹一得》中的疫疹之病，即指感受暑热特点的疠气所引起的以肌表发有斑疹为特点的温疫病，暑燥疫与之相当。

6. E。答案分析：余师愚认为温疫乃感四时不正疠气为病，力主火毒致病说，故在治疗上，余氏强调清热解毒、凉血滋阴为主，拟清瘟败毒饮为主方，融清热、解毒、护阴为一法。

7. B。答案分析：暑燥疫为感受暑燥淫热之疠气所致，初起多为卫气同病，出现寒热，少汗，头项强痛，肢体酸疼等；入里方则见热毒充斥表里上下之证。

（二）B 型题

8. D。答案分析：此语乃吴又可在《温疫论》中提出。

9. C。答案分析：余师愚在前人理论基础上，结合自己的实践经验，著成《疫疹一得》，并为暑燥疫的治疗开拓了新的境地，因此，被王孟英所称赞。

（三）X 型题

10. A B C D E。答案分析：暑燥疫其特点为热毒燔炽阳明，充斥表里、上下、内外，甚至卫气营血几个阶段证候并见，故上述症状均常见。

11. A B C D E。答案分析：暑燥疫为感受暑燥淫热之疠气所致，故有强烈的传染性和流行性；暑燥疫，则邪来凶猛，病变迅速，因常常同时出现卫气营血数个阶段证候并见，故无明显阶段过程。

三、改错题

12. 应改为：暑燥疫比湿热疫发病更为急骤，传变更为迅速。

答案分析：暑燥疫起病急骤，传变迅速，常常同时出现卫气营血数个阶段证候并见，而无明显阶段过程；湿热疫虽然亦起病急，但病程中则常见脾胃、大小肠，或流连三焦气分证候。

四、简答题

13. 答：诊断要点为：①依据流行特点作为重要诊断线索，有强烈的传染性和流行性。②起病急，病变发展迅速，病情重。③初起无论是否兼表，皆里热炽盛，邪毒进而充斥表里上下。常常同时出现卫气营血数个阶段证候并见。

五、问答题

14. 答：暑燥疫为感受暑燥淫热之疠气所致，初起多为卫气同病，出现寒热，少汗，头项强痛，肢体酸疼等；入里可闭结胃肠或熏蒸阳明甚则见热毒充斥表里上下之证，见壮热头痛，两目昏瞀，狂躁谵语，骨节烦疼，甚则痉厥、吐衄发斑，舌绛苔焦；热毒深伏，可出现昏愦不语等。若邪来凶猛，病变迅速，则无明显阶段过程。

15. 答：湿热疫是由湿热性质的疠气所引起；暑燥疫是由暑燥淫热之疠气所引起。湿热疫初起以疠气遏伏膜原的表现为主要证候，临床常见寒热交作，苔白厚腻如积粉，脉不浮不沉而数等表现；暑燥疫初起即见热毒燔炽阳明，充斥表里、上下、内外，临床常见高热、头痛、身痛、斑疹、出血、甚至昏谵、痉厥等一派热毒极盛的表现。湿热疫病程中易见脾胃、大小肠，或流连三焦气分证候；暑燥疫则常常同时出现卫气营血数个阶段证候并见。

第三节　温疫类温病主要证治

✒ 习题

一、填空题

1. 暑燥疫，发热恶寒，无汗，头痛项强，肢体酸痛，口渴唇焦，呕吐恶心，腹胀便秘，舌边尖红，苔黄燥，脉浮数。辨证为_____治法为_____。

2. 达原饮方的组成药物有_____。

3. 素有内伤，感受疫毒，而出现身热，口不渴，默默不语，神识不清，胁下刺痛，时有肢体疼痛，脉数。其辨证为_____，选方为_____。

4. 湿热疫，目陷脉伏兼见转筋者，选方为_____。

5. 干霍乱的临床特征为_____。

6. 通脉四逆汤是由_____所组成。

二、选择题

（一）A 型题

7. 湿热疫，邪遏膜原的舌象为：
    A. 舌红苔黄燥
    B. 舌红绛苔白厚腻如积粉
    C. 舌红苔黄腻
    D. 舌红起刺苔黄厚腻
    E. 舌红绛苔少

8. 湿热疫，初始憎寒而后发热，后但热不寒，昼夜发热，午后尤甚，头身疼痛，脉不浮不沉而数，舌苔白厚腻如积粉，舌红绛。其选方为：
    A. 三仁汤　　B. 王氏连朴饮
    C. 达原饮　　D. 藿香正气散
    E. 蒿芩清胆汤

9. 素有内伤，感受疫毒，日久不解，正虚邪恋而身热，口不渴，默默不语，神识不

清，胁下刺痛，时有肢体疼痛，脉数。治宜：
    A. 清络饮
    B. 薛氏五叶芦根汤
    C. 青蒿鳖甲汤
    D. 三甲散
    E. 三甲复脉汤

10. 疫毒流行之时，患者突然出现发热，暴吐暴泻，吐出物酸腐热臭，混有食物残渣，泻下物热臭难闻，呈黄水便，甚至如米泔水，头痛身痛，烦渴，脘痞，腹中绞痛，小便黄赤灼热，舌苔黄腻，脉濡数。其辨证为：
    A. 邪遏膜原　　　B. 清浊相干
    C. 秽浊郁闭中焦　D. 疫困脾土
    E. 疫漫三焦

11. 霍乱转筋，治宜：
    A. 连朴饮　　B. 通圣消毒散
    C. 达原饮　　D. 蚕矢汤
    E. 普济消毒饮

12. 燃照汤和蚕矢汤，两方组成中均共有：
    A. 半夏、山栀、黄芩
    B. 制厚朴、佩兰
    C. 木瓜、薏苡仁、黄连
    D. 滑石、豆豉
    E. 通草、吴茱萸、白蔻仁

13. 胃苓汤用于内有脾湿，复感湿热性疠气，其舌苔一般出现为：
    A. 舌苔黄燥　　B. 舌苔白腻
    C. 舌苔黄腻　　D. 舌苔白燥
    E. 舌苔少

14. 患者，38 岁，旅游时经过疫区，8月 3 日回家后出现发热，头痛，胁肋胀痛，脘痞腹胀，恶心呕吐，口不渴，身重乏力，便溏，苔白腻，脉濡。治宜：
    A. 胃苓汤　　B. 燃照汤

C. 达原饮　　D. 蚕矢汤

E. 神犀丹

15. 患者，女，41岁，近来其居住区周围有疫情出现，7月25日开始出现发热，烦躁，胸闷腹胀，呕吐，大便秘结，小便黄赤，身目发黄，舌质红绛，苔黄腻干燥，脉滑数。其辨证为：

A. 邪遏膜原

B. 邪正清浊相干胃肠

C. 疫困脾土

D. 疫漫三焦

E. 秽郁闭中焦

（二）B型题

A. 暑热疫疠毒邪充斥表里，

B. 暑热疫疠毒邪充斥三焦，

C. 湿热秽浊郁闭中焦

D. 湿热秽浊郁遏膜原

E. 湿热秽浊清浊相干胃肠，津液亡失

16. 霍乱转筋的病机为：

17. 干霍乱的病机为：

A. 大定风珠　　B. 三甲散

C. 神犀丹　　D. 通脉四逆汤

E. 胃苓汤

18. 疫毒深入，出现吐泻不止，目眶凹陷，指螺皱瘪，面色㿠白，呼吸短促，声嘶，疲软无力，心烦，口渴引饮，尿少，舌质干红，脉细数。治宜：

19. 疫毒深入，出现恶寒倦卧，精神萎靡，呼吸微弱，语声低怯，汗出身凉，四肢厥冷，舌质淡白，脉沉细，甚则细微欲绝。治宜：

（三）X型题

20. 发热，卒然腹中绞痛，痛甚如刀割，欲吐不得吐，欲泻不得泻，烦躁闷乱，甚则面色青惨，昏愦，四肢逆冷，头汗如雨，舌淡苔白，脉沉伏。方用：

A. 行军散　　B. 紫雪丹

C. 玉枢丹　　D. 猴枣散

E. 安宫牛黄丸

21. 疫毒流行之时，患者突然出现发热，暴吐暴泻，吐出物酸腐热臭，混有食物残渣，泻下物热臭难闻，呈黄水便，甚至如米泔水，头痛身痛，烦渴，脘痞，腹中绞痛，小便黄赤灼热，舌苔黄腻，脉濡数。其治疗应选用：

A. 连朴饮　　B. 蚕矢汤

C. 达原饮　　D. 桂苓甘露饮

E. 燃照汤

22. 蚕矢汤的组成有：

A. 晚蚕砂、木瓜、薏苡仁

B. 佩兰、滑石、白蔻仁

C. 黄芩、通草

D. 吴茱萸、焦山栀

E. 制半夏、黄连、大豆黄卷

23. 三甲散中的药物包括：

A. 穿山甲　　B. 龟甲

C. 牡蛎　　D. 土鳖虫

E. 鳖甲

24. 湿热疫毒遏伏膜原，治宜：

A. 透达　　B. 疏利

C. 汗散　　D. 苦泄

E. 化浊

25. 湿热疫毒遏伏膜原，其辨证要点有：

A. 头身疼痛

B. 四肢抽搐

C. 脉不浮不沉而数

D. 昼夜发热，午后尤甚

E. 舌红绛苔白厚腻如积粉

26. 温疫类温病的特点有：

A. 起病急骤

B. 传变迅速

C. 常见疫邪犯及多个部位

D. 常见疫邪犯及多个层次

E. 表现为卫气营血证交叠

27. 清瘟败毒饮乃下列几方组合：

A. 小承气汤　　B. 黄连解毒汤

C. 白虎汤　　　D. 清营汤

E. 犀角地黄汤

三、改错题

28. 疫毒传脾，胶闭大肠，宜小承气汤加减。

29. 手足厥冷，腹痛自汗，口渴，口唇指甲青紫，小便黄赤，六脉俱伏，为寒邪内伏，阴盛格阳，应重用附子之品。

30. 玉枢丹具有辟秽化浊，开窍逐邪之功效，最宜治疗暑热疫疠毒邪充斥表里。

31. 清瘟败毒饮中石膏、生地、黄连、水牛角四味，可按脉浮大而数用大量，沉而数用中量，六脉沉细而数用小量。

脉浮大系疫毒游溢，沉数者为疫毒郁闭较深，如若六脉沉细而数，则属疫毒挟秽浊郁伏深重。

32. 行军散具有清热舒筋，和中利湿，解毒化浊的作用，适用于目陷脉伏兼见转筋拘挛者。

四、简答题

33. 何谓霍乱转筋？

34. 何谓干霍乱？

35. 请简述湿热秽浊疫邪，邪正清浊相干胃肠的辨证要点。

五、问答题

36. 请述治疗"干霍乱"的三种简便有效的方法。

六、病例分析

对每个病例进行诊断（包括病名和证型）、辨证分析，拟出治法和方药

37. 刘某，女，42 岁。患者于 8 月 25 日下午，在大排档购食饭菜后，觉腹部不适，傍晚 6 时许突然出现吐泻交作，至 8 时来诊时已吐泻 20 多次。症见高热，吐泻交作，吐

出酸腐物，挟有食物残渣，泻下物热臭，呈黄水样，近几次如米泔水，头身疼痛，烦渴，脘痞，腹中绞痛阵作，小便黄赤灼热，舌苔黄腻，脉濡数。

38. 张某，男，35 岁，农民，1998 年 6 月 2 日初诊。患者三天前无明显诱因而出现发热恶寒，头痛项强，肢体酸痛，口渴唇干，次日恶寒消失，热势增高，头身疼痛，面红目赤，既在当地医院治疗，病情未见好转。现见：高热，体温 39.8℃，头痛如劈，两目昏瞀，狂躁谵妄，口干咽痛，腰如被杖，骨节烦疼，时有鼻腔出血，胸背部可见红斑，舌绛苔焦干，脉浮大而数。

答案

一、填空题

1. 卫气同病　表里双解

2. 槟榔、厚朴、草果、知母、芍药、黄芩、甘草

3. 正衰邪恋　三甲散

4. 蚕矢汤

5. 腹中绞痛，欲吐不得吐，欲泻不得泻

6. 炙甘草、熟附子、干姜

二、选择题

（一）A 型题

7. B。答案分析：湿热疫邪遏膜原，病位在半里半表，湿重热清，故苔白厚腻而不黄；苔少则为阴虚。

8. C。答案分析：乃湿热疫疠秽浊之邪遏阻盘居膜原，故用达原饮。

9. D。答案分析：三甲散刚柔相济，扶正而不恋邪，祛邪又不伤正，适宜素有内伤，复感疫毒，正衰邪恋之证。

10. B。答案分析：根据呕吐泻下，舌苔黄腻，脉濡数，可诊断为湿热疫，因其有暴吐暴泻，腹部绞痛阵作等，应辨证为清浊相

干。

11. D。答案分析：蚕矢汤具有清热舒筋，和中利湿，解毒化浊的作用。其中木瓜、蚕砂专为霍乱转筋而设，因此，适用于目陷脉伏兼见转筋拘挛者。

12. A。答案分析：燃照汤组成为：黄芩、山栀、厚朴、佩兰、滑石、豆豉、半夏、白蔻仁；蚕矢汤组成为：晚蚕砂、木瓜、薏苡仁、半夏、黄连、大豆黄卷、黄芩、通草、吴茱萸、山栀

13. B。答案分析：内有脾湿，复感湿热性疠气，出现为起病缓慢，胁肋胀痛，脘痞腹胀，纳谷不馨，口不渴，身重乏力，便溏等，属湿未化热，故舌苔白腻。

14. A。答案分析：根据胁肋胀痛，脘腹痞胀，身重乏力，苔白腻可辨证为疫困脾土，故使用胃苓汤。蚕矢汤、燃照汤用于湿热秽浊疫邪，邪正清浊相干胃肠；达原饮用于湿热疫初起，邪遏膜原；神犀丹用于疫毒热盛，疫漫三焦。

15. D。答案分析：根据身热，烦躁，黄疸，舌绛等辨证要点，可辨证为疫漫三焦。疫毒热盛，疫漫三焦，上焦则烦躁，胸闷；中焦则腹胀，呕吐；下焦则大便秘结，小便黄赤。疫毒深伏，毒瘀互结，则黄疸。

（二）B型题

16. E。答案分析：霍乱转筋是由于暴吐暴泻太过，体内津液大量亡失，筋脉失于濡养，拘急挛缩，故津液大量亡失是病机的关键。

17. C。答案分析：干霍乱其临床表现为腹中绞痛，欲吐不得吐，欲泻不得泻。是由于湿热秽浊疫毒闭阻中焦气机所致。

18. A。答案分析：目眶凹陷，指螺瘪瘪，声嘶，尿少尿闭，属阴液大伤征象；面色㿠白，呼吸短促，疲软无力为气随液脱；烦渴，舌干红，脉细数乃津液耗竭，水不制火所致，故辨证为亡阴，方用大定风珠。其

中，三甲散适宜素有内伤，复感疫毒，正衰邪恋；神犀丹用于疫漫三焦；胃苓汤用于疫困脾土，而通脉四逆汤则用于恶寒倦卧，精神萎靡，呼吸微弱，语声低怯，四肢厥冷，舌淡，脉沉细等亡阳之证。

19. D。答案分析：恶寒倦卧，精神萎靡，呼吸微弱，语声低怯，汗出身凉，四肢厥冷，舌质淡白，脉沉细，甚则脉细微欲绝等为亡阳之证，故用通脉四逆汤。三甲散适宜素有内伤，复感疫毒，正衰邪恋；神犀丹用于疫漫三焦；胃苓汤用于疫困脾土，大定风珠则用于亡阴之证。

（三）X型题

20. A C。答案分析：根据腹中绞痛，欲吐不得吐，欲泻不得泻等症状，证属秽郁闭中焦，治宜解毒辟秽，芳香开闭。其中，玉枢丹具有辟秽化浊，开窍逐邪之功效，最宜治疗疫毒霍乱中道闭阻，欲吐不得吐，欲泻不得泻之证。行军散解毒辟秽、芳香开闭，为窍闭神昏，厥逆脉伏之良药。

21. B E。答案分析：根据本证辨证要点，证属湿热秽浊疫邪，邪正清浊相干胃肠。治宜芳香化浊，分利逐邪。燃照汤具有清热解毒利湿、芳香辟秽化浊之功；蚕矢汤则具有清热舒筋，和中利湿，解毒化浊的作用，皆适用于本证。

22. A C D E。答案分析：蚕矢汤的组成为：晚蚕砂、木瓜、薏苡仁、半夏、黄连、大豆黄卷、黄芩、通草、吴茱萸、山栀。

23. A B C D E。答案分析：三甲散的组成为：鳖甲、龟甲、穿山甲、蝉蜕、僵蚕、牡蛎、土鳖虫、白芍、当归、甘草。

24. A B E。答案分析：遏伏膜原治宜透达膜原，疏利化浊。因湿热疫毒遏伏膜原，邪不在表，一般忌汗散，尚未入里，又不宜苦泄。

25. A C D E。答案分析：疫毒郁遏表里分界之膜原，则头身疼痛、苔白厚腻如

积粉、脉不浮不沉而数；昼夜发热，午后尤甚，为膜原之邪浮越之势。由于本证为湿热疫初起，故无四肢抽搐之症。

26. A B C D E。答案分析：温疫类温病由于病邪为疠气，故起病急、传变快、常见犯及多个部位和层次，往往无明显阶段过程。

27. B C E。答案分析：清瘟败毒饮中有生石膏、生地、黄连、水牛角、栀子、桔梗、黄芩、知母、赤芍、玄参、连翘、甘草、丹皮、竹叶。

三、改错题

28. 应改为：疫毒传脾，胶闭大肠，宜枳实导滞汤加减。

答案分析：疫毒传脾，胶闭大肠，非阳明腑实燥结，故不得用承气汤苦寒下夺。若误投承气大剂峻攻行速，徒伤正气而疫毒湿邪仍然胶结不去。此证往往要连续攻下，但制剂宜轻，因势利导，故宜枳实导滞汤加减。

29. 应改为：手足厥冷，腹痛自汗，口渴，口唇指甲青紫，小便黄赤，六脉俱伏，为热深厥深，真热假寒，应重用生石膏之品。

答案分析：自汗、口渴、小便黄赤均为热盛之象，口唇指甲青紫、六脉俱伏为邪毒郁伏深重之象，手足厥冷非寒盛或阳亡，而是热深厥深，真热假寒的表现，故不能使用附子，而要重用生石膏之清热之品。

30. 应改为：玉枢丹具有辟秽化浊，开窍逐邪之功效，最宜治疗疫毒霍乱中道闭阻之证。

答案分析：疫毒霍乱中道闭阻，以腹中绞痛，欲吐不得吐，欲泻不得泻为主要特征，其治法为解毒辟秽芳香开闭。暑热疫疠毒邪充斥表里，主要表现为身大热、头痛如劈，两目昏瞀，口干咽痛，腰如被杖，骨节烦疼，脉浮大而数等，治宜解毒清泄，凉血护阴，方用清瘟败毒饮。

31. 应改为：可按脉浮大而数用小量，沉而数用中量，六脉沉细而数用大量。

答案分析：一般而言，脉浮大系疫毒游溢，沉数者为疫毒郁闭较深，如若六脉沉细而数，则属疫毒挟秽浊郁伏深重。故清瘟败毒饮中石膏、生地、黄连、水牛角四味，应依次从小剂量到大剂量。

32. 应改为：蚕矢汤具有清热舒筋，和中利湿，解毒化浊的作用。

答案分析：行军散解毒辟秽、芳香开闭，为窍闭神昏，厥逆脉伏之良药，而不适用于目陷脉伏兼见转筋拘挛者。

四、简答题

33. 答：是由于暴吐暴泻太过，体内津液大量亡失，筋脉失于濡养，拘急挛缩，四肢抽搐，甚则阴囊收缩。霍乱转筋提示病情危重。

34. 答：是指湿热秽浊疫毒闭阻中焦气机，而出现腹中绞痛，欲吐不得吐，欲泻不得泻为特征的病证。

35. 答：暴吐暴泻，及其吐泻物的性状，腹部绞痛阵作，甚则转筋。

五、问答题

36. 答：可回答以下任何三点：①用烧盐放入热汤调服，以刺激咽喉探吐，一经吐出，不仅烦躁闷乱可减，而且可使下窍宣畅、二便通利。②用行军散或红灵丹搐鼻取嚏，以辟秽解毒，通闭开窍。③针刺十宣、委中出血，以通脉开窍，引邪外出。④用生大蒜捣烂，贴两脚心，或以吴萸研末，盐卤和，涂于两足心亦能取效。

六、病例分析

37. 诊断：湿热疫。
辨证：湿热秽浊疫邪，清浊相干胃肠。
辨证分析：本例发病于8月，时值夏秋

之交，起病急骤，由于饮食不当而暴吐暴泻，伴有脘痞，苔黄腻，故可诊断为湿热疫。秽浊疫邪郁阻中焦，脾胃受伤，升降失常，即作暴吐暴泻；腐熟运化失司，则吐出物挟有食物残渣；下迫大肠，则泻下物呈黄水样并带有黏液和泡沫；发热乃疫毒所为；头身疼痛湿热秽浊郁滞；疫毒壅滞胃肠，气机郁阻而脘痞、腹中绞痛时作；心烦口渴、小便黄赤灼热、舌苔黄腻、脉濡数为疫病已趋化热伤津之势。故属于湿热秽浊疫邪，清浊相干胃肠。

治法：芳香化浊，分利逐邪。

方药：燃照汤加减：黄芩 15g，焦山栀 10g，厚朴 10g，佩兰 15g，滑石 15g，炒豆豉 10g，法半夏 10g，白蔻仁 9g（后下），黄连 8g，竹叶 10g，天花粉 15g。

38. 诊断：暑燥疫。

辨证：暑热疫毒充斥，气营血同病。

辨证分析：本例发病于 6 月，时值夏季酷热之时，起病急骤，初期虽有恶寒等表证，但时间短暂，次日即出现气分证，可诊断为暑燥疫。疫毒传变迅速，以暑热疫疠毒邪充斥表里为表现。疫毒攻窜太阳、阳明则头痛如劈，两目昏瞀；游溢肾经故腰如被杖，骨节烦疼；疫疠热毒蒸腾，燔灼阳明，上干清窍则口干咽痛；热扰神明，故狂躁谵妄；苔焦起刺为耗津之象；舌绛，衄血发斑乃深入营血之征；其脉浮大系疫毒游溢。

治法：解毒清泄，凉血护阴。

方药：清瘟败毒饮：生石膏 40g（先煎），生地黄 20g，黄连 6g，水牛角 30g（先煎），栀子 10g，桔梗 10g，黄芩 15g，知母 15g，赤芍 10g，玄参 15g，连翘 10g，生甘草 5g，丹皮 10g，鲜竹叶 10g。

附　篇

第十一章　叶天士《温热论》

✒️习题

一、填空题

1. 叶天士《温热论》中提到："温邪上受，首先犯____，逆传____。肺主____属____，心主____属____。"

2. 叶天士《温热论》认为："在卫____之可也，到气才可_____，入营犹可_____，……入血就恐_____，直须_____。"

3. 对于温病的治疗叶天士《温热论》提到："温邪则热变最速。未传心包，邪尚在肺，肺主气，其合皮毛，故云在表。在表初用_____。挟____则加入薄荷、牛蒡之属，挟____加芦根、滑石之流。或____于热外，或____于热下，不与热相搏，势必孤矣。"

4. 叶天士《温热论》指出："风挟温热而燥生，清窍必干，为水主之气不能上荣，_____也。湿与温合，蒸郁而蒙蔽于上，清窍为之壅塞，_____也。"

5. 叶天士认为"若其邪始终在气分流连者，可冀其____透邪，法宜_____，令邪与____并，热达腠开，邪从汗出。"

6. 叶天士《温热论》："再论气病有不传血分，而邪留三焦，亦如伤寒中少阳病也。彼则____之半，此则____之势，随证变法，如近时杏、朴、苓等类，或如温胆汤

之____。因其仍在气分，犹可望其____之门户，转疟之机括。"

7. 对于下法的运用，叶天士指出："伤寒邪热在里，劫烁津液，下之宜____；此（湿温病）多湿邪内搏，下之宜____。伤寒大便溏为_____，不可再下；湿温病大便溏为_____，必大便____，慎不可再攻也。"

8. 叶天士认为："且吾吴湿邪害人最广，如面色白者，须要顾其____，湿胜则____也。"

9. 对于湿邪为患，叶天士《温热论》中提到："在阳旺之躯，____恒多，在阴盛之体，_____亦不少，然其____则一"

10. 对于湿热病的治疗，叶天士《温热论》中提到："救阴犹易，通阳最难，救阴不在____，而在____，通阳不在____，而在____"

11. 叶天士《温热论》中提到："营分受热，则____受劫，____，夜甚无寐，或____，即撤去气药。"

12. 对于邪入营分的治疗，叶天士《温热论》中提到："如从____陷入者，用犀角、竹叶之属；如从____陷入者，犀角、花露之品，参入凉血清热方中，……急急____为要。"

13. 叶天士《温热论》中提到："若斑出热不解者，胃津亡也，主以_____，重则如玉女煎，轻则如梨皮、蔗浆之类。或其人肾

142

水素亏，虽未及下焦，先自彷徨矣。必验之于舌，如甘寒之中加入_____，务在_____，恐其陷入易易耳。"

二、选择题

（一）A 型题

14. 叶天士认为湿热病证患者若其人"面色白者"，治疗须顾其：

    A. 阴液   B. 阳气
    C. 津液   D. 气
    E. 血

15. 叶天士认为湿热病证患者若其人"面色苍者"，治疗须顾其：

    A. 阴液   B. 阳气
    C. 津液   D. 气
    E. 血

16. 叶天士《温热论》认为：痰湿内结于胃，脘中痞闷，苔白而不燥者，治宜：

    A. 开泄   B. 苦泄
    C. 通泄   D. 透泄
    E. 渗泄

17. 叶天士认为温热挟痰湿之邪留滞三焦，治宜：

    A. 辛凉散风   B. 甘渗驱湿
    C. 透风于热外   D. 渗湿于热下
    E. 分消走泄

18. 邪留三焦之证，处于哪一阶段：

    A. 卫分   B. 气分
    C. 营分   D. 血分
    E. 气营同病

19. 《温热论》中"战汗"的机理是：

    A. 热邪逗留气分，正气奋起鼓邪外出
    B. 气分热炽，迫津外泄
    C. 湿热郁蒸
    D. 阳气受伤，卫虚不固
    E. 阳气欲脱

20. 最易流连气分的病邪是：

    A. 暑热病邪   B. 湿热病邪
    C. 燥热病邪   D. 温热病邪
    E. 风热病邪

21. 叶天士认为：温病斑出热不解，若其人素体肾水亏，治宜：

    A. 甘寒
    B. 苦寒
    C. 甘寒之中加入咸寒
    D. 苦寒之中加入咸寒
    E. 甘寒之中加入苦寒

22. 叶天士认为：温病若从湿热陷入营分者，治疗宜在凉血清热方中加入：

    A. 犀角，地黄
    B. 犀角，花露
    C. 犀角，人中黄
    D. 犀角，羚羊角
    E. 犀角，竹叶

23. 叶天士认为：温病若从风热陷入营分者，治疗宜在凉血清热方中加入：

    A. 犀角，地黄
    B. 犀角，花露
    C. 犀角，人中黄
    D. 犀角，银花
    E. 犀角，竹叶

24. 叶天士认为：温邪在表初用辛凉轻剂，挟湿则加入：

    A. 芦根，牛蒡   B. 芦根，滑石
    C. 芦根，薄荷   D. 薄荷，牛蒡
    E. 薄荷，滑石

25. 叶天士认为：温邪在表初用辛凉轻剂，挟风则加入：

    A. 芦根，牛蒡   B. 芦根，滑石
    C. 芦根，薄荷   D. 薄荷，牛蒡
    E. 薄荷，滑石

26. 《温热论》所谓"水主之气不能上荣"中"水主之气"是指：

    A. 肾气   B. 肾阴
    C. 肾精   D. 水气

E. 津液

27. 叶天士所谓"两阳相劫"中的两阳是指：
    A. 风邪与热邪　　B. 风邪与暑邪
    C. 阳明与少阳　　D. 太阳与阳明
    E. 太阳与少阳

28. 叶天士所谓"泻南补北"一法是指：
    A. 温补肾阳，祛寒救逆
    B. 滋肾救阴，清心泻火
    C. 通腑泄热，急下存阴
    D. 甘寒滋润，清养肺胃
    E. 清心凉营，生津养液

29. 《温热论》中所云："斑出热不解者"的病机是
    A. 胃津亡　　B. 肺津伤
    C. 肾阴枯　　D. 热毒盛
    E. 心阴虚

30. 《温热论》中所述"分消上下"是指：
    A. 清上泄下　　B. 宣肺攻下
    C. 凉膈通腑　　D. 清胃泄热
    E. 以上均不是

31. 叶天士认为用苦泄法治疗湿热痰浊内结于胃之证，症见胃脘痞闷，其舌苔应是：
    A. 白而不燥　　B. 灰白不燥
    C. 或黄或浊　　D. 黄白相兼
    E. 黄而干燥

32. 温病战汗后，若出现气脱，叶氏认为临床表现是：
    A. 汗出肤冷，倦卧不语，脉虚和缓
    B. 肤冷汗出，躁扰不卧，脉弦而数
    C. 肤冷汗出，躁扰不卧，脉象急疾
    D. 肤冷汗出，躁扰不卧，脉虚而缓
    E. 汗出肤冷，倦卧不语，脉象细数

33. 《温热论》中所论"通阳"法是指：
    A. 温补肾阳
    B. 温补脾阳
    C. 通阳补气

D. 化气利湿，通利小便
E. 温补肺气

34. 叶天士所谓"浊邪害清"的临床表现是：
    A. 口鼻咽唇干燥
    B. 耳聋目瞑鼻塞
    C. 昏谵舌謇
    D. 溲短尿浊
    E. 以上都不是

35. 下列除哪项外，均属叶氏所论胃脘痞闷宜用开泄法的适应范围：
    A. 外邪未解，里先结者
    B. 痰湿内阻，并无热象
    C. 邪郁未伸，气机不利
    D. 素属中冷，阴邪内聚
    E. 舌苔或黄或浊

36. 叶天士所述"入营犹可透热转气"是指：
    A. 凉营药中伍以辛温透表之品
    B. 凉营药中伍以辛凉透表之品
    C. 凉营药中伍以辛寒清气之品
    D. 凉营药中伍以凉血散血之品
    E. 凉营药中伍以轻清透泄之品

37. 叶天士所说"逆传心包"是指：
    A. 邪由卫分内陷营分
    B. 邪由上焦传入下焦
    C. 邪由肺卫内陷心包
    D. 邪由气分内传心包
    E. 以上均不是

38. 叶天士提出，若斑出热不解者，治宜：
    A. 苦寒清热泄火
    B. 辛寒清气泄热
    C. 甘寒清热生津
    D. 咸寒凉血养阴
    E. 咸寒软坚增液

39. 《温热论》中的"浊邪害清"之浊邪是指：

A. 痰饮　　　B. 湿热

C. 湿浊　　　D. 瘀血

E. 以上均不是

40.《外感温热篇》中"浊邪害清"之中的清是指：

A. 清阳　　B. 津液

C. 清窍　　D. 胃气

E. 正气

41. 对于温病斑疹病机的论述，哪项语出叶天士：

A. 斑为阳明热毒，疹为太阴风热

B. 斑属血者恒多，疹属气者不少

C. 热邪在胃，本属气分，见斑则属血者多矣；疹从血络而出，本属血分，然邪由气而闭其血，方成疹也

D. 斑由阳明胃热而发，疹因太阴肺热而生

E. 以上都不是

（二）B 型题

A. 阴液　　B. 阳气

C. 津液　　D. 气

E. 血

42. 湿邪害人，若其人"面色白者"，治疗须顾其：

43. 湿邪害人，若其人"面色苍者"，治疗须顾其：

A. 汗出肤冷，倦卧不语，脉虚和缓

B. 肤冷汗出，躁扰不卧，脉弦而数

C. 肤冷汗出，躁扰不卧，脉象急数

D. 肤冷汗出，躁扰不卧，脉虚而缓

E. 汗出肤冷，倦卧不语，脉象细数

44. 战汗后邪退正虚正安的主要表现为：

45. 战汗后气脱的主要表现为：

A. 阳斑　　B. 阴斑

C. 黑斑　　D. 虚斑

E. 内斑

46. 斑色淡红，四肢清冷，口渴不甚，脉不洪数者为：

47. 胸前微见数点斑，面赤足冷，下利清谷者为：

A. 玉女煎　　B. 梨皮、蔗浆

C. 金汁　　　D. 化斑汤

E. 知母、阿胶、龟板

48. 叶天士《温热论》中指出：若斑出热不解，因为胃津亡，轻者治疗可选用：

49. 叶天士《温热论》中指出：若斑出热不解，因为胃津亡，重者治疗可选用：

A. 吴又可　　B. 叶天士

C. 薛生白　　D. 吴鞠通

E. 余师愚

50.《温热论》的作者是：

51.《温疫论》的作者是：

52.《幼科要略》的作者是：

53.《疫病篇》的作者是：

A. 湿热积滞，胶结胃肠

B. 燥热内结，腑气不通

C. 湿阻肠道，传导失司

D. 湿热痰浊，内结胃脘

E. 气机郁滞，痰湿阻遏

54. 叶天士所论"三焦不得从外解，必致成里结"的病机是：

55. 叶天士所论邪结胃脘可与小陷胸汤或泻心汤治疗之证的病机是：

（三）X 型题

56. 叶天士认为能开泄湿浊，宣通气滞，以达归于肺的药物有哪些：

A. 杏仁　　B. 蔻仁

C. 苡仁　　D. 橘皮

E. 桔梗

57.《温热论》认为：温邪在表初用辛凉轻剂，挟湿则加入：

A. 芦根　　B. 滑石

C. 牛蒡　　D. 薄荷

E. 竹叶

58.《温热论》认为：温邪在表初用辛

凉轻剂，挟风则加入：

    A. 芦根   B. 滑石

    C. 牛蒡   D. 薄荷

    E. 竹叶

59. 叶天士的著作有：

    A. 《温病条辨》

    B. 《温热论》

    C. 《临证指南医案》

    D. 《幼科要略》

    E. 《温疫论》

60. 《温热论》中治疗邪气始终在气分留连的"益胃"之法是指：

    A. 和胃降逆   B. 补益胃气

    C. 清气生津   D. 宣展气机

    E. 灌溉汤液

61. 叶天士认为三焦不得从外解，必致成里结，里结于何：

    A. 脾   B. 胃

    C. 膜原   D. 大肠

    E. 肺

62. 叶天士《温热论》中对伤寒与湿温病运用攻下法的区别的论述包括：

    A. 伤寒下之宜猛

    B. 湿温病下之宜轻

    C. 伤寒大便溏为邪已尽，不可再下

    D. 湿温病大便硬为邪已尽，不可再攻

    E. 湿温病当轻法频下

63. 湿热痰浊结于胃脘，可以见到哪些脘腹部症状表现：

    A. 按之痛   B. 按之硬

    C. 自痛   D. 痞胀

    E. 腹中鸣

64. 叶天士认为邪结胃脘，若出现哪些舌苔表现，"虽有脘中痞闷"，不宜用苦泄法治疗：

    A. 苔白不燥   B. 苔黄

    C. 苔浊   D. 苔灰白不渴

    E. 苔黄白相兼

65. 《温热论》中论述的营分受热，血液受劫的临床表现可有哪些：

    A. 心神不安   B. 无寐

    C. 斑点隐隐   D. 斑疹隐隐

    E. 神昏

66. 《温热论》中对邪留三焦者治以分消走泄法，文中提到的治疗用药有：

    A. 蒿芩清胆汤

    B. 温胆汤

    C. 泻心汤

    D. 杏、朴、苓

    E. 杏、蔻、橘、桔

67. 有关斑疹的论述，下列哪些出自《温热论》：

    A. 宜见不宜见多

    B. 斑从肌肉出，属胃；疹从血络出，属经

    C. 斑属血者恒多，疹属气者不少

    D. 红轻、紫重、黑危

    E. 斑疹皆是邪气外露之象

三、改错题

68. 透热转气常用的药物为犀角、玄参、羚羊角之类。

69. 《温热论》中所说的"湿与温合，蒸郁而蒙蔽于上"，是指湿热酿痰蒙蔽心包。

70. 叶天士认为若邪气始终在气分流连者，可冀其战汗透邪，法宜开泄。

71. 湿温病邪结胃肠使用下法，当下至大便干结，表示邪已尽，不必再下。

72. 《温热论》中所谓"益胃"之法是指补益胃气。

73. 叶天士对于斑出热不解者强调"急急透斑为要"，是指尽早使用升提透达之品。

74. 叶天士认为邪留三焦的治疗当和解表里之半。

75. 斑疹是邪气外露之象，故斑疹出得

越多越好。

四、简答题

76. 何谓甘守津还？
77. 何谓"救阴不在血而在津与汗"？
78. 何谓开泄？
79. 何谓苦泄？
80. 何谓浊邪害清？
81. 何谓两阳相劫？
82. 何谓泻南补北？
83. 何谓逆传心包？
84. 如何理解"在卫汗之可也"？
85. 如何理解"到气才可清气"？
86. 如何理解"入营犹可透热转气"？
87. 如何理解"入血就恐耗血动血，直须凉血散血"？
88. 简述《温热论》中邪留三焦的治疗及代表方。
89. 简述叶天士《温热论》中温邪在卫表的治法。
90. 《温热论》中两次提到用"开泄"的治法，适应证有何不同？

五、问答题

91. 如何理解叶天士所说：辨营卫气血虽与伤寒同，若论治法则与伤寒大异也？
92. 湿热流连气分的治疗及转归是如何？
93. 《温热论》中："先安未受邪之地"的原意和引申意是指什么？
94. 叶天士《温热论》中里结阳明有哪些证型？湿热里结与伤寒里结运用下法有何不同？
95. 为什么叶天士说温病"救阴尤易，通阳最难"？
96. 如何理解"救阴不在血而在津与汗，通阳不在温而在利小便"？

 答案

一、填空题

1. 肺　心包　气　卫　血　营
2. 汗　清气　透热转气　耗血动血　凉血散血
3. 辛凉轻剂　风湿　透风　渗湿
4. 两阳相劫　浊邪害清
5. 战汗　益胃　汗
6. 和解表里　分消上下　走泄　战汗
7. 猛　轻　邪已尽　邪未尽　硬
8. 阳气　阳微
9. 胃湿　脾湿　化热
10. 血　津与汗　温　利小便
11. 血液　心神不安　斑点隐隐
12. 风热　湿热　透斑
13. 甘寒　咸寒　先安未受邪之地

二、选择题

（一）A 型题

14. B。答案分析：面色㿠白无华者，多属素体阳气不足，若再感湿邪，阳气更易被湿邪所伤，致湿胜阳微，治疗时尤应注意顾护阳气，即使湿渐化热，需用清凉之法，用之十分之六七即应停止，以免寒凉过度，重伤阳气，造成湿热虽去而阳气衰亡的恶果。

15. C。答案分析：面色青苍而形瘦之人，多属阴虚火旺，感受湿热病邪每易化燥伤阴，治疗时应顾护津液，不可恣胆温补，即使在疾病后期热退身凉的情况下，亦不可误认为虚寒证而乱投温补，以防余邪未尽，而致"炉灰复燃"。

16. A。答案分析：痰湿之邪内结胃脘，若胃脘部按之痛，或自痛，或痞胀，舌苔或黄或浊，说明痰湿之邪已经化热，治疗当用苦泄，可与小陷胸汤或泻心汤，随证治之。若虽有脘中痞闷，但舌苔白而不燥，则为痰

147

湿之邪尚未化热，治疗宜从开泄，宣通气滞，以达归于肺，药如杏、蔻、橘、桔等，轻苦微辛，具流动之品可耳。同理，若舌苔黄白相兼，为邪热已内传而表邪犹未解；若舌苔灰白且不渴者，为阴邪壅滞，阳气不化，或素禀中冷等，都不可乱投苦泄，治疗宜从开泄。

17. E。答案分析：《温热论》中说："再论气病有不传血分，而邪留三焦，亦如伤寒中少阳病也。彼则和解表里之半，此则分消上下之势，随证变法，如近时杏、朴、苓等类，或如温胆汤之走泄"。邪留三焦则造成气机郁滞，水道不利，水液输布失常，形成温热挟痰湿之证，临床多见寒热起伏，胸满腹胀，溲短，苔腻等症，治宜宣展气机，泄化痰湿，以杏、朴、苓宣上、畅中、渗下，或温胆汤化痰清热利湿。

18. B。答案分析：三焦是气机运行的通道，属气分。如《温热论》中说："再论气病有不传血分，而邪留三焦"，说明邪留三焦属气分证。

19. A。答案分析：温病过程中出现战汗，多为邪正剧烈交争。邪气在气分流连，经过清气生津，宣展气机，灌溉汤液等"益胃"法治疗后，使正气得到鼓舞，奋起鼓邪外出而出现战汗。但是战汗可以出现两种不同的结果，或者战汗邪解，或者战汗邪未解反伤正气。

20. B。答案分析：湿热病邪氤氲粘滞，容易弥漫三焦，流连气分。

21. C。答案分析：阳明胃热内迫营血致温病发斑，若患者素体肾水不足，邪热最易乘虚深入下焦，劫烁肾阴则热势更难外解，若见舌质绛而枯萎，即提示为肾水不足之体，虽未见到明显肾阴被灼的症状，也应于甘寒清养之中加入咸寒之品兼补肾阴，肾阴得充则邪热不易深入下焦而使病情恶化，此即"先安未受邪之地"，以达未病先防之作用。

22. B。答案分析：《温热论》中说："营分受热，则血液受劫，心神不安，夜甚无寐，或斑点隐隐，即撤去气药。……如从湿热陷入者，犀角、花露之品，参入凉血清热方中"。营分热盛，治以犀角（水牛角代）为主药，如从湿热陷入者，再加花露之类清泄芳化。

23. E。答案分析：《温热论》中说："营分受热，则血液受劫，心神不安，夜甚无寐，或斑点隐隐，即撤去气药。如从风热陷入者，用犀角、竹叶之属；……参入凉血清热方中"。营分热盛，治以犀角（水牛角代）为主药，如从风热陷入者，再加竹叶之类透泄热邪。

24. B。答案分析：《温热论》中说："在表初用辛凉轻剂。挟风则加入薄荷、牛蒡之属，挟湿加芦根、滑石之流。或透风于热外，或渗湿于热下，不与热相搏，势必孤矣。"湿宜分利，故"挟湿加芦根、滑石之流"，取其甘淡渗湿，使湿从下泄，利湿而不伤阴，湿从下泄，不与热相结，温邪之势孤立，病易解除。

25. D。答案分析：《温热论》中说："在表初用辛凉轻剂。挟风则加入薄荷、牛蒡之属，挟湿加芦根、滑石之流。或透风于热外，或渗湿于热下，不与热相搏，势必孤矣。""挟风则加入薄荷、牛蒡之属"，取其轻清疏散，使风从外解，不与热相结，温邪之势孤立，病易解除。

26. E。答案分析：《温热论》中说："风挟温热而燥生，清窍必干，为水主之气不能上荣，两阳相劫也"，水主之气不能上荣是两阳相劫的结果，风邪与热邪俱属阳邪，两阳相合，必耗劫津液，津液一伤，则邪火愈炽，因无津上荣，必然会出现口鼻等头面清窍干燥之象。所以说水主之气主要指津液，不可因为肾主水而认为是肾阴、肾气等。

27. A。答案分析：两阳是指两种阳邪，即前文所说的"风挟温热"，风邪与热邪俱属阳邪，故称之为两阳。暑邪也是阳邪，也能劫灼津液，但叶氏在此未提及暑邪。太阳、阳明、少阳均为人体生理构造，不是阳邪。

28.B。答案分析：南和心五行具属火，泻南即是泻心火，北和肾五行具属水，补北即是滋补肾阴。

29.A。答案分析：温病发斑多因阳明胃热内迫营血所致，斑疹外发则邪有透解之机，故斑出之后，热势应逐渐下降，若斑出而热不解者，是为邪热消烁胃津，致津伤不能济火，水亏火旺而热势燎原，即叶氏所谓"胃津亡"的后果。

30.E。答案分析：所谓分消上下是指用杏、朴、苓等类药物，宣上、畅中、渗下，从上中下三焦消散泄化痰湿水浊之邪的一种治法。参见17题答案分析。

31.C。答案分析：苦泄是针对湿热痰浊互结于胃脘的一种治法，舌苔或黄或浊，说明痰湿之邪已经化热，治疗当用苦泄，可与小陷胸汤或泻心汤，随证治之。若虽有脘中痞闷，但舌苔白而不燥，或黄白相兼，或灰白不渴，则为痰湿之邪尚未化热，或为阴邪壅滞，阳气不化，或素禀中冷等，都不可乱投苦泄，治疗宜从开泄。参见16题答案分析。

32.C。答案分析：叶氏认为战汗之后，"若脉急疾，躁扰不卧，肤冷汗出"，是正气无所根附，泄越不安之象，"便为气脱之证矣"。若脉"虚软和缓，虽倦卧不语，汗出肤冷，却非脱证"，是邪退气虚正安的表现。

33.D。答案分析：叶氏认为"通阳不在温，而在利小便"，即通阳不全在使用温通阳气的药物，更不在于温补阳气，而是宣展气机，淡渗利尿，迨至气机宣展，小便通利，湿浊外泄，阳气自无阻遏而通达。

34.B。答案分析：湿热相搏，热蒸湿动，蒙蔽于上，闭阻清阳，致使清窍为之壅塞，必然出现耳聋、鼻塞、头目昏胀、甚或神识昏蒙等症，即叶氏所说"浊邪害清"之候。"口鼻咽唇干燥"为两阳相劫之象，"昏谵舌謇"是闭窍动风之征，"溲短尿浊"是湿热流注下焦的表现。

35.E。答案分析："舌苔或黄或浊"是痰湿之邪化热的表现，当用苦泄，其它情况均是当用开泄之征象。参见16题答案分析。

36.E。答案分析："入营犹可透热转气"，是指邪热入营，治宜清营热、滋营阴，佐以轻清透泄之品，使营分邪热转出气分而解。药如犀角（今以水牛角代之）、玄参、羚羊角等清泄营热，再配合银花、连翘、竹叶等清泄之品，以达透热转气的目的。若伍以辛温透表之品则易助热化火，或引动邪热上扰心窍；若伍以辛凉透表之品则药轻病重不到病所；若伍以辛寒清气之品则为气营两清之法；若伍以凉血散血之品则为营血两治法。

37.C。答案分析：温病初起邪犯肺卫，邪不外解，手太阴肺的病变传至阳明气分，称为"顺传"；传变至心包，称为"逆传"。严格地讲，卫分包括卫表和肺卫，营分包括营阴和心营，所以说逆传心包是邪由卫分内陷营分，范围太广，不太精确。

38.C。答案分析：叶氏认为"若斑出热不解者，胃津亡也，主以甘寒"。温病发斑多因阳明胃热内迫营血所致，若斑出而热不解者，是为邪热消烁胃津，致水津伤不能制火，即叶氏所谓"胃津亡"的后果。治疗当以甘寒之剂生津清热。热盛伤津重者，可用玉女煎加减，清气凉营，退热生津；证情较轻者，用梨皮、蔗浆之类甘寒滋养胃津。

39.B。答案分析："湿与温合，蒸郁而蒙蔽于上，清窍为之壅塞，浊邪害清也"，说明"浊"为湿与温合形成的湿热之邪。

40.A。答案分析："浊邪害清"之"清"是指在上之"清阳"，"清窍"中的"清阳"被闭阻，则"清窍"为之壅塞，而出现耳聋、鼻塞、头目昏胀、甚或神识昏蒙等表现，"浊邪害清（阳）"是前因，"清窍为之壅塞"是后果。参见34题。

41. B。答案分析："斑属血者恒多，疹属气者不少"，即指斑为阳明热毒内迫血分，外溢肌肉所致，病偏血分；疹为肺经气分热炽波及营分，由血络外发，病偏气分。"斑为阳明热毒，疹为太阴风热"为陆子贤语；"热邪在胃，本属气分，见斑则属血者多矣；疹从血络而出，本属血分，然邪由气而闭其血，方成疹也"为章虚谷语；"斑由阳明胃热而发，疹因太阴肺热而生"语出吴坤安。

（二）B型题

42. B。答案分析：阳气不足者多表现面色白，叶氏以"面色白者"概指阳气不足之人，所以治疗时要顾护其阳气。

43. C。答案分析：津液不足者多表现面色苍，叶氏以"面色苍者"概指津液不足之人，所以治疗时要顾护其津液。

44. A。答案分析：叶氏认为战汗之后，若脉"虚软和缓，虽倦卧不语，汗出肤冷，却非脱证"，是邪退气虚正安的表现。

45. C。答案分析：叶氏认为战汗之后，"若脉急疾，躁扰不卧，肤冷汗出"，是正气无所根附，泄越不安之象，"便为气脱之证矣"。

46. D。答案分析：虚斑与阴斑皆属阴证发斑，即虚寒证发斑，但两者程度上有差别，临证时主要结合全身证候进行辨别。发斑为淡红色，全身症状见有四肢清冷，口不甚渴，脉不洪数等称之为虚斑；若仅胸前微见数点，并见面赤足冷，或下利清谷者称为阴斑，此属阴寒内盛，格阳于上所致。阴斑较之虚斑，虚寒见症更甚，且有格阳之象。阳斑指阳热证发斑，黑斑是阳斑中较危重者，有"红轻紫重黑危"之称；内斑是指内脏器官的络伤发斑。

47. B。答案分析：同上。

48. B。答案分析：叶氏认为"若斑出热不解者，胃津亡也，主以甘寒，重则如玉女煎，轻则如梨皮、蔗浆之类"。温病发斑多因阳明胃热内迫营血所致，若斑出而热不解者，是为邪热消烁胃津，致水津伤不能制火，即叶氏所谓"胃津亡"的后果，治疗当以甘寒之剂生津清热。证情较轻者，用梨皮、蔗浆之类甘寒滋养胃津。

49. A。答案分析：热盛伤津重者，则用玉女煎加减，清气凉营，生津退热。

50. B。答案分析：叶天士的代表作有《温热论》、《幼科要略》、《临证指南医案》等，吴又可的代表作是《温疫论》，余师愚温病的代表作为《疫病篇》，薛生白的医学代表作为《湿热病篇》，吴鞠通的代表作为《温病条辨》。

51. A。答案分析：同上。

52. B。答案分析：同上。

53. E。答案分析：同上。

54. A。答案分析：湿热病邪羁留三焦如不能及时给予分消上下，泄热化湿，则湿热之邪与积滞胶结于阳明胃和肠，即叶天士所谓"三焦不得从外解，必致成里结，里结于何，在阳明胃与肠也。"临床可见大便溏而不爽，色黄如酱，其气臭秽等。

55. D。答案分析：小陷胸汤或泻心汤适合于痰热结于心下（胃脘部）的病证，叶氏认为是苦泄法的代表方，以方测证，该病证的病机为湿热酿痰，结于胃脘。

（三）X型题

56. A B D E。答案分析：杏、蔻、橘、桔等，为轻苦微辛，具流动之品，具有宣发肺气，畅通中焦，开泄湿浊的作用。

57. A B。答案分析：芦根、滑石甘淡渗湿，可使湿从下泄，利湿而不伤阴，湿从下泄，不与热相结，温邪之势孤立，病易解除。

58. C D。答案分析：薄荷、牛蒡轻清疏散，可透风外解，风从外解，不与热相结，温邪之势孤立，病易解除。

59. B C D。答案分析：叶天士的代表作有《温热论》、《幼科要略》、《临证指南医案》等。《温疫论》是吴又可的代表作，《温病条辨》为吴鞠通的代表作。

60. C D E。答案分析：温邪久留，既不外解，又不内传营血，一直流连于气分者，邪虽未去而正气尚未虚衰，邪正相持，可通过清气生津，宣展气机，并灌溉汤液等"益胃法"鼓舞正气，宣通气机，正气奋起鼓邪外出，而出现战汗透邪外解。正如王孟英所说："益胃者，在疏瀹其枢机，灌溉汤水，俾邪气松达，与汗偕行，则一战可以成功也"。不可片面理解为补益胃气。

61. B D。答案分析：《温热论》中说："再论三焦不得从外解，必致成里结。里结于何，在阳明胃与肠也。"湿热病邪羁留三焦如不能及时给予分消上下，泄热化湿，则湿热之邪与积滞胶结于阳明胃和肠，临床可见大便溏而不爽，色黄如酱，其气臭秽等。

62. A B C D。答案分析：关于伤寒与湿温病运用攻下法的区别叶天士在《温热论》中论述颇详，他认为："伤寒邪热在里，劫烁津液，下之宜猛；此（湿热病）多湿邪内博，下之宜轻。伤寒大便溏为邪已尽，不可再下；湿温病大便溏为邪未尽，必大便硬，慎不可再攻也，以粪燥为无湿矣"。湿温病为湿热积滞内博，理当轻法频下，但叶氏文中未述及。

63. A C D。答案分析：湿热痰浊结于胃脘，阻滞气机，故胃脘部按之痛，或自痛，或痞胀。按之硬为痰热结胸的大陷胸汤证之候。腹中鸣则多为气机逆乱的表现。

64. A D E。答案分析：痰湿之邪内结胃脘，虽有脘中痞闷，但舌苔白而不燥，则为痰湿之邪尚未化热，治疗宜从开泄，宣通气滞，以达归于肺，药如杏、蔻、橘、桔等，

轻苦微辛，具流动之品。同理，若舌苔黄白相兼，为痰湿之邪虽已化热而表邪犹未解；若舌苔灰白且不渴者，为阴邪壅滞，阳气不化，或素禀中冷等，都不可乱投苦泄，治疗宜从开泄。

65. A B C。答案分析：《温热论》中说："营分受热，则血液受劫，心神不安，夜甚无寐，或斑点隐隐"。神昏多为热闭心包所见，若热邪仅仅燔灼营阴，可无神昏表现，故叶氏不提神昏；叶氏认为"斑属血者恒多，疹属气者不少"，热入营血，以发斑为主，故叶氏认为是"斑点隐隐"而不言"斑疹隐隐"。

66. B D。答案分析：邪留三焦则造成气机郁滞，水道不利，水液输布失常，形成温热挟痰湿之证，临床多见寒热起伏，胸满腹胀，溲短，苔腻等症，治宜宣展气机，泄化痰湿，以杏、朴、苓宣上、畅中、渗下，或温胆汤化痰清热利湿。

67. A C E。答案分析：分别出自《温热论》原文第27、29条。B出自章虚谷对《温热论》的注语；D出自雷少逸《时病论·卷之一·温毒》，虽然原话出自《时病论》，但《温热论》有关斑疹的论述有类似的见解。

三、改错题

68. 应改为：凉营泄热常用的药物为犀角、玄参、羚羊角之类。

答案分析：所谓透热转气指热入营分的一种治疗方法，即在清养营阴药物中配以轻清透泄之品，而使营分邪热转出气分而解。叶氏所谓"入营犹可透热转气，如犀角、玄参、羚羊角等物"，实际上犀角（今以水牛角代之）、玄参、羚羊角等物的作用是清营热、滋营阴，欲使营分邪热转出气分而解，当配合银花、连翘、竹叶等轻清透泄之品，才能达透热转气的目的。

69. 应改为："湿与温合，蒸郁而蒙蔽于

上"，是指湿热之邪蒙蔽上焦清阳，壅塞清窍。

答案分析：叶氏所谓"湿与温合，蒸郁而蒙蔽于上"，主要出现耳聋、鼻塞、头目昏胀，甚或神识昏蒙等症状，如薛生白所言"湿热证，初起壮热口渴，脘闷懊恢，眼欲闭，时谵语，浊邪蒙闭上焦"，虽可有轻度的神志异常，但与湿热酿痰蒙蔽心包之神志昏蒙、时清时昧，有轻重之别；亦与热入心包之昏愦谵语、舌质绛不同。参见34、40题答案分析。

70. 应改为：叶天士认为若邪气始终在气分流连者，可冀其战汗透邪，法宜益胃。

答案分析：邪气始终在气分流连，虽不能外解，也不能内陷营血，说明正气尚未虚衰，但邪热内滞，闭阻气机，劫灼胃津。此时可冀其战汗透邪，法宜益胃，益胃之法包括清气生津，宣展气机，并灌溉汤液等方面。开泄法虽能起到一定宣展气机的作用，但无益胃法全面，不能最终达到鼓舞正气，战汗透邪的目的。参见62题答案分析。

71. 应改为：湿温病邪结胃肠使用下法，当下至大便通畅成形不溏，表示邪已尽，不必再下。

答案分析：虽然叶天士说"湿温病大便溏为邪未尽，必大便硬，慎不可再攻也，以粪燥为无湿矣"。但所谓"大便硬"应理解为大便通畅成形，而不是大便干燥硬结，临床不可能也没必要下至大便干结。

72. 应改为：《温热论》中所谓"益胃"之法是指清气生津，灌溉汤液，宣展气机。

答案分析：王孟英认为："益胃者，在疏瀹其枢机，灌溉汤水，俾邪气松达，与汗偕行，则一战可以成功也"。可通过清气生津，宣展气机，并灌溉汤液等"益胃"手段，鼓舞正气，宣通气机，正气奋起鼓邪外出，而出现战汗透邪外解。不可片面理解为补益胃气。

73. 应改为：叶天士对于斑出热不解者强调"急急透斑为要"，是指尽早使用清热凉血解毒之法。

答案分析：叶氏认为"斑属血者恒多"，即斑的出现多因阳明胃热内陷营血所致。那么透斑即需清热凉血解毒，甚者下之，使热得以清透外泄而斑随之外透，而不是用升散透发之法，若误用辛温升透之品则有助热伤阴之弊。

74. 应改为：叶天士认为邪留三焦的治疗当分消上下之势。

答案分析：和解表里之半是针对伤寒少阳病的治法，而叶氏在此是指湿热病邪留滞三焦不解，导致三焦气机升降出入及通利水道的功能失调，所以应使用"分消走泄"使湿热之邪从上中下三焦分道而消解。

75. 应改为：斑疹是邪气外露之象，但宜见不宜见多。

答案分析：出现斑疹是内郁之邪外露的表现，说明邪热有外达之机，也是疾病向愈的契机之一，所以"宜见"，但是斑疹外发过多则说明邪热过盛，所以"不宜见多"。

四、简答题

76. 答：是针对胃燥气伤的治疗方法。指在滋润药中加甘味之品以养胃生津，使胃气恢复则津液容易生还。

77. 答："救阴不在血而在津与汗"是指湿热病救阴不可妄用补血粘腻之品，因阴血难以速生，况且滋补阴血之品易碍湿恋邪，而是用甘寒生津之品，速回其津液，留得一分阴液，便有一分生机。且要防止汗泄过多，勿使津液流失。

78. 答：是针对湿邪痰浊阻于胃脘，尚未化热的一种治法。即用杏、蔻、橘、桔等宣展气机之品，开通气滞，泄化痰湿浊邪。

79. 答：是针对湿热痰浊互结于胃脘的一种治法，即取苦辛通降之品以宣通气机，化湿泄热，因势利导，达邪下行。

80. 答：出自叶天士《温热论》："湿与温合，蒸郁而蒙蔽于上，清窍为之壅塞，浊邪害清也"。湿为阴邪，重浊粘腻，热为阳邪，其性炎上，湿热相搏，热蒸湿动，蒙蔽于上，壅塞清窍，而出现头昏目胀、眼欲闭、耳聋、鼻塞等症状，即叶氏所说"浊邪害清"。

81. 答："两阳相劫"出自叶天士《温热论》："风挟温热而燥生，清窍必干，为水之气不能上荣，两阳相劫也。"风邪与热邪俱属阳邪，两阳相遇，风火交炽，必劫耗津液，而造成"清窍必干"等津液不能上荣的证候。

82. 答：指清心泄火、滋肾救阴。

83. 答：指温邪侵犯肺卫以后，不顺传阳明气分，而直陷心包，迅即出现高热，神昏，舌謇，肢厥，脉数等证。

84. 答：指温邪在卫分，治以辛凉透达之剂，意在宣肺透解，使邪热外透，此时往往汗出热达，并非辛温发汗之意。

85. 答：已经在确定邪入气分后，方可用清气法，不可早用，滥用，以防寒凝之弊。

86. 答：应理解为邪热入营当以清营为主，尚可加入轻清透泄之品，透邪外达，使营分邪热转出气分而解。

87. 答：邪热进入血分，可耗伤营血，甚至迫血妄行，故当治以凉血散血之品，清血分热毒，控制血热妄行，并防热毒瘀结。

88. 答：邪留三焦是由于湿热阻滞，气机升降失司而致。治疗主要是分消走泄，药用杏、朴、苓开泄上焦，宣通中焦，导渗下焦。分消上下之病邪，或用温胆汤以宣气化湿，分消走泄。

89. 答：叶天士《温热论》认为：温邪在表初用辛凉轻剂。挟风则加入薄荷、牛蒡之属，挟湿则加芦根、滑石之流。或透风于热外，或渗湿于热下，不让其相搏结为患。

90. 答：《温热论》分别在原文第11条和第22条提到用"开泄"法。前者针对湿热痰浊结于胃脘，以痰湿为主的病证；后者针对宿滞挟浊秽郁伏于胃的病证。

五、问答题

91. 答：叶天士在《温热论》开始就提出伤寒与温病两者均属外感热病范围，在病机传变上均为由表入里，由浅入深的规律，在临床上的辨证意义是相同的。但由于感邪性质和感邪以后病理变化不同，故治疗上伤寒初期用辛温解表法，而温病初期用辛凉解表法，所以治法大异。

92. 答：温邪既不外解，又不内传营血，始终在气分流连，邪虽未去而正气尚未虚衰，邪正相持，叶氏提出以"益胃"之法，即通过清气生津，宣展气机，并灌溉汤液等方法，鼓舞正气，宣通气机，正气奋起鼓邪外出，达到战汗透邪目的。

温病过程中出现战汗，多为邪正剧烈交争的过程，可能出现两种转归，一是战汗之后，胃中水谷之气亏乏，卫阳外泄，肌肤一时失却温养，致汗出肤冷，若脉象虚弱和缓、神清安卧，是邪退气虚正安的表现，一俟阳气恢复，肌肤即可温暖如常。若战汗后脉象急疾，或沉伏，或散大不还，或虚而结代，神志不清，躁扰不安，肤冷汗出，则为正不胜邪，正气外脱的危重表现，即"气脱"之证。所以叶氏强调"益胃"以助战汗，以及战汗之后，保持环境安静，让患者安卧休息，以促使阳气逐渐恢复。切不可频频呼唤，扰其元神，不利机体恢复。

93. 答：原意是指热陷营分，斑出而热不解，其热仍不透发，知其胃津亡也，如平素肾水不足，此时病虽未及下焦，当防其陷入，其辨证要点是舌绛而热不解，知其肾水已亏，治疗用药应在甘寒之中加入咸寒以滋肾阴。其引申意为强调以防为主，采取各种手段来阻止病情发展，防止疾病的深入。

94. 答：温病里结证根据病变部位可分为里结在胃和里结在肠：里结在胃又称痞，主症是按之心下痛，或自痛，或痞胀。痞证根据是否化热，分别可用开泄和苦泄之法：凡苔白，或灰白不渴，或黄白相兼均以开泄气机，宣通湿邪；凡苔黄或浊均以苦寒泄降，清化痰浊，代表方小陷胸汤、泻心汤之类。里结在肠则可分燥热内结，与湿热内滞不同，属燥热内结相当于伤寒阳明燥热内结证，必见腹胀痛，苔老黄，渴甚等症，沿用承气类，通泄实热；如属湿热内滞者，仅见便溏滞不爽，或胶闭难下，治以轻下湿热以逐邪，治用枳实导滞汤之类。湿热积滞运用下法与伤寒燥热内结不同，燥热者治宜下法，且应猛下，下至便溏为燥热邪尽，湿热内滞者治用下法，目的是为逐邪而设，故可轻法频下，下至大便通畅成形为湿邪已去。

95. 答：热病救阴尤易的原因主要是因救阴之品多属清凉之品，治温热属正治，治疗较易取效，其次温病学家认为温病初起即

用养阴生津甘寒濡润之品，其阴伤不甚，治之易生效。通阳难主要体现在，辨证难，湿热证易与伤寒、阴虚、积滞等证混淆，辨证极难，治疗当然无从下手；再有选药亦是一难点，温病中只有湿温需通阳，既不能过于苦温，易伤津液，而苦寒则易致湿邪内结，甘寒、咸寒之品则恋邪，惟选辛开、甘淡合用，使三焦气化得行，阳气得通，湿邪自去矣。

96. 答："救阴不在血而在津与汗"是指湿热病救阴不可用补血粘腻之品，因阴血难以速生，况且滋补阴血，易碍湿恋邪，使湿热之邪不易消解。而是用甘寒生津之品，速回其津液，留得一分阴液，便有一分生机。且要防止汗泄过多，勿使津液流失。

"通阳不在温而在利小便"是指湿热病通阳不在使用温通阳气的药物，更不在于温补阳气，而是宣展气机，淡渗利尿，迨至气机宣展，小便通利，湿浊外泄，阳气自无阻遏而外达。

第十二章　薛生白《湿热病篇》

习题

一、填空题

1. 薛生白在《湿热病篇》湿热证提纲中指出："湿热证，始恶寒，后＿＿＿＿＿，＿＿＿＿＿，＿＿＿＿＿。"

2. 薛生白《湿热病篇》指出："湿热病属阳明太阴经者居多，中气实则病在＿＿＿＿＿，中气虚则病在＿＿＿＿＿。"

3. 薛生白《湿热病篇》指出："太阴之表＿＿＿＿＿也，＿＿＿＿＿也；阳明之表＿＿＿＿＿也，＿＿＿＿＿也。"

4. 薛生白《湿热病篇》指出："湿热证，恶寒无汗，身重头痛，湿在表分。宜＿＿＿＿、＿＿＿＿、＿＿＿＿、＿＿＿＿等味。"

5. 薛生白《湿热病篇》指出："膜原者，外通＿＿＿＿＿，内近＿＿＿＿＿，即＿＿＿＿＿之门户，实一身之＿＿＿＿＿也。"

6. 薛生白《湿热病篇》指出："湿热证，＿＿＿＿＿，＿＿＿＿＿，＿＿＿＿＿，＿＿＿＿＿。宜滑石、大豆黄卷、茯苓皮、苍术皮、藿香叶、鲜荷叶、白通草、桔梗等味。"

7. 薛生白《湿热病篇》指出："病在二经（指阳明经和太阴经）之表者，多兼＿＿＿＿＿，病在二经之里者，每兼＿＿＿＿＿。"

8. 薛生白《湿热病篇》指出："湿热证，寒热如疟，湿热阻遏膜原，宜＿＿、＿＿、＿＿、＿＿、＿＿、＿＿、＿＿、＿＿等味。"

9. 薛生白《湿热病篇》指出："湿热之邪从＿＿＿伤者十之一二，由＿＿＿入者十之八九。"

10. 薛生白《湿热病篇》指出："热得湿而愈＿＿＿，湿得热而愈＿＿＿。湿热两分，其病＿＿＿＿＿，湿热两合，其病＿＿＿＿＿。"

11. 薛生白《湿热病篇》指出："湿热证，初起发热，汗出胸痞，口渴舌白，湿伏中焦。宜＿＿、＿＿、＿＿、＿＿、＿＿、＿＿、＿＿等味。"

12. 薛生白《湿热病篇》指出："湿多热少则＿＿＿＿＿，当＿＿＿＿＿分治，湿热俱多则＿＿＿＿＿而三焦俱困矣。"

13. 薛生白《湿热病篇》指出："湿热证，舌根白，舌尖红，湿渐化热，余湿犹滞。宜＿＿＿，如＿＿＿、＿＿＿、干菖蒲、大豆黄卷、连翘、绿豆衣、＿＿＿等味。"

14. 薛生白《湿热病篇》指出："湿热证，数日后＿＿＿＿＿＿，＿＿＿＿＿＿，＿＿＿＿＿＿。宜藿香叶、薄荷叶、鲜荷叶、枇杷叶、佩兰叶、芦尖、冬瓜仁等味。"

15. 薛生白《湿热病篇》指出："湿滞下焦，故独以＿＿＿为治，然兼证口渴胸痞，须佐入桔梗、杏仁、大豆黄卷，＿＿＿＿＿，源清则流自洁，不可不知。"

二、选择题

（一）A 型题

16. 湿热证，胸痞发热，肌肉微疼，始终无汗者，腠理暑邪内闭。治宜选用：

A. 六一散　　B. 碧玉散

C. 益元散　　D. 导赤散

E. 鸡苏散

17. 鸡苏散治疗"腠理暑邪内闭"，其中滑石除取其清利湿热的作用外，还有一个主要作用是：

A. 配合甘草、甘寒生津止渴

B. 滑利大肠、通便泄热

C. 取其质重、重镇安神

D. 取其性寒、泄热开窍

E. 滑利毛窍、配合薄荷透泄表邪

18. 下列哪种情形一般有出汗的表现：

A. 阳湿伤表　　B. 阴湿伤表

C. 风寒表实　　D. 腠理暑邪内闭

E. 以上均是

19. "湿热证，壮热口渴，自汗，身重，胸痞，脉洪大而长者，此太阴之湿与阳明之热相合"，治宜：

A. 白虎汤

B. 白虎加苍术汤

C. 白虎加桂枝汤

D. 白虎加人参汤

E. 白虎加柴胡汤

20. "湿热证，舌根白，舌尖红，湿渐化热，余湿犹滞"，治宜：

A. 辛开　　B. 开泄

C. 辛泄　　D. 辛泄佐清热

E. 涌泄

21. "湿热证，舌遍体白，口渴，湿滞阳明"，治宜：

A. 辛开　　B. 开泄

C. 辛泄　　D. 辛泄佐清热

E. 涌泄

22. "阴湿伤表"和"阳湿伤表"临床主要鉴别点在于：

A. 有无发热　　B. 有无恶寒

C. 有无口渴　　D. 有无汗出

E. 有无头痛

23. 湿滞阳明，湿邪盛极，尚未蕴热，治宜辛开，选用下列哪组药物为宜：

A. 藿香、香薷、羌活、薄荷

B. 滑石、甘草、薄荷、葛根

C. 枳壳、桔梗、豆豉、栀子

D. 厚朴、草果、半夏、干菖蒲

E. 茯苓、猪苓、泽泻、通草

24. 湿热证，按法治之，诸证皆退，惟目瞑则惊悸梦惕，为：

A. 湿邪蒙绕三焦

B. 阴津受伤、余邪留滞经络

C. 余邪内留、胆气不舒

D. 中气亏损、升降悖逆

E. 胃气不舒、肺气不布、元气大亏

25. 湿热证，曾开泄下夺，恶候皆平，独神思不清，倦语不思食，溺数，唇齿干，为：

A. 湿邪蒙绕三焦

B. 阴津受伤、余邪留滞经络

C. 余邪内留、胆气不舒

D. 中气亏损、升降悖逆

E. 胃气不舒、肺气不布、元气大亏

26. 湿热证，数日后脘中微闷，知饥不食，为：

A. 湿邪蒙绕三焦

B. 阴津受伤、余邪留滞经络

C. 余邪内留、胆气不舒

D. 中气亏损、升降悖逆

E. 胃气不舒、肺气不布、元气大亏

27. 湿热证，十余日，大势已退，唯口渴汗出，骨节痛，为：

A. 湿邪蒙绕三焦

B. 阴津受伤、余邪留滞经络

C. 余邪内留、胆气不舒

D. 中气亏损、升降悖逆

E. 胃气不舒、肺气不布、元气大亏

28. 薛氏五叶芦根汤中的"五叶"是：
    A. 藿香叶、薄荷叶、鲜荷叶、枇杷叶、佩兰叶
    B. 藿香叶、淡竹叶、薄荷叶、鲜荷叶、枇杷叶
    C. 藿香叶、淡竹叶、薄荷叶、鲜荷叶、佩兰叶
    D. 藿香叶、枇杷叶、淡竹叶、鲜荷叶、佩兰叶
    E. 藿香叶、枇杷叶、淡竹叶、薄荷叶、佩兰叶

29. 湿热证，湿热已解，余邪蒙蔽清阳，胃气不舒，宜选用：
    A. 五叶芦根汤
    B. 清络饮
    C. 元米汤泡于术
    D. 六一散加薄荷叶
    E. 清暑益气汤

30.《湿热病篇》的作者是：
    A. 叶天士　　B. 薛生白
    C. 吴鞠通　　D. 王孟英
    E. 吴又可

31.《湿热病篇》所谓阴湿伤表之候是：
    A. 恶寒无汗，身重头痛。
    B. 恶寒发热，身重关节疼痛，不为汗解。
    C. 发热，汗出胸痞，口渴舌白。
    D. 恶寒发热，肌肉微疼，始终无汗。
    E. 舌根白，舌尖红。

32.《湿热病篇》所谓阳湿伤表之候是：
    A. 恶寒无汗，身重头痛。
    B. 恶寒发热，身重关节疼痛，不为汗解。
    C. 发热，汗出胸痞，口渴舌白。
    D. 恶寒发热，肌肉微疼，始终无汗。
    E. 舌根白，舌尖红。

33. 认为膜原"外通肌肉，内近胃腑，即三焦之门户，实一身之半表半里"的医家是：
    A. 叶天士　　B. 吴又可
    C. 张景岳　　D. 余师愚
    E. 薛生白

34. 指出"湿热病属阳明太阴经者居多，中气实则病在阳明，中气虚则病在太阴"的医著是：
    A.《温疫论》
    B.《温热论》
    C.《湿热病篇》
    D.《温病条辨》
    E.《温热经纬》

35. "湿热证，初起壮热口渴，脘闷懊憹，眼欲闭，时谵语"，病机为：
    A. 浊邪蒙闭上焦
    B. 湿热酿痰，蒙蔽心包
    C. 暑邪入于肺络
    D. 湿热阻闭中上二焦
    E. 腠理暑邪内闭

36. "湿热证，咳嗽昼夜不安，甚至喘不得眠者"，证属：
    A. 浊邪蒙闭上焦
    B. 湿热酿痰，蒙蔽心包
    C. 暑邪入于肺络
    D. 湿热阻闭中上二焦
    E. 腠理暑邪内闭

37. "湿热证，湿热伤气，四肢困倦，精神减少，身热气高，心烦溺黄，口渴自汗，脉虚者"，治宜：
    A. 补中益气汤
    B. 薛氏扶阳逐湿汤
    C. 薛氏生脉汤
    D. 王氏清暑益气汤
    E. 东垣清暑益气汤

38. 薛生白治疗"邪入厥阴，主客浑受"证，所用方为：

A. 仿张仲景桃核承气汤

B. 仿吴又可达原饮

C. 仿吴又可桃仁承气汤

D. 仿张仲景小柴胡汤

E. 仿吴又可三甲散

39. "湿热证，初起即胸闷不知人，瞀乱大叫痛"，病机为：

A. 浊邪蒙闭上焦

B. 湿热酿痰，蒙蔽心包

C. 暑邪入于肺络

D. 湿热阻闭中上二焦

E. 腠理暑邪内闭

40. "湿热证，数日后自利，溺赤，口渴，湿流下焦"，治宜：

A. 辛开　　B. 开泄

C. 辛泄　　D. 分利

E. 涌泄

41. "湿热证，数日后自利，溺赤，口渴，湿流下焦"，薛生白认为口渴的原因主要是：

A. 脾不转津　　B. 湿热化燥伤阴

C. 下利伤阴　　D. 化源滞

E. 以上均不是

42. "湿热证，数日后自利，溺赤，口渴，湿流下焦"，薛生白认为自利的原因是"阴道虚"，对"阴道虚"正确的理解是：

A. 阴虚　　B. 阳虚

C. 肾虚　　D. 肠道功能失常

E. 生殖功能障碍

43. 对于"湿热证，四五日，忽大汗出，手足冷，脉细如丝或绝，口渴，茎痛，而起坐自如，神清语亮"者，薛生白治以"五苓散去术加滑石、酒炒川连、生地、芪皮等味"，体现了哪种治疗原则：

A. 治下焦如权，非重不沉

B. 分解湿热

C. 通阳不在温，而在利小便

D. 三焦分治

E. 救阴不在血，而在津与汗

44. 对于"湿流下焦"的湿热病证，薛生白指出其治疗在分利的同时常佐入"桔梗、杏仁、大豆黄卷"，目的是为了：

A. 宣肺透邪　　B. 开泄中上

C. 防母病传子　　D. 透热转气

E. 以上均不是

45. "湿热证，恶寒无汗，身重头痛，湿在表分。宜藿香、香薷、羌活、苍术皮、薄荷、牛蒡子等味。头不痛者"，去：

A. 香薷　　B. 羌活

C. 苍术皮　　D. 薄荷

E. 牛蒡子

（二）B 型题

A. 肌肉、四肢　　B. 阳明、四肢

C. 肌肉、胸中　　D. 肌肉、阳明

E. 四肢、胸中

46. 薛生白认为阳明之表在：

47. 薛生白认为太阴之表在：

A. 叶天士　　B. 薛生白

C. 吴鞠通　　D. 王孟英

E. 吴又可

48. 明确提出导致湿温病的原因是"内不能运水谷之湿，外复感时令之湿"的医家是：

49. 明确提出导致湿温病的原因是"太阴内伤，湿饮停聚，客邪再至，内外相引"的医家是：

A. 中阳偏旺　　B. 胃家实

C. 中焦气机壅滞　　D. 脾胃健运

E. 中阳偏虚

50. "中气实则病在阳明，中气虚则病在太阴"，其中"中气实"的最佳解释是：

51. "若湿热之证，不挟内伤，中气实者，其病必微"，其中"中气实"的最佳解释是：

52. "中气实则病在阳明，中气虚则病在太阴"，其中"中气虚"的最佳解释是：

A. 阴道虚　　　B. 化源滞

C. 主客浑受　　D. 浊邪害清

E. 脾不转津

53. 薛生白认为湿温病，湿热流注下焦，出现"口渴"的病理机制是：

54. 薛生白认为湿温病，湿热流注下焦，出现"尿赤"的病理机制是：

55. 薛生白认为湿温病，湿热流注下焦，出现"自利"的病理机制是：

A. 舌根白，舌尖红

B. 舌遍体白

C. 舌红苔黄

D. 舌白，舌根见黄色

E. 舌苔白厚浊腻如积粉

56. 薛生白认为湿温病"湿滞阳明"，湿邪极盛的舌象是：

57. 薛生白认为湿温病"湿伏中焦"，始见化热的舌象是：

58. 薛生白认为湿温病"湿渐化热，余湿犹滞"的舌象是：

A. 叶天士　　　B. 薛生白

C. 吴鞠通　　　D. 王孟英

E. 吴又可

59. 认为"膜原为阳明之半表半里"的医家是：

60. 认为膜原为"经胃交关之所"的医家是：

A. 舌根白，舌尖红。

B. 恶寒发热，身重关节疼痛，不为汗解。

C. 发热，汗出胸痞，口渴舌白。

D. 恶寒发热，肌肉微疼，始终无汗。

E. 恶寒无汗，身重头痛。

61. 阴湿伤表之候为：

62. 阳湿伤表之候为：

(三) X型题

63. 薛生白治疗湿热证邪入厥阴，主客

浑受，用药仿吴又可三甲散，包括下列哪些药物：

A. 鳖甲　　　B. 龟甲

C. 穿山甲　　D. 牡蛎

E. 地鳖虫

64. 下列哪些情形一般无出汗的表现：

A. 阳湿在表

B. 阴湿在表

C. 伤寒表实

D. 腠理暑邪内闭

E. 湿热余邪留滞经络

65. 薛生白仿吴又可达原饮之例治疗湿热阻遏膜原证，选用了达原饮中哪些药物：

A. 黄芩　　　B. 厚朴

C. 槟榔　　　D. 草果

E. 知母

66. 湿热流注下焦，阻滞气机，致尿赤、自利，当用分利，若兼见口渴、胸闷，薛生白认为可选用下列哪些药物开泄中上：

A. 桔梗　　　B. 栀子

C. 杏仁　　　D. 大豆黄卷

E. 淡豆豉

67. 薛生白对湿热病发病特点的论述有：

A. 邪由口鼻而入者十之八九

B. 邪从表伤者十之一二

C. 太阴内伤，湿饮停聚，客邪再至，内外相引，故病湿热

D. 有先因于湿，再因饥劳而病者

E. 内不能运水谷之湿，外复感时令之湿

68. 薛生白认为阳明之表包括：

A. 四肢　　　B. 皮毛

C. 肌肉　　　D. 胸中

E. 膜原

69. 薛生白治疗阴湿伤表的常用药物有：

A. 藿香、香薷

B. 羌活、苍术皮

C. 银花、连翘

D. 半夏、厚朴

E. 薄荷、牛蒡子

70. 薛生白治疗暑邪入于肺络的常用药物有：

A. 葶苈子 B. 滑石

C. 枇杷叶 D. 甘草

E. 桑白皮

71. 薛生白对"湿渐化热，余湿犹滞"证的治疗方法包括：

A. 芳化 B. 淡渗

C. 清热 D. 辛开

E. 辛泄

72. "湿热证，忽然大汗出，手足冷，脉细如丝或绝，口渴，茎痛，而起坐自如，神清语亮"。其病机包括哪些方面：

A. 真阳外脱 B. 卫阳暂亡

C. 里阳被郁 D. 湿热结于下焦

E. 湿热化为寒湿

三、改错题

73. 区别阳湿伤表和阴湿伤表的关键在于发热与否。

74. 湿热病概禁汗法。

75. "湿热证，初起壮热口渴，脘闷懊恼，眼欲闭，时谵语"，为湿热酿痰，蒙蔽心包。

76. 湿热之证，其脉必濡。

77. "湿热证，恶寒无汗，身重头痛"，为阳湿伤表之候。

四、简答题

78. 何谓阴湿？

79. 何谓阳湿？

80. 使用分利法为何常加入桔梗、杏仁？

81. 何谓分利？

82. 湿热浊邪蒙闭上焦，如何根据舌象区别宜吐和不宜吐？

83. 如何理解"湿热之邪不自表而入，故无表里之分"？

84. 何谓主客浑受？

85. 何谓下泉不足？

86. 湿热病的提纲是什么？

五、问答题

87. 结合《湿热病篇》原文第10条，分析薛生白治疗中焦湿热证的思路。

88. 为什么说"湿热病属阳明太阴经者居多"？

89. 为什么说湿热病"中气实则病在阳明，中气虚则病在太阴"？

90. 结合《湿热病篇》第一条及自注，试述湿热病的发生发展规律及病变特点。

91. 湿热病，湿热结于下焦，而表阳暂亡，见手足冷，脉细如丝或绝，为何不治以温阳法，而主以五苓散加减治疗？

 答案

一、填空题

1. 但热不寒 汗出胸痞 舌白 口渴不引饮

2. 阳明 太阴

3. 四肢 阳明 肌肉 胸中

4. 藿香 香薷 羌活 苍术皮 薄荷牛蒡子

5. 肌肉 胃腑 三焦 半表半里

6. 恶寒发热 身重关节疼痛 湿在肌肉不为汗解

7. 少阳三焦 厥阴风木

8. 柴胡 厚朴 槟榔 草果 藿香 苍术 半夏 干菖蒲 六一散

9. 表 口鼻

10. 炽 横 轻而缓 重而速

11. 藿梗 蔻仁 杏仁 枳壳 桔梗郁金 苍术 厚朴 草果 半夏 干菖蒲佩兰叶 六一散

12. 蒙上流下　三焦　下闭上壅

13. 辛泄佐清热　蔻仁　半夏　六一散

14. 脘中微闷　知饥不食　湿邪蒙绕三焦

15. 分利　开泄中上

二、选择题

（一）A型题

16. E。答案分析：《湿热病篇》第21条说："湿热证，胸痞发热，肌肉微疼，始终无汗者，腠理暑邪内闭。宜六一散一两，薄荷叶三四分，泡汤调下即汗解。"六一散加薄荷叶即为鸡苏散。六一散加青黛则为碧玉散，六一散加朱砂、灯芯草则为益元散。

17. E。答案分析：章虚谷认为"湿热在里，必当清热利湿，今以暑湿闭于腠理，故以滑石利毛窍"。

18. A。答案分析：阳湿伤表的表现有"恶寒发热，身重关节疼痛，湿在肌肉，不为汗解"，说明有出汗表现且出汗不能外解。阴湿伤表的表现为"恶寒无汗，身重头痛"，腠理暑邪内闭的表现为"胸痞发热，肌肉微疼，始终无汗"，风寒表实证，风寒郁表也无汗出。

19. B。答案分析：本条乃邪在中焦，热重湿轻证，故用白虎加苍术汤治疗。薛生白云："白虎汤仲景用以清阳明无形之燥热也，胃汁枯涸者，加人参以生津，名曰白虎加人参汤；身中素有痹气者，加桂枝以通络；热渴、汗泄、肢节烦疼者，亦用白虎加桂枝汤；胸痞身重兼见，则于白虎汤加入苍术以理太阴之湿；寒热往来兼集，则于白虎汤中加入柴胡，以散半表半里之邪。"

20. D。答案分析：《湿热病篇》第13条云："湿热证，舌根白，舌尖红，湿渐化热，余湿犹滞。宜辛泄佐清热，如蔻仁、半夏、干菖蒲、大豆黄卷、连翘、绿豆衣、六一散等味"。薛氏认为本条乃"湿热参半"之证，实际上仍属湿重热轻之证。舌根虽仍白腻，但舌尖红表明湿渐化热，用蔻仁、半夏、菖蒲辛散开泄，用大豆黄卷、连翘、绿豆衣、六一散清热利湿，为湿热两解之法，即薛氏所谓"辛泄佐清热"。

21. A。答案分析：《湿热病篇》第12条云"湿热证，舌遍体白，口渴，湿滞阳明，宜用辛开，如厚朴、草果、半夏、干菖蒲等味。"本条乃湿邪盛极，闭阻中焦之证，治当辛温散湿，开通气机。

22. D。答案分析：薛氏认为阳湿伤表与阴湿伤表的临床表现有很多相似之处，但"惟汗出独异"，说明有汗与否是两者的区别要点。阴湿伤表，卫阳被遏，腠理闭郁，故无汗；阳湿伤表，肌表虽有郁遏，但热邪已盛，故有汗出。

23. D。答案分析："湿热证，舌遍体白，口渴，湿滞阳明，宜用辛开，如厚朴、草果、半夏、干菖蒲等味。"本条乃湿邪盛极，闭阻中焦之证，治当辛温散湿，开通气机。厚朴、草果、半夏、干菖蒲皆为辛燥之品，燥能化湿，湿化则气机得开，辛可理气，气机通畅又可助湿邪之化。

24. C。答案分析：《湿热病篇》第27条云"湿热证，按法治之，诸证皆退，惟目瞑则惊悸梦惕，余邪内留，胆气未舒，宜酒浸郁李仁、姜汁炒枣仁、猪胆皮等味。"湿热之邪留于胆中，胆为清虚之府，藏而不泻，是以病去而内留之邪不去，寐则阳气行于阴，胆热内扰，肝魂不安，故见"目瞑则惊悸梦惕"。

25. E。答案分析：《湿热病篇》第28条云"湿热证，曾开泄下夺，恶候皆平，独神思不清，倦语不思食，溺数，唇齿干。胃气不输，肺气不布，元神大亏。宜人参、麦冬、石斛、木瓜、生甘草、生谷芽、鲜莲子等味。""曾开泄下夺"，说明用过化湿攻下的方法，虽然"恶候皆平"，但邪去正已伤，出现气阴亏虚之证。表现为神不清爽，倦怠不欲言语的一种精神萎靡不振的状态，为元气大伤，气虚未复之象。不思饮食为胃气虚弱，胃阴亦伤之象。溺数为肺阴不足，肺气不得通畅所致，唇齿干乃胃津不得上承。总之属肺胃气阴两虚，"元神大亏"所致。

26. A。答案分析：《湿热病篇》第9条云"湿热证，数日后脘中微闷，知饥不食，湿邪蒙绕三焦。宜藿香叶、薄荷叶、鲜荷叶、枇杷叶、佩兰叶、芦尖、冬瓜仁等味"。所谓"蒙绕三焦"，实际偏重于中、上二焦，余湿蒙蔽清阳，脾气不舒，胃气未醒，故脘中微闷，知饥而不欲饮食。

27. B。答案分析：《湿热病篇》第19条云"湿热证，十余日，大势已退，唯口渴，汗出，骨节痛，余邪留滞经络，宜元米汤泡于术，隔一宿，去术煎饮"。湿热证后期，邪势已减，余湿未净，阴液受伤，故汗出、口渴；骨节痛，乃湿邪留滞经络所致。

28. A。答案分析：薛氏五叶芦根汤是后世对《湿热病篇》第9条所述方药的命名，《湿热病篇》第9条云"湿热证，数日后脘中微闷，知饥不食，湿邪蒙绕三焦。宜藿香叶、薄荷叶、鲜荷叶、枇杷叶、佩兰叶、芦尖、冬瓜仁等味"。

29. A。答案分析：湿热证，湿热已解，余邪蒙蔽清阳，胃气不舒，宜选用五叶芦根汤，"五叶"轻清芬芳宣开上焦，再配芦尖、冬瓜仁淡渗余湿，使气机畅通，清阳四布，余湿得除，诸症皆愈。清络饮用于手太阴暑温余邪未尽者；元米汤泡于术用于湿热证"余邪留滞经络"者；六一散加薄荷叶用于"腠理暑邪内闭"者；东垣清暑益气汤用于暑湿伤（元）气者；王氏清暑益气汤用于暑伤津气者。

30. B。答案分析：薛生白著《湿热病篇》，叶天士著《温热论》，吴鞠通著《温病条辨》，王孟英著《温热经纬》，吴又可著《温疫论》。

31. A。答案分析：《湿热病篇》第2条云"湿热证，恶寒无汗，身重头痛，湿在表分"，薛氏自注认为"此条乃阴湿伤表之候"。"恶寒发热，身重关节疼痛，……不为汗解"乃阳湿伤表之候（《湿热病篇》第3条），"发热，汗出胸痞，口渴舌白"乃湿伏中焦，始见化热，湿重于热之证（《湿热病篇》第10条），"恶寒发热，肌肉微疼，始终无汗"乃"腠理暑邪内闭"所致（《湿热病篇》第21条），"舌根白，舌尖红"乃邪伏中焦，湿热参半之证候（《湿热病篇》第13条）。

32. B。答案分析：《湿热病篇》第3条云："湿热证，恶寒发热，身重关节疼痛，湿在肌肉，不为汗解。"薛氏认为此"乃阳湿伤表之候"。

33. E。答案分析：薛氏在1条自注中指出："膜原者，外通肌肉，内近胃腑，即三焦之门户。实一身之半表半里也"。吴又可认为膜原去表不远，附近于胃，"正当经胃交关之所，故为半表半里"。张景岳认为"膜，筋膜也；原，肓之原也"，"膜，犹幕也。凡肉理藏府之间，其成片联络薄筋，皆谓之膜，所以屏障血气者也。凡筋膜所在之处，脉络必分，血气必聚，故谓之膜原"。

34. C。答案分析：薛氏在1条自注中指出："湿热病属阳明太阴经者居多，中气实则病在阳明，中气虚则病在太阴。病在二经之表者，多兼少阳三焦，病在二经之里者，每兼厥阴风木。"

35. A。答案分析：《湿热病篇》第31条云"湿热证，初起壮热口渴，脘闷懊侬，眼欲闭，时谵语，浊邪蒙闭上焦"，壮热口渴为气分热盛，胸闷懊侬为湿热之邪蒙闭上焦气分，眼欲闭而时谵语为上焦湿热扰及神明而致，属轻度的神志异常，与热入心包之昏愦谵语、舌质绛固然不同，与湿热酿痰蒙蔽心包之神志昏蒙、时清时昧，亦有轻重之别。暑邪入于肺络则可见"咳嗽昼夜不安，甚至喘不得眠者"。湿热阻闭中上二焦则可见"初起即胸闷不知人，瞀乱大叫痛"，清阳闭阻不行则闷乱叫痛；机窍闭塞，浊邪害清则"不知人"。

36. C。答案分析：《湿热病篇》第18条云"湿热证，咳嗽昼夜不安，甚至喘不得眠者，暑邪入于肺络"。参见35题答案分析。

37. E。答案分析：《湿热病篇》第38条云"湿热证，湿热伤气，四肢困倦，精神减少，身热气高，心烦溺黄，口渴自汗，脉虚者，用东垣清暑益气汤主治"，本条为湿热未净，津气两虚之候；脾主四肢，脾气虚弱，脾湿不化则四肢困倦；湿热未净，则身热，心烦，溺黄；气高是指呼吸短促，是暑热内蒸，耗伤肺气所致；津气两伤则脉虚，精神减少，口渴自汗；治以补气养阴为主，清化湿热为辅。东垣清暑益气汤益气力强，生津力较弱，并可除湿。对于暑病之以气虚为主，阴虚为次而湿热较轻之证适宜，若湿热病津气两伤，气虚较著者亦可用之。而对阴伤较甚者王氏清暑益气汤比较适宜。薛氏生脉汤由人参、麦冬、石斛、木瓜、生甘草、生谷芽、鲜莲子等组成，适用于"湿热证，曾开泄下夺，恶候皆平，独神思不清，倦语不思食，溺数，唇齿干。胃气不输，肺气不布，元神大亏"者。补中益气汤无清暑祛湿之功，适用于中气亏陷者。薛氏扶阳逐湿汤由人参、白术、附子、茯苓、益智等组成，适用于"湿热证，身冷脉细，汗泄胸痞，口渴舌白，湿中少阴之阳"之"湿邪伤阳"证。

38. E。答案分析：《湿热病篇》第34条云"湿热证。七八日，口不渴，声不出，与饮食亦不却，默默不语，神识昏迷，进辛开凉泄，芳香逐秽，俱不效。此邪入厥阴，主客浑受。宜仿吴又可三甲散，醉地鳖虫、醋炒鳖甲、土炒穿山甲、生僵蚕、柴胡、桃仁泥等味"，本条为湿热深入厥阴心包而见神昏的一种变证。乃因湿热"先伤阳分"，日久及阴分，即由气分入于营血，而致阴阳两困，气血呆滞，继而深入厥阴，灵机不运所致，治疗当活血通络，"破滞破瘀"，仿吴又可三甲散，以"鳖甲入厥阴，用柴胡引之，俾阴中之邪尽达于表；蟅虫入血，用桃仁引之，俾血分之邪尽泄于下，山甲入络，用僵蚕引之，俾络中之邪亦经风化而散"。

39. D。答案分析：《湿热病篇》第14条云"湿热证，初起即胸闷不知人，瞀乱大叫痛，湿热阻闭中上二焦"。参见35题答案分析。

40. D。答案分析：《湿热病篇》第11条云"湿热证，数日后自利，溺赤，口渴，湿流卜焦，宜滑石、猪苓、茯苓、泽泻、草薢、通草等味"，薛氏自注认为"下焦属阴，太阴所司。阴道虚故自利，化源滞则溺赤，脾不转津则口渴。总由太阴湿盛故也。湿滞下焦，故独以分利为治"。本条乃因湿热之邪流注下焦，小肠泌别失职，膀胱气化及大肠传导失司，而见小便赤涩，大便自利，故治当分利湿邪为要。所谓分利即是淡渗利湿，对于本证有"利小便所以实大便"的作用，故曰分利。

41. A。答案分析：薛氏所谓"化源滞"是指尿之化源不足，其根本原因与小肠分清泌浊功能失常，水谷精微吸收障碍有关，与脾不转津、湿热化燥伤阴、下利伤阴等一样，都可能导致口渴，但在薛氏所指的"湿流下焦"证中，"口渴"是因为湿邪困阻脾气，脾不升津所致，即薛氏所谓"脾不转津"。参见40题答案分析。

42. D。答案分析：该证自利乃因湿邪下注，导致小肠泌别失职，大肠传导失司所引起。与生殖系统及肾脏的功能无干，不可望文生义。参见40题。

43. C。答案分析：本证的病机"乃汗出过多，卫外之阳暂亡，湿热之邪仍结，一时

163

表里不通"，此时只需祛湿通阳，使表里相通，里阳外达，表阳即可恢复，而"通阳不在温，而在利小便"，故以五苓散为主加减治疗。

44.B。答案分析：薛氏认为"湿滞下焦，故独以分利为治，然兼证口渴胸痞，须佐入桔梗、杏仁、大豆黄卷开泄中上，源清则流自洁，不可不知"，因为桔梗、杏仁可宣通肺气，而肺为水之上源，宣其上则有利于下焦水道通利，即"源清则流自洁"之意。

45.B。答案分析：薛氏认为"头痛必挟风邪，故加羌活，不独胜湿，且以祛风"，湿热病头重头胀者为多，而头痛乃挟风之征，故头不痛者去羌活。

（二）B型题

46.C。答案分析：薛生白在第1条自注中认为："太阴之表四肢也，阳明也；阳明之表肌肉也，胸中也。故胸痞为湿热必有之证，四肢倦怠，肌肉烦疼，亦必并见。"

47.B。答案分析：同上。

48.C。答案分析：原话出自《温病条辨》中焦篇第63条："脉缓身痛，舌淡黄而滑，渴不多饮，或竟不渴，汗出热解，继而复热。内不能运水谷之湿，外复感时令之湿，发表攻里，两不可施，误认伤寒，必转坏证。徒清热则湿不退，徒祛湿则热愈炽，黄芩滑石汤主之。"

49.B。答案分析：原话出自《湿热病篇》第1条自注："太阴内伤，湿饮停聚，客邪再至，内外相引，故病湿热。此皆先有内伤，再感客邪"。

50.A。答案分析：因为"湿"为阴邪，"热"为阳邪，"湿热"病邪为阴阳合邪，而太阴脾脏属阴，阳明胃腑属阳，故湿热之邪侵犯人体，若患者素体中阳偏旺，则邪易从阳热化而病变偏于阳明胃，发为热重湿轻证；若素体中阳不足，则邪易从阴湿化而病变偏于太阴脾，发为湿重热轻证。即叶天士所谓

"在阳旺之躯，胃湿恒多，在阴盛之体，脾湿亦不少"。若中焦正气充实，脾胃功能健运，则运化水湿功能正常，不但不易酿生内湿，即使感受外湿也容易被运化而解，故其病必微。

51.D。答案分析：同上。

52.E。答案分析：同上。

53.E。答案分析：《湿热病篇》第11条云"脾不转津则口渴"，即因为湿邪困阻脾气，脾不升津，口失润养而渴，并非阴伤所致，其表现当渴不欲饮。参见第41题答案分析。

54.B。答案分析：湿热病篇》第11条云"化源滞则溺赤"，化源滞是指尿之化源不足，其根本原因是因为下利，水谷精微吸收障碍所致。参见第41题答案分析。

55.A。答案分析：《湿热病篇》第11条云"阴道虚故自利"，阴道虚是指肠道尤其是小肠功能失常，当湿流下焦时，不能正常地分清泌浊，清浊混下，致小便不利，大便反快而自利。参见42题答案分析。

56.B。答案分析：舌遍体白，即舌面满布白腻苔，是湿滞阳明，湿邪极盛之候。舌苔白厚浊腻如积粉为湿热郁阻膜原之象；舌红苔黄则热重于湿。

57.D。答案分析：湿伏中焦，湿邪仍盛，故舌苔主要表现为白腻，但因已开始化热，故不象湿滞阳明，湿邪极盛之证的舌遍体白，而是舌根带黄色。

58.A。答案分析：因为湿邪已渐渐化热，热象渐显，故舌尖红，白腻苔退至舌根部。

59.B。答案分析：薛氏在1条自注中指出："膜原者，外通肌肉，内近胃腑，即三焦之门户，实一身之半表半里也"，在第8条自注中又说："膜原为阳明之半表半里"。薛氏还认为肌肉乃阳明之表，而胃腑乃阳明之里，既然膜原外通肌肉，内近胃腑，自然

就是阳明之半表半里。而"（湿热之）邪由上受，直趋中道，故病多归膜原"，也就是说湿热之邪从口鼻而入，传变入里多要经过膜原，故又是一身之半表半里。

60. E。答案分析：吴又可在《温疫论·原病》中说："凡邪在经为表，在胃为里，今邪在膜原者，正当经胃交关之所，故为半表半里"。所谓在经者，阳明之经也，在胃者，阳明胃腑也，经胃交关之所也就是阳明之半表半里，与薛生白的观点有异曲同工之处。

61. E。答案分析：《湿热病篇》第2条云"湿热证，恶寒无汗，身重头痛，湿在表分"，薛氏自注认为"此条乃阴湿伤表之候"。参见31题答案分析。

62. B。答案分析：《湿热病篇》第3条云"湿热证，恶寒发热，身重关节疼痛，湿在肌肉，不为汗解"，薛氏自注认为"乃阳湿伤表之候"。参见31题答案分析。

（三）X型题

63. A C E。答案分析：吴又可三甲散由鳖甲、龟甲、穿山甲、蝉蜕、僵蚕、牡蛎、地鳖虫、白芍、当归、甘草组成。薛生白仿其用药为鳖甲、穿山甲、地鳖虫、僵蚕、柴胡、桃仁。尚需注意三甲散中的"三甲"与三甲复脉汤中的"三甲"不同，后者为鳖甲、龟甲和牡蛎。

64. B C D。答案分析：阴湿伤表是指湿邪伤表，尚未化热，卫阳为之所遏，故恶寒无汗。腠理暑邪内闭，暑湿郁表而不外泄，故发热无汗。伤寒表实证因寒邪郁闭卫表，腠理闭塞也无汗出。阳湿伤表是指湿邪伤表，因湿邪已经化热，故有恶寒发热，身重关节疼痛而汗出。湿热余邪留滞经络可见汗出，骨节痛等表现。参见22题答案分析。

65. B C D。答案分析：《湿热病篇》第8条云"湿热证，寒热如疟，湿热阻遏膜原，宜柴胡、厚朴、槟榔、草果、藿香、苍术、半夏、干菖蒲、六一散等味。"

66. A C D。答案分析：薛生白《湿热病篇》第11条自注认为："湿滞下焦，故独以分利为治，然兼证口渴胸痞，须佐入桔梗、杏仁、大豆黄卷开泄中上，源清则流自洁，不可不知"。参见78题答案分析。

67. A B C D。答案分析：薛氏在第1条自注中说"湿热之邪从表伤者十之一二，由口鼻入者十之八九"；"太阴内伤，湿饮停聚，客邪再至，内外相引，故病湿热。此皆先有内伤，再感客邪，非由腑及脏之谓。若湿热之证不挟内伤，中气实者其病必微，或有先因于湿，再因饥劳而病者，亦属内伤挟湿，标本同病"。而"内不能运水谷之湿，外复感时令之湿"虽与薛氏所说含义相近，但为吴鞠通语。

68. C D。答案分析：薛生白在第1条自注中认为："太阴之表四肢也，阳明也；阳明之表肌肉也，胸中也"。参见46题答案分析。

69. A B E。答案分析：《湿热病篇》第2条云"湿热证，恶寒无汗，身重头痛，湿在表分。宜藿香、香薷、羌活、苍术皮、薄荷、牛蒡子等味"，薛氏认为"此条乃阴湿伤表之候"，故用藿香、苍术皮、香薷等芳香辛散之品，佐以羌活祛风胜湿，薄荷、牛蒡子宣透卫表。

70. A B C D。答案分析：《湿热病篇》第18条云"湿热证，咳嗽昼夜不安，甚至喘不得眠者，暑邪入于肺络，宜葶苈、枇杷叶、六一散等味"。暑湿伤肺，邪滞肺络，肺气不得肃降，则上逆为咳嗽气喘，甚至喘不得眠；故用葶苈泻肺逐痰，枇杷叶清肺和胃，降气化痰，六一散祛暑渗湿，清利湿热；肺经湿热消，肺气降，则咳喘自平。

71. C E。答案分析：《湿热病篇》第13条云："湿热证，舌根白，舌尖红，湿渐化热，余湿犹滞。宜辛泄佐清热，如蔻仁、半夏、干菖蒲、大豆黄卷、连翘、绿豆衣、六一散等味"。参见20题答案分析。

72. B C D。答案分析:《湿热病篇》第29条云"湿热证,四五日,忽大汗出,手足冷,脉细如丝或绝,口渴,茎痛,而起坐自如,神清语亮。乃汗出过多,卫外之阳暂亡,湿热之邪仍结,一时表里不通,脉故伏,非真阳外脱也"。"忽大汗出,手足冷,脉细如丝或绝"全似阳亡之象,但亡阳者,当神疲倦卧,欲寐郑声,"今起坐自如,神清语亮",则非阳亡可知,实乃一时汗出过多,卫阳随汗泄越,而湿热结于下焦,阻滞气机,在里之阳气一时未达于肌表所致,故还见"茎痛"(小便灼热疼痛)的表现。

三、改错题

73. 应改为:区别阳湿伤表和阴湿伤表的关键在于汗出与否。

答案分析:薛生白认为"此条(阳湿伤表)外候与上条(阴湿伤表)同,惟汗出独异",以汗之有无来区别阴湿与阳湿,阴湿伤表者无汗,阳湿伤表者有汗。章虚谷可以恶寒与发热的多少来区别之,但临床应灵活看待,因"阴湿"虽湿未化热,但阴湿郁遏卫表,邪正相争,也可有发热,而"阳湿"表证,恶寒较甚者亦非罕见。

74. 应改为:湿热病一般禁用辛温大汗法。

答案分析:当湿热病邪郁于肌表,腠理为湿热所郁闭时,必以轻宣透达之品使卫气通调,发汗透邪。但一般禁用辛温大汗。

75. 应改为:"湿热证,初起壮热口渴,脘闷懊恼,眼欲闭,时谵语",为浊邪蒙闭上焦。

答案分析:《湿热病篇》第31条云"湿热证,初起壮热口渴,脘闷懊恼,眼欲闭,时谵语,浊邪蒙闭上焦",本条所言为湿热浊邪蒙闭上焦,即叶天士所谓"湿与温合,蒸郁而蒙蔽于上,清窍为之壅塞,浊邪害清

也",胸闷懊恼为湿热之邪蒙闭上焦气分,眼欲闭而时谵语为上焦湿热蒙蔽清窍扰及神明而致,与湿热酿痰蒙蔽心包之神志昏蒙、时清时昧,有轻重之别。

76. 应改为:湿热之证脉无定体。

答案分析:薛氏认为"湿热之证脉无定体,或洪或缓,或伏或细,各随症见,不拘一格,故难以一定之脉拘定后人眼目也。"但濡脉在湿热证中确实比较多见,尤其是病在卫气分,湿象偏重之时。

77. 应改为:"湿热证,恶寒无汗,身重头痛",为阴湿伤表之候。

答案分析:阴湿伤表是指湿邪伤表,尚未化热。湿伤于表,卫阳为之所遏,故恶寒无汗;湿为阴邪,其性粘腻重着,气机被困,则头痛身重。参见18题。

四、简答题

78. 答:阴湿——湿热之邪从湿化,湿重热轻,或湿未化热,致证以湿象偏著者为阴湿。

79. 答:阳湿——湿热之邪从热化,热重湿轻,致证以热象偏著者为阳湿。

80. 答:因为桔梗、杏仁可宣通肺气,而肺为水之上源,宣其上则有利于下焦水道通利,即"源清则流自洁"之意。

81. 答:分利——指以淡渗利湿之品利小便、实大便。用于湿热之邪流注下焦,导致湿阻气机,小肠泌别失职,膀胱气化和大肠传导失司,而见小便短涩,大便自利者。

82. 答:若舌苔薄而滑者,为无形湿热,宜吐;若舌苔厚而有根,为湿热浊邪已胶结,不宜吐,吐之不惟邪难去,反而易伤胃气。

83. 答:指湿热之邪多自口鼻而入,致病之初即可见里证,很少单独出现表证,而多卫气同病。并非指无表证和里证之分。

84. 答:主指正气而言,包括阴阳、气血、脏腑、血脉等,客指病邪(暑湿)而

言。主客浑受即指病邪（暑湿）久留，乘精血正气亏耗衰微而深入阴分和血脉之中，并与瘀滞之气血互结，形成络脉凝瘀的顽疾。

85. 答：指肾阴亏虚

86. 答：湿热证，始恶寒，后但热不寒，汗出胸痞，舌白，口渴不引饮。

五、问答题

87. 答：《湿热病篇》第 10 条云"湿热证，初起发热，汗出胸痞，口渴舌白，湿伏中焦。宜藿梗、蔻仁、杏仁、枳壳、桔梗、郁金、苍术、厚朴、草果、半夏、干菖蒲、佩兰叶、六一散等味"。本条论述的虽是中焦湿热，湿重热轻证治，但条文中宣湿、化湿、燥湿、渗湿四法具备，比较全面地反映了中焦湿热证常用的治疗方法。以杏仁、桔梗、枳壳轻宣肺气，使气化则湿亦化，即华岫云所谓"开窗牖"之理；藿香、佩兰、菖蒲、蔻仁、郁金芳香运脾化湿；苍术、厚朴、草果、半夏辛苦温以燥中焦之湿，即华岫云所谓"培燥土"之理；用六一散淡渗清热利湿，即华岫云所谓"开沟渠，导水势下行"之理。另外，薛氏在自注中认为"此条多有挟食者，其舌根见黄色，宜加瓜蒌、楂肉、莱菔子"，亦很有临床指导意义，因为中焦湿热者，脾胃多失健运，每易挟食停滞，施以消导，不但利于恢复脾运，也有利于祛湿。但是，本条虽然比较全面地体现了治湿的基本大法，毕竟是针对湿重者，用药偏于温燥，临床当结合湿热偏重等具体情况，依法适当调整。

88. 答：（1）脾胃络属太阴阳明。（2）阳明胃为水谷之海，太阴脾为湿土之脏，五行中与湿同类，故湿热之邪侵犯人体，多脾胃受病，即阳明、太阴受病，正如章虚谷所言："湿土之气，同类相招，故湿热之邪，始虽外受，终归脾胃也"。（3）湿热病

邪四季均可产生，但长夏（夏末秋初）雨湿多而气候炎热，气候多湿热，长夏又为脾所主季节，湿热交蒸，则脾胃易受病；且夏季人们多恣食生冷，饮食不节，或劳倦过度，易损伤脾胃，使脾胃运化失常，湿饮停聚，脾胃内湿易招来外界湿热之邪相合为患，发为湿热病，即薛生白所谓"内伤挟湿，标本同病"。（4）通过调理脾胃，脾胃运化如常，湿热之邪往往易于消退，有利于湿温病的治疗。综上所述，说明湿温病以脾胃为病变中心。

89. 答：此处"中气实"指素体中阳偏旺，"中气虚"指素体中阳偏虚。因为"湿"为阴邪，"热"为阳邪，"湿热"病邪为阴阳合邪，而太阴脾脏属阴，阳明胃腑属阳，故湿热之邪侵犯人体，若患者素体中阳偏旺，则邪易从阳热化而病变偏于阳明胃，发为热重湿轻证；若素体中阳不足，则邪易从阴湿化而病变偏于太阴脾，发为湿重热轻证。即叶天士所谓"在阳旺之躯，胃湿恒多，在阴盛之体，脾湿亦不少"。

90. 答：（1）湿热病多由脾胃内伤，湿饮停聚，外感湿热，内外相引而发病。（2）外感湿热之邪多由上受，从口鼻而入，直趋中道，归于膜原，终归脾胃。（3）湿热病属阳明太阴经者居多，以脾胃为病变中心，中气实则病在阳明，中气虚则病在太阴。（4）若阳明太阴湿热内郁化火，表里上下充斥肆虐，可窜及少阳或厥阴，导致耳聋、发痉、发厥等变局。

91. 答：因为表阳暂亡不得恢复与湿热阻结于下焦，使表里不通，在里之阳气一时不能达于肌表有关，此时只需祛湿通阳，使表里相通，里阳外达，表阳即可恢复，而"通阳不在温，而在利小便"，故以五苓散为主加减治疗。若妄用温阳法，有化燥伤阴之虞。

第十三章 吴瑭《温病条辨》（选）

习题

一、填空题

1. 吴鞠通《温病条辨》指出："温病者：有风温、_____、_____、_____、_____、_____、_____、有冬温、有温疟。"

2. 吴鞠通《温病条辨》指出："凡病温者，始于_____，在_____。"

3. 吴鞠通《温病条辨》指出："风温者，初春阳气始开，厥阴行令，_____。"

4. 吴鞠通《温病条辨》指出："太阴之为病，脉不缓不紧而动数，或两寸独大，_____、_____、_____、_____、口渴，或不渴而咳，午后热甚者，名曰温病。"

5. 吴鞠通《温病条辨》指出："太阴风温、温热、温疫、冬温，初起恶风寒者，桂枝汤主之；_____，_____。温毒、暑温、湿温、温疟，不在此例。"

6. 吴鞠通《温病条辨》指出："太阴风温，_____、_____、_____，辛凉轻剂桑菊饮主之。"

7. 吴鞠通《温病条辨》指出："白虎本为达热出表，若其人_____，不可与也；_____，不可与也；_____，不可与也；_____，不可与也；常须识此，勿令误也。"

8. 吴鞠通《温病条辨》指出："头痛恶寒，身重疼痛，舌白不渴，脉弦细而濡，面色淡黄，胸闷不饥，午后身热，状若阴虚，病难速已，名曰_____，汗之则_____，甚则_____，下之则_____，润之则_____，长夏深秋冬日同法，_____主之。"

9. 吴鞠通《温病条辨》指出："面目俱赤，语声重浊，呼吸俱粗，大便闭，小便涩，舌苔老黄，甚则黑有芒刺，但恶热，不恶寒，日晡益甚者，传至中焦，阳明温病也。_____者，白虎汤主之；_____，甚则_____者，大承气汤主之。暑温、湿温、温疟，不在此例。"

10. 吴鞠通《温病条辨》指出："温病由口鼻而入，鼻气通于肺，口气通于胃。肺病逆传则为_____，上焦病不治，则传中焦，_____也，中焦病不治，即传下焦，_____也。"

11. 吴鞠通《温病条辨》指出："阳明温病，下之不通，其证有五：应下失下，正虚不能运药，不运药者死，_____主之。喘促不宁，痰涎壅滞，右寸实大，肺气不降者，_____主之。左尺牢坚，小便赤痛，时烦渴甚，_____主之。邪闭心包，神昏舌短，内窍不通，饮不解渴者，_____主之。津液不足，无水舟停者，间服_____，再不下者，_____主之。"

12. 吴鞠通《温病条辨》指出："脉缓身痛，舌淡黄而滑，渴不多饮，或竟不渴，汗出热解，继而复热。_____，发表攻里，两不可施，误认伤寒，必转坏证。_____，黄芩滑石汤主之。"

13. 吴鞠通《温病条辨》指出："风温、温热、温疫、温毒、冬温，邪在阳明久羁，或已下，或未下，身热面赤，口干舌燥，甚则齿黑唇裂，脉沉实者，仍可下之；_____，_____者，加减复脉汤主之。"

14. 吴鞠通《温病条辨》指出："_____，_____，_____者，青蒿鳖甲汤主之。"

15. 吴鞠通《温病条辨》指出："_____（兵贵神速，机圆法活，去邪务尽，善后务细，盖早平一日，则人少受一日害）；_____（坐镇从容，神机默运，无功可言，无德可见，而人登寿域）。_____（非轻不举）；_____（非平不安）；_____（非重不沉）。"

二、选择题

（一）A 型题

16.《温病条辨》的作者是：
    A. 吴又可   B. 吴鞠通
    C. 叶天士   D. 薛生白
    E. 王孟英

17.《温病条辨》一书创立并完善了哪种辨证纲领：
    A. 六经辨证   B. 卫气营血辨证
    C. 三焦辨证   D. 脏腑辨证
    E. 经络辨证

18. 温病是多种外感热病的总称，《温病条辨》上焦篇首条列举了多少种常见温病：
    A. 5   B. 7
    C. 9   D. 11
    E. 12

19. 吴鞠通认为太阴风温初起但热不恶寒而渴者，以什么方治疗：
    A. 桑菊饮
    B. 银翘散
    C. 白虎汤
    D. 桂枝汤
    E. 达原饮

20. 太阴风温，但咳，身不甚热，微渴者，哪首方主之：
    A. 桑菊饮
    B. 银翘散
    C. 白虎汤
    D. 桂枝汤
    E. 达原饮

21. 辛凉轻剂是指：
    A. 桑菊饮   B. 银翘散
    C. 白虎汤   D. 桔梗汤
    E. 桑杏汤

22. 辛凉平剂是指：
    A. 桑菊饮   B. 银翘散
    C. 桑杏汤   D. 桔梗汤
    E. 白虎汤

23. 辛凉重剂是指：
    A. 桑菊饮   B. 银翘散
    C. 桑杏汤   D. 麻杏石甘汤
    E. 白虎汤

24. 吴鞠通认为银翘散证出现项肿咽痛者，可加用：
    A. 射干、马勃
    B. 射干、栀子
    C. 生地、玄参
    D. 大青叶、玄参
    E. 马勃、玄参

25. 银翘散证出现衄者，其加减法为：
    A. 去芥穗，加白茅根、侧柏碳、栀子碳、粉丹皮
    B. 去芥穗、豆豉，加白茅根、侧柏炭、栀子炭
    C. 去芥穗、桔梗，加白茅根、侧柏炭、栀子炭
    D. 去芥穗、桔梗，加白茅根、侧柏炭、粉丹皮
    E. 去芥穗、豆豉，加白茅根、侧柏炭、粉丹皮

26. 下列除哪项外均是吴鞠通所谓的白虎汤应用禁忌：

A. 脉浮弦而细者　　B. 脉沉者

C. 不渴者　　　　　D. 汗不出者

E. 不大便者

27. 邪热入营的清营汤证"反不渴"是因为：

    A. 邪热不甚

    B. 兼有痰邪

    C. 兼有瘀血

    D. 邪热蒸腾营阴上泛

    E. 热扰心神而不觉

28. 吴鞠通认为上焦温病常见两种死证是：

    A. 肺之化源绝者和心神内闭，内闭外脱者

    B. 逆传心包者和心神内闭，内闭外脱者

    C. 逆传心包者和肺之化源绝者

    D. 阳明太实，土克水者和肺之化源绝者

    E. 阳明太实，土克水者和逆传心包者

29. 吴鞠通所谓湿温初起治疗"三禁"是指：

    A. 汗、吐、下　　B. 汗、下、润

    C. 吐、下、和　　D. 温、清、消

    E. 清、养、透

30. 三仁汤中的"三仁"是指：

    A. 杏仁、桃仁、苡仁

    B. 桃仁、苡仁、蔻仁

    C. 苡仁、蔻仁、杏仁

    D. 蔻仁、杏仁、桃仁

    E. 以上都不是

31. 三仁汤中用"杏仁"主要是取其什么作用：

    A. 止咳平喘　　　　B. 化痰散湿

    C. 轻开上焦肺气　　D. 润肺止咳

    E. 润肠通便

32. 湿温初起而见"胸闷不饥"的主要原因是：

    A. 胃肠有积滞

    B. 湿热阻滞中焦气机

    C. 中气实

    D. 胃强脾弱

    E. 中气虚

33. 症见"头痛恶寒，身重疼痛，舌白不渴，脉弦细而濡，面色淡黄，胸闷不饥，午后身热，状若阴虚，病难速已"者，其病为：

    A. 风温　　B. 春温

    C. 暑湿　　D. 湿温

    E. 伏暑

34. "手太阴暑温"初起，"但汗不出者"表明：

    A. 暑热不甚

    B. 兼有寒邪郁表

    C. 兼有湿邪郁表

    D. 病从里发

    E. 暑热郁表

35. 吴鞠通认为"温病最忌辛温，暑病不忌"，是因为：

    A. "暑必兼湿"

    B. "暑必兼寒"

    C. "暑必兼痰"

    D. "暑必伤阳"

    E. 以上都不是

36. "阳明温病，下之不通"，若兼见"喘促不宁，痰涎壅滞，右寸实大"的表现，说明其病机兼有：

    A. 正虚不能运药　　B. 肺气不降

    C. 火腑不通　　　　D. 邪闭心包

    E. 无水舟停

37. "阳明温病，下之不通"，若兼见"左尺牢坚，小便赤痛，时烦渴甚"的表现，说明其病机兼有：

    A. 正虚不能运药　　B. 肺气不降

    C. 火腑不通　　　　D. 邪闭心包

E. 无水舟停

38. "阳明温病，下之不通"，若兼见"神昏舌短，内窍不通，饮不解渴"的表现，说明其病机兼有：

    A. 正虚不能运药   B. 肺气不降

    C. 火腑不通   D. 邪闭心包

    E. 无水舟停

39. 牛黄承气汤的药物组成是：

    A. 牛黄加大承气汤

    B. 牛黄加小承气汤

    C. 安宫牛黄丸加大承气汤

    D. 安宫牛黄丸加小承气汤

    E. 安宫牛黄丸加生大黄

40. 增液承气汤的药物组成是：

    A. 增液汤加大承气汤

    B. 增液汤加小承气汤

    C. 增液汤加调味承气汤

    D. 增液汤加大黄、芒硝

    E. 增液汤加大黄

41. 一、二、三、四、五加减正气散均有下列哪组药物：

    A. 藿香、广皮、厚朴、半夏

    B. 藿香、广皮、半夏、茯苓

    C. 藿香、半夏、厚朴、茯苓

    D. 半夏、广皮、厚朴、茯苓

    E. 藿香、广皮、厚朴、茯苓

42. "三焦湿郁，升降失司，脘连腹胀，大便不爽"者，治宜选用：

    A. 一加减正气散

    B. 二加减正气散

    C. 三加减正气散

    D. 四加减正气散

    E. 五加减正气散

43. 认为导致湿温的原因是"内不能运水谷之湿，外复感时令之湿"的医家是谁：

    A. 叶天士   B. 薛生白

    C. 雷少逸   D. 吴鞠通

    E. 吴又可

44. 对于湿温的治疗，哪部著作指出"徒清热则湿不退，徒祛湿则热愈炽"：

    A. 《温病条辨》

    B. 《温热论》

    C. 《湿热病篇》

    D. 《温热经纬》

    E. 《温疫论》

45. 因"吸受秽湿"，而症见"热蒸头胀，身痛呕逆，小便不通，神识昏迷，舌白，渴不多饮"者，辨证为：

    A. 湿热酿痰，蒙蔽心包

    B. 湿热弥漫三焦

    C. 湿热郁伏膜原

    D. 湿热困阻中焦

    E. 湿热闭阻下焦

46. 加减复脉汤对复脉汤的加减是：

    A. 加玄参减参、桂、姜、枣

    B. 加白芍减参、桂、姜、枣

    C. 加玄参减参、桂、姜、草

    D. 加白芍减参、桂、姜、草

    E. 加玄参、白芍减参、桂、姜、枣

47. 温病后期，"夜热早凉，热退无汗，热自阴来者"，治宜选用：

    A. 加减复脉汤   B. 三甲复脉汤

    C. 大定风珠   D. 青蒿鳖甲汤

    E. 黄连阿胶汤

48. 温病后期邪热留伏阴分的发热表现是：

    A. 夜热早凉，热退无汗

    B. 日晡潮热，体热肢厥

    C. 身热不扬，汗出不解

    D. 往来寒热，热多寒少

    E. 身热夜甚，天明得汗诸症稍减但胸腹灼热不除

49. 三甲复脉汤、青蒿鳖甲汤、大定风珠、黄连阿胶汤四个方证的邪气程度比较顺序是：

    A. 三甲复脉汤 > 青蒿鳖甲汤 > 大定

风珠＞黄连阿胶汤

    B. 黄连阿胶汤＞青蒿鳖甲汤＞大定
风珠＞三甲复脉汤

    C. 黄连阿胶汤＞青蒿鳖甲汤＞三甲
复脉汤＞大定风珠

    D. 黄连阿胶汤＞大定风珠＞青蒿鳖
甲汤＞三甲复脉汤

    E. 青蒿鳖甲汤＞黄连阿胶汤＞三甲
复脉汤＞大定风珠

（二）B 型题

    A. 微渴　　B. 渴甚
    C. 不渴　　D. 渴不欲饮
    E. 但欲漱口不欲咽

50. 桑菊饮证常见：
51. 清营汤证常见：
52. 白虎汤证常见：

    A. 宣白承气汤　　B. 牛黄承气汤
    C. 增液承气汤　　D. 导赤承气汤
    E. 新加黄龙汤

53. "阳明温病，下之不通"，若因"应下失下，正虚不能运药"者，宜选用：

54. "阳明温病，下之不通"，若因兼"肺气不降"，而见"喘促不宁，痰涎壅滞，右寸实大"者，宜选用：

55. "阳明温病，下之不通"，若因兼"火腑不通"，而见"左尺牢坚，小便赤痛，时烦渴甚"者，宜选用：

56. "阳明温病，下之不通"，若因兼"邪闭心包"，而见"神昏舌短，内窍不通，饮不解渴"者，宜选用：

    A. 邪正合治法
    B. 脏腑合治法
    C. 二肠同治法
    D. 两少阴合治法
    E. 一腑中气血合治法

57. 牛黄承气汤体现的治法是：
58. 新加黄龙汤体现的治法是：
59. 增液承气汤体现的治法是：

60. 宣白承气汤体现的治法是：
61. 导赤承气汤体现的治法是：

    A. 一加减正气散
    B. 二加减正气散
    C. 三加减正气散
    D. 四加减正气散
    E. 五加减正气散

62. "湿郁三焦，脘闷，便溏，身痛，舌白，脉象模糊"者，治宜选用：

63. "秽湿着里，舌黄脘闷，气机不宣，久则酿热"者，治宜选用：

    A. 叶天士　　B. 薛生白
    C. 雷少逸　　D. 吴鞠通
    E. 吴又可

64. 对于湿温的治疗，提出"徒清热则湿不退，徒祛湿则热愈炽"的是：

65. 对于湿温的治疗，提出"当三焦分治"的是：

    A. 麻黄汤　　　　B. 桂枝汤
    C. 三仁汤　　　　D. 枳实导滞汤
    E. 黄芩滑石汤

66. 湿温病症见"头痛恶寒，身重疼痛，舌白不渴，脉弦细而濡，面色淡黄，胸闷不饥，午后身热，状若阴虚，病难速已"者，以何方主治：

67. 湿温病症见"脉缓身痛，舌淡黄而滑，渴不多饮，或竟不渴，汗出热解，继而复热"者，以何方主治：

    A. 承气辈　　　　B. 复脉汤
    C. 枳实导滞汤　　D. 黄连阿胶汤
    E. 加减复脉汤

68. 风温、温热、温疫、温毒、冬温，邪热羁留阳明日久，若症见"身热面赤，口干舌燥，甚则齿黑唇裂，脉沉实者"，治宜选用：

69. 风温、温热、温疫、温毒、冬温，邪热羁留阳明日久，若症见"脉虚大，手足心热甚于手足背者"，治宜选用：

70. 吴鞠通认为温病的发病特点有：
    A. 始于上焦
    B. 由口鼻而入
    C. 自上而下发展
    D. 由毛窍而入
    E. 始于足太阳

71. 吴鞠通认为风温初起的脉象可表现为：
    A. 浮紧　　　　　B. 浮缓
    C. 动数　　　　　D. 两寸独大
    E. 弦细而濡

72. 吴鞠通列举了哪几种白虎汤的应用禁忌：
    A. 脉浮弦而细者　　B. 脉沉者
    C. 不渴者　　　　　D. 汗不出者
    E. 不大便者

73. 吴鞠通认为热厥常见于下列哪些情况下：
    A. 热闭心包
    B. 阳明太实
    C. 阳明热盛
    D. 热久损伤肝肾之阴
    E. 湿热酿痰蒙蔽心包

74. 湿温初起治疗禁用：
    A. 汗　　　B. 清
    C. 下　　　D. 透
    E. 润

75. 三仁汤是由下列哪些药物组成：
    A. 生苡仁、白蔻仁、杏仁
    B. 厚朴、半夏
    C. 滑石、白通草、竹叶
    D. 滑石、木通、竹茹
    E. 白蔻仁、杏仁、桃仁

76. 湿温初起误用汗法导致"神昏耳聋，甚则目瞑不欲言"的机理是什么：
    A. 耗伤心阳
    B. 热邪内闭

C. 虚热内扰
D. 湿浊随辛温药蒸腾上蒙清窍
E. 湿热酿痰蒙蔽心包

77. 宣白承气汤是由哪几味药组成：
    A. 生大黄　　B. 芒硝
    C. 生石膏　　D. 杏仁
    E. 栝楼皮

78. 吴鞠通五个加减正气散所治病证均有湿浊内郁，阻滞气机，脾胃升降失司的病理变化，病机中兼有湿蕴化热的有：
    A. 一加减正气散
    B. 二加减正气散
    C. 三加减正气散
    D. 四加减正气散
    E. 五加减正气散

79. 吴鞠通五个加减正气散所治病证均有湿浊内郁，阻滞气机，脾胃升降失司的病理变化，病机中兼有湿从寒化的有：
    A. 一加减正气散
    B. 二加减正气散
    C. 三加减正气散
    D. 四加减正气散
    E. 五加减正气散

80. 下列有关治病方法的论述，语出《温病条辨》的有：
    A. 治上焦如羽　　B. 治中焦如衡
    C. 治下焦如权　　D. 治外感如将
    E. 治内伤如相

三、改错题

81. 吴鞠通认为"凡病温者，始于上焦，在手厥阴。"

82. "太阴风温，……初起恶风寒者，桂枝汤主之；但热不恶寒而渴者，辛凉重剂白虎汤主之。"

83. "太阴风温，但咳，身不甚热，微渴者，辛凉平剂银翘散主之。"

84. 吴鞠通提出湿温初起治法"三禁"

首言禁汗，说明治疗湿温绝对禁用辛温之品。

85. 吴鞠通认为"温病最忌辛温，暑病不忌者"，是因为暑性本善开泄。

86. 暑温、伏暑，名相近而病相异，治法大相径庭。

87. 三甲复脉汤中的"三甲"是指鳖甲、龟甲和穿山甲。

88. 吴鞠通说："治上焦如羽（非轻不举），治中焦如衡（非平不安）"，所以辛凉轻剂桑菊饮用以治疗上焦病，辛凉平剂银翘散用以治疗中焦病。

四、简答题

89. 辛凉轻剂、辛凉平剂、辛凉重剂分别是指什么方？

90. 为什么"温病最忌辛温，暑病不忌"？

91. 何谓肺之化源绝？

92. 何谓邪正合治法？

93. 何谓脏腑合治法？

94. 何谓二肠合治法？

95. 何谓两少阴合治法？

96. 何谓气血合治法？

97. 何谓无水舟停？

98. 何谓阴复阳留？

99. 加减复脉汤对复脉汤做了哪些加减？

100. 吴鞠通认为温病热厥有哪三等，分别适用于什么治法？

101. 银翘散的立方原则是什么？

五、问答题

102. 银翘散的煎服法有哪些特点？

103. 辛凉轻剂和辛凉平剂的适应证有何区别？

104. 如何理解"温病忌汗，汗之不惟不解，反生他患"？

105. 如何理解"白虎四禁"？

106. 湿温初起治禁是什么？如何理解？

107. "阳明温病，下之不通，其证有五"是指哪五证？其证治方药分别是什么？

108. 试述一～五加减正气散的药物变化及证治特点。

109. 湿热蕴阻中焦为什么"徒清热则湿不退，徒祛湿则热愈炽"？此时应如何选方用药？

110. 如何理解"治上焦如羽（非轻不举）、治中焦如衡（非平不安）、治下焦如权（非重不沉）。"

 答案

一、填空题

1. 有温热　有温疫　有温毒　有暑温　有湿温　有秋燥

2. 上焦　手太阴

3. 风挟温也

4. 尺肤热　头痛　微恶风寒　身热自汗

5. 但热不恶寒而渴者　辛凉平剂银翘散主之

6. 但咳　身不甚热　微渴者

7. 脉浮弦而细者　脉沉者　不渴者　汗不出者

8. 湿温　神昏耳聋　目瞑不欲言　洞泄病深不解　三仁汤

9. 脉浮洪躁甚　脉沉数有力　脉体反小而实

10. 心包　胃与脾　肝与肾

11. 新加黄龙汤　宣白承气汤　导赤承气汤　牛黄承气汤　增液　增液承气汤

12. 内不能运水谷之湿　外复感时令之湿　徒清热则湿不退　徒祛湿则热愈炽

13. 脉虚大　手足心热甚于手足背

14. 夜热早凉　热退无汗　热自阴来

15. 治外感如将　治内伤如相　治上焦如羽　治中焦如衡　治下焦如权

二、选择题

（一）A型题

16. B。答案分析：《温病条辨》是吴鞠通的代表作，吴又可的代表作是《温疫论》，叶天士的代表作有《温热论》，薛生白的代表作是《湿热病篇》，也有人称为《湿热条辨》，王孟英的代表作为《温热经纬》。

17. C。答案分析：温病学两大辨证纲领为三焦辨证和卫气营血辨证，其中前者由吴鞠通在《温病条辨》中创立并完善，后者由叶天士在《温热论》中创立。

18. C。答案分析：《温病条辨》上焦篇首条云："温病者：有风温、有温热、有温疫、有温毒、有暑温、有湿温、有秋燥、有冬温、有温疟。"

19. B。答案分析：《温病条辨》上焦篇第4条云："太阴风温、温热、温疫、冬温、初起恶风寒者，桂枝汤主之；但热不恶寒而渴者，辛凉平剂银翘散主之。"

20. A。答案分析：《温病条辨》上焦篇第6条云："太阴风温，但咳，身不甚热，微渴者，辛凉轻剂桑菊饮主之。"

21. A。答案分析：桑菊饮用药大多质轻味薄，用量轻，适合于初感风热病轻者，故吴氏谓之辛凉轻剂。

22. B。答案分析：银翘散为清肃上焦而设，用药除辛凉之品外，尚有辛平、芳香之品，药性平正不偏，故吴氏谓之辛凉平剂。

23. E。答案分析：白虎汤大辛大寒，较桑菊饮、银翘散用药大多质重量重，适用于风温肺热之重证，故吴氏谓之辛凉重剂。

24. E。答案分析：《温病条辨》上焦篇第4条吴氏自注云："项肿咽痛者，加马勃、元参"，二者能加强清热解毒、利咽消肿的作用。

25. B。答案分析：《温病条辨》上焦篇第4条吴氏自注云："衄者，去芥穗、豆豉，加白茅根三钱、侧柏炭三钱、栀子炭三钱"，去芥穗、豆豉，忌其温散动血，加白茅根、侧柏炭、栀子炭，取其凉血止血。

26. E。答案分析：《温病条辨》上焦篇第9条云："白虎本为达热出表，若其人脉浮弦而细者，不可与也；脉沉者，不可与也；不渴者，不可与也；汗不出者，不可与也"。叶子雨认为：脉弦细属足少阳，脉沉属足太阴，不渴为无内热，汗不出为表未解，故皆不宜用白虎汤。但温病中出现不大便者，多为热结腑实之象，也不宜用单用白虎汤，不过吴氏白虎四禁中并未言及。

27. D。答案分析：热入营分，蒸腾营阴上泛于口，故反不渴，并非邪热不甚。

28. A。答案分析："阳明太实，土克水者"为中焦温病死证；"逆传心包者"若救治及时尚可逆转病势，若救治不及时，导致"心神内闭，内闭外脱"则为危重难治死证；若邪热炽盛，重伤肺阴，阴虚而阳不固，出现汗涌、鼻扇、脉散、吐粉红色血水等肺之化源绝之象，亦属危重难治之死证。

29. B。答案分析：湿温初起其病机为湿热郁阻卫气，若误认为伤寒而用辛温发汗之药，则会耗伤心阳，湿浊随辛温之品上蒙清窍，可致神昏、耳聋、目闭等症。若见胸闷不饥等湿热阻滞脾胃之症，误以为胃肠积滞而妄用苦寒攻下，则脾阳受损，脾气下陷，湿邪下趋而为洞泄。若见午后身热等而误认为阴虚，妄用滋腻阴柔之药，势必使湿邪锢结难解，病情加重而难以治愈。

30. C。答案分析：三仁汤用杏仁宣通肺气，蔻仁辛温芳化，苡仁淡渗利湿，以三仁名方代表了宣上、畅中、渗下之方义。

31. C。答案分析：因为气化则湿亦化，而肺主一身之气，故以杏仁轻开上焦肺气。

32. B。答案分析：湿热阻滞中焦气机，脾胃升降失司，运化失职，故见胸闷不饥，不可误认为胃肠有积滞，后者尚可见脘腹胀满，大便不通等表现；中气实和中气虚是导致中焦湿热从热化或湿化的基础；胃强脾弱者多善食而不化。

33. D。答案分析：吴鞠通在《温病条辨》上焦篇43条说："头痛恶寒，身重疼痛，舌白不渴，脉弦细而濡，面色淡黄，胸闷不饥，午后身热，状若阴虚，病难速已，名曰湿温。"不可以"头痛恶寒"误认为是伤寒，以"胸闷不饥"误认为是宿食积滞，以"午后身热"误认为是阴虚发热。

34. B。答案分析：暑热病邪火热性质强烈，其犯人体多直中于里，临床表现当有汗出，今汗不出为有寒邪郁闭肌表所致。

35. A。答案分析：吴氏认为"温病最忌辛温，暑病不忌者，以暑必兼湿，湿为阴邪，非温不解"。临床当具体分析，王孟英认为并非"暑必兼湿"，而是暑多兼湿，所以当暑温兼湿时，治疗不忌辛温，当单纯暑温不兼湿，则忌用辛温。

36. B。答案分析："喘促不宁，痰涎壅滞，右寸实大"为肺气不降之象。"正虚不运药"者当兼见口燥咽干，倦怠少气，目不了了，苔焦脉弱等；"邪闭心包"者当兼见"神昏舌短，内窍不通"等；"无水舟停"者当兼见口干咽燥，舌苔焦燥等；"火腑不通"者当兼见"左尺牢坚，小便赤痛，时烦渴甚"。

37. C。答案分析：小便必涓滴赤且痛，为小肠热盛，下注膀胱之象。"正虚不运药"者当兼见口燥咽干，倦怠少气，目不了了，苔焦脉弱等；"邪闭心包"者当兼见"神昏舌短，内窍不通"等；"无水舟停"者当兼见口干咽燥，舌苔焦燥等；"肺气不降"者当兼见"喘促不宁，痰涎壅滞，右寸实大"。

38. D。答案分析："神昏舌短，内窍不通"为热闭心包之象。"正虚不运药"者当兼见口燥咽干，倦怠少气，目不了了，苔焦脉弱等；"肺气不降"者当兼见"喘促不宁，痰涎壅滞，右寸实大"；"无水舟停"者当兼

见口干咽燥，舌苔焦燥等；"火腑不通"者当兼见"左尺牢坚，小便赤痛，时烦渴甚"。

39. E。答案分析：牛黄承气汤即用安宫牛黄丸二丸，化开，调生大黄末三钱。

40. D。答案分析：增液承气汤即于增液汤内，加大黄三钱，芒硝一钱五分。

41. E。答案分析：一加减正气散的药物组成是：藿香梗、厚朴、杏仁、茯苓皮、广皮、神曲、麦芽、绵茵陈、大腹皮；二加减正气散的药物组成是：藿香梗、广皮、厚朴、茯苓皮、木防己、大豆黄卷、川通草、薏苡仁；三加减正气散的药物组成是：藿香、茯苓皮、厚朴、广皮、杏仁、滑石；四加减正气散的药物组成是：藿香梗、厚朴、茯苓、广皮、草果、查肉、神曲；五加减正气散的药物组成是：藿香梗、广皮、茯苓块、厚朴、大腹皮、谷芽、苍术。

42. A。答案分析："升降失司"乃因湿邪中阻影响了脾胃的升降功能，从主症"脘连腹胀，大便不爽"来看，所谓"三焦湿郁"，病变中心实偏中焦。治以分消中焦湿热，升脾降胃，化浊理气，方取一加减正气散。

43. D。答案分析：原话出自《温病条辨》中焦篇第63条。对于湿温的发病，薛生白也有类似的论述，但其原话为："太阴内伤，湿饮停聚，客邪再至，内外相引，故病湿热。此皆先有内伤，再感客邪，……或有先因于湿，再因饥劳而病者，亦属内伤挟湿，标本同病。"

44. A。答案分析：原话出自《温病条辨》中焦篇第63条，说明治疗湿热病邪当湿邪和热邪兼顾，分解湿热。对于湿热病邪的治疗原则，叶天士、薛生白也有类似的观点，叶天士提出"渗湿于热下"，薛生白提出"湿热两分，其病轻而缓，湿热两合，其病重而速"。

45. B。答案分析：湿热蒙闭于上，心包

清窍失灵则见热蒸头胀，神识昏迷；郁滞于中，升降失司则见呕恶，渴不多饮，舌白；湿热下注，淤阻膀胱，则小便不通。

46. B。答案分析：加减复脉汤用于温病后期真阴耗伤证治，"以复脉汤复其津液，阴复则阳留，庶可不至于死也。去参、桂、姜、枣之补阳，加白芍收三阴之阴，故云加减复脉汤。"

47. D。答案分析：吴氏认为："邪气深伏阴分，混处气血之中，不能纯用养阴，又非壮火，更不得任用苦燥。故以鳖甲蠕动之物，入肝经至阴之分，既能养阴，又能入络搜邪；以青蒿芳香透络，从少阳领邪外出；细生地清阴络之热；丹皮泻血中之伏火；知母者，知病之母也，佐鳖甲、青蒿而成搜剔之功焉。再此方有先入后出之妙，青蒿不能直入阴分，有鳖甲领之入也；鳖甲不能独出阳分，有青蒿领之出也。"

48. A。答案分析：邪气深伏于阴分，夜间阳气行于阴分而与留伏于阴分之邪相争故发热，日间阳气行于阳分而与邪无争故身凉，热退身凉乃因正邪不争，并非正气驱邪外出，故热退无汗。

49. C。答案分析：黄连阿胶汤证为热炽阴伤，邪热炽盛，故按苦甘咸寒法制方，以黄连、黄芩苦寒泄火；青蒿鳖甲汤证为邪留阴分，邪热已去其势，故按辛凉合甘寒法制方，不用苦寒；三甲复脉汤和大定风珠均为邪少虚多之阴虚风动而设，但大定风珠按酸甘咸法制方，三甲复脉汤按咸寒甘润法制方，用药前者在后者的基础上加用五味子和鸡子黄，滋腻收敛之性增强，可知其正虚更甚，邪气几无。

（二）B型题

50. A。答案分析：桑菊饮主治太阴风温初起之轻证，伤津不重，故症见口微渴。《温病条辨》上焦篇第6条云："太阴风温，但咳，身不甚热，微渴者，辛凉轻剂桑菊饮

主之"。白虎汤证渴甚；清营汤证反不渴；渴不欲饮为湿热内阻之象；但欲漱口不欲咽为瘀血内阻之象。

51. C。答案分析：清营汤主治热入营阴，邪热蒸腾营阴上泛，故口反不渴。《温病条辨》上焦篇第15条自注云："盖邪热入营蒸腾，营气上升，故不渴，不可疑不渴非温病也。"

52. B。答案分析：白虎汤主治阳明热盛证，邪热劫灼津液较重，故症见口大渴。《温病条辨》上焦篇第7条云："太阴温病，脉浮洪，舌黄，渴甚，大汗，面赤恶热者，辛凉重剂白虎汤主之。"

53. E。答案分析：腑实证应下失下，邪气留连，正气内虚，不能运药，治宜扶正逐邪，用新加黄龙汤，方中以增液承气滋阴攻下，海参补液，人参补气，姜汁宣通气分，当归宣通血分，甘草调和诸药，共奏补益气阴、攻下腑实之效。

54. A。答案分析：腑有热结，兼痰热阻肺，肺气不降者，此时不能徒恃通下所能取效，须一面宣肺气之闭，一面逐肠胃之结，方用宣白承气汤，药用杏仁、蒌皮宣肺，石膏清肺热，大黄逐热结。

55. D。答案分析：阳明腑实，兼小肠热盛者，此时治法，一以通大便之秘，一以泻小肠之热，选用导赤承气汤，方中大黄、芒硝攻大肠腑实，黄连、黄柏泻小肠之热，生地、赤芍滋膀胱之液。

56. B。答案分析：阳明腑实兼热闭心包者，此时徒攻阳明无益，须同时开少阴心窍方可，选用牛黄承气汤，一以安宫牛黄丸清心开窍，一以大黄攻下泄热，以急消肾液亡失之虞。

57. D。答案分析：牛黄承气汤用于热闭心包，阳明腑实者，此时徒攻阳明无益，须同时一以安宫牛黄丸开少阴心窍，一以大黄攻下泄热，以急消少阴肾液亡失之虞，故曰

两少阴合治法。

58. A。答案分析：新加黄龙汤适用于腑实应下失下，邪气留连，正气内虚，不能运药者，当采用扶正逐邪，邪正合治，故曰邪正合治法。

59. E。答案分析：若由于肠道阴津亏耗，大便不通，有如江河无水，船舶不能行驶一样，治用"增水行舟"的增液汤，以滋阴通便，服二剂后大便仍不下者，乃因邪结仍然较重，可用养阴荡结的增液承气汤，此为一腑之中，进行"气血合治"的方法。

60. B。答案分析：宣白承气汤适用于痰热阻肺，腑有热结者，此时不能徒恃通下所能取效，须一面宣肺气之闭，一面逐肠胃之结，因肺与大肠是相互表里之脏腑，故曰脏腑合治法。

61. C。答案分析：曰二肠同治法：导赤承气汤用于阳明腑实，小肠热盛证，一以通大肠之便秘，一以泻小肠之火热，故属大小肠合治之法。

62. B。答案分析：《温病条辨》中焦篇第59条云："湿郁三焦，脘闷，便溏，身痛，舌白，脉象模糊，二加减正气散主之。"吴氏认为"脘闷便溏，中焦证也，身痛舌白，脉象模糊，则经络证矣"，其病机为湿热内阻气机，外滞经络，治宜选用理脾化湿，通络散湿的二加减正气散。二加减正气散除用藿香、广皮、厚朴、茯苓皮外，还"加防己急走经络中湿郁"，"加通草、薏仁、利小便所以实大便"，大豆黄卷"化蕴酿之湿热，而蒸变脾胃之气"。一、三加减正气散证均为湿热阻滞中焦，但无明显湿窜经络之象；四、五加减正气散，适用于秽湿着里，邪从湿化、寒化者。

63. C。答案分析：《温病条辨》中焦篇第60条云："秽湿着里，舌黄脘闷，气机不宣，久则酿热，三加减正气散主之。"吴氏认为"以舌黄之故，预知其内已伏热，久必

化热，而身亦热矣"，以舌象言病机，知其为湿热内阻，湿已化热，治宜选用苦辛寒法的三加减正气散以化湿清热。三加减正气散除用藿香、茯苓皮、厚朴、广皮外，还"加杏仁利肺气，气化则湿热俱化，滑石辛淡而凉，清湿中之热"。一、三加减正气散证均为湿热阻滞中焦，但后者热象稍重于前者；

64. D。答案分析：原话出自《温病条辨》中焦篇第63条："脉缓身痛，舌淡黄而滑，渴不多饮，或竟不渴，汗出热解，继而复热。内不能运水谷之湿，外复感时令之湿，发表攻里，两不可施，误认伤寒，必转坏证。徒清热则湿不退，徒祛湿则热愈炽，黄芩滑石汤主之"。

65. B。答案分析：原话出自《湿热病篇》第11条自注："夫热为天之气，湿为地之气，热得湿而愈炽，湿得热而愈横。湿热两分，其病轻而缓，湿热两合，其病重而速。湿多热少则蒙上流下，当三焦分治，湿热俱多则下闭上壅而三焦俱困矣。"

66. C。答案分析："头痛恶寒，身重疼痛，有似伤寒，脉弦濡，则非伤寒矣。舌白不渴，面色淡黄，则非伤暑之偏于火者矣。胸闷不饥，湿闭清阳道路也。午后身热，状若阴虚者，湿为阴邪，阴邪自旺于阴分，故与阴虚同一午后身热也。湿为阴邪，自长夏而来，其来有渐，且其性氤氲粘腻，非若寒邪之一汗即解，温热之一凉即退，故难速已。"本病为湿温初起，邪在卫气之证，治疗禁用汗、下、润，"惟以三仁汤轻开上焦肺气，盖肺主一身之气，气化则湿亦化也"。

67. E。答案分析："脉缓身痛，有似中风，但不浮，舌滑不渴饮，则非中风矣。若系中风，汗出则身痛解而热不作矣；今继而复热者，乃湿热相蒸之汗，湿属阴邪，其气留连，不能因汗而退，故继而复热。"本病为湿热蕴阻中焦气分之证，治以黄芩滑石汤，"以黄芩、滑石、茯苓皮清湿中之热，蔻仁、

178

猪苓宣湿邪之正，再加腹皮、通草，共成宣气利小便之功，气化则湿化，小便利则火腑通而热自清矣。"

68. A。答案分析：《温病条辨》下焦篇第1条云"风温、温热、温疫、温毒、冬温，邪在阳明久羁，或已下，或未下，身热面赤，口干舌燥，甚则齿黑唇裂，脉沉实者，仍可下之；脉虚大，手足心热甚于手足背者，加减复脉汤主之。"脉沉实，并见身热面赤，口干舌燥，甚则齿黑唇裂者，仍属阳明腑实，仍用攻下之法；若脉虚大，手足心热甚于手足背，说明病已入下焦，邪热少而虚热多，则属肾阴大伤，当用加减复脉汤以滋养肾阴。

69. E。答案分析：同上。

（三）X 型题

70. A B C。答案分析：吴氏认为"凡病温者，始于上焦，在手太阴"，"温病由口鼻而入，自上而下，鼻通于肺，始手太阴"。而"伤寒由毛窍而入，自下而上，始足太阳"。

71. C D。答案分析：《温病条辨》上焦篇第3条云"太阴之为病，脉不缓不紧而动数，或两寸独大，尺肤热，头痛，微恶风寒，身热自汗，口渴，或不渴，而咳，午后热甚者，名曰温病。"吴氏认为"动数者，风火相煽之象，经谓之躁；两寸独大，火克金也。"浮紧为伤寒之脉，浮缓为中风之脉，脉弦细而濡为湿温初起之脉象。

72. A B C D。答案分析：《温病条辨》上焦篇第9条云："白虎本为达热出表，若其人脉浮弦而细者，不可与也；脉沉者，不可与也；不渴者，不可与也；汗不出者，不可与也"。参见26题答案分析。

73. A B D。答案分析：吴氏在《温病条辨》上焦焦篇第17条自注云"再热厥之中亦有三等：有邪在络（心包络）居多，而阳明证少者，则从芳香，本条所云是也；有邪搏阳明，阳明太实，上冲心包，神迷肢

厥，甚至通体皆厥，当从下法，本论载入中焦篇；有日久邪杀阴亏而厥者，则从育阴潜阳法，本论载入下焦篇。"

74. A C E。答案分析：《温病条辨》上焦焦篇第43条云"头痛恶寒，身重疼痛，舌白不渴，脉弦细而濡，面色淡黄，胸闷不饥，午后身热，状若阴虚，病难速已，名曰湿温，汗之则神昏耳聋，甚则目瞑不欲言，下之则洞泄，润之则病深不解，长夏深秋冬日同法，三仁汤主之。"

75. A B C。答案分析：三仁汤的药物组成是：杏仁、飞滑石、白通草、白蔻仁、竹叶、厚朴、生薏仁、半夏。

76. A D。答案分析：吴氏认为"不知其为湿温，见其头痛恶寒身重疼痛也，以为伤寒而汗之，汗伤心阳，湿随辛温发表之药蒸腾上逆，内蒙心窍则神昏，上蒙清窍则耳聋目瞑不言。"

77. A C D E。答案分析：宣白承气汤的药物组成是：生石膏、生大黄、杏仁粉、栝蒌皮。

78. A B C。答案分析：一、二、三加减正气散证的病机为湿浊困阻中焦，湿渐化热，但以三加减正气散热象更明显，二加减正气散尚见湿热阻滞经络；四、五加减正气散证的病机为湿浊从湿化、寒化。参见108题。

79. D E。答案分析：四加减正气散加草果急运坤阳；五加减正气散加苍术以温燥脾湿，故四、五加减正气散证的病机有湿浊从湿化、寒化的特征。参见108题。

80. A B C D E。答案分析：《温病条辨·卷四·杂说·治病法论》云"治外感如将（兵贵神速，机圆法活，去邪务尽，善后务细，盖早平一日，则人少受一日害）；治内伤如相（坐镇从容，神机默运，无功可言，无德可见，而人登寿域）。台上焦如羽（非轻不举）；治中焦如衡（非平不安）；治

下焦如权（非重不沉）。"

三、改错题

81. 应改为：吴鞠通认为"凡病温者，始于上焦，在手太阴。"

答案分析："凡病温者，始于上焦，在手太阴。"是吴鞠通的个人观点，他认为温邪侵犯人体一般是从口鼻而入，而鼻气通于肺、肺合皮毛，因而温病发病多始于上焦肺卫。但温病的起病部位其实比较复杂，不限于手太阴一途，王孟英云："病起于下者有之……起于中者有之"，所言极是。

82. 应改为："太阴风温，……初起恶风寒者，桂枝汤主之；但热不恶寒而渴者，辛凉平剂银翘散主之。"

答案分析：条文中所述的银翘散适应证"但热不恶寒而渴"，有似邪热入里，热盛伤津的气分证表现，实际上银翘散是治疗风热表证的代表方。究吴氏之意，所谓"不恶寒"是为了和前面所述的桂枝汤"恶风寒"相鉴别，但实际上是否"恶风寒"并不能作为两者有效的鉴别点，银翘散证也可出现恶风寒，不过可能比较轻；口渴也不似气分热盛证的渴甚。所以，临床运用时应灵活看待，不能拘泥于条文。银翘散的组方原则是"治以辛凉，佐以苦甘"，是温凉并用的代表方，适合于表郁较甚，微恶风寒而无汗或少汗者，若果发热，不恶寒而汗出，口渴甚，苔黄，脉洪大者，则宜辛凉重剂白虎汤。

83. 应改为："太阴风温，但咳，身不甚热，微渴者，辛凉轻剂桑菊饮主之。"

答案分析：本条身不甚热而口微渴，可见病情较轻。"但咳"乃强调咳嗽是本条主症。证由风热犯肺，肺失宣畅所致，故用桑菊饮，以宣肺清热止咳。

84. 应改为：吴鞠通提出湿温初起治法"三禁"首言禁汗，说明治疗湿温禁过用辛温发汗之品。

答案分析：湿温初起汗之则"汗伤心阳，湿随辛温发表之药蒸腾上逆，内蒙心窍则神昏，上蒙清窍则耳聋目瞑不言。"但禁汗并非绝对禁用辛温之品，乃禁过用辛温发汗之物，而辛温芳化透湿之藿香即为常用之品，因湿邪容易困阻脾胃，故治方中亦常伍用辛散温运中焦之品如朴、姜、夏之类。

85. 应改为：吴鞠通认为"温病最忌辛温，暑病不忌者"，是因为暑必兼湿。

答案分析：吴氏认为"温病最忌辛温，暑病不忌者，以暑必兼湿，湿为阴邪，非温不解"。但临床当具体分析，王孟英认为并非"暑必兼湿"，而是暑多兼湿，所以当暑温兼湿时，治疗不忌辛温，当单纯暑温不兼湿，则忌用辛温。

86. 应改为：暑温、伏暑，名虽异而病实同，治法须前后互参。

答案分析：暑温（挟湿）、湿温和伏暑的病因都兼具湿与热的双重性质，在治疗方法上有许多可互参之处，不可偏执。

87. 应改为：三甲复脉汤中的"三甲"是指鳖甲、龟甲和牡蛎。

答案分析：复脉汤去参、桂、姜、枣，加白芍为加减复脉汤；加减复脉汤去麻仁，加牡蛎为一甲复脉汤；加减复脉汤加牡蛎、鳖甲为二甲复脉汤，加减复脉汤加牡蛎、鳖甲、龟板为三甲复脉汤。

88. 应改为：吴鞠通说："治上焦如羽（非轻不举），治中焦如衡（非平不安）"，但辛凉轻剂桑菊饮和辛凉平剂银翘散均是用以治疗上焦温病。

答案分析：治中焦如衡（非平不安）可从如下方面理解，一指治疗中焦温热性质病证，要注意去邪气之盛而复正气之衰，使归于平；二指治疗中焦湿热性病证，要注意分消湿热，升脾降胃，不可偏治一边；三指中焦病用药，既不可轻清上升，也不可重坠下趋，宜平衡气机升降为准。而银翘散之谓辛凉平剂,是指用药除辛凉之品外,尚有辛平、芳香之品,药性平正不偏,是为清肃上焦而设。

四、简答题

89. 答:辛凉轻剂、辛凉平剂、辛凉重剂分别是指桑菊饮、银翘散、白虎汤。

90. 答:"温病最忌辛温,暑病不忌者,"是因为暑多兼湿,而湿为阴邪,非温不解,故不忌辛温。但若暑温不兼湿者,则忌用辛温之品。

91. 答:温病上焦邪热盛极,不但耗伤肺阴,灼伤肺络,而且壮火食气伤阳,阴伤阳气无以根,出现肺焦阴伤无以生阳,气脱阳虚无以化阴的复杂病理机制叫肺之化源绝。常出现汗涌、鼻扇、脉散而数、咳吐粉红色血水等临床表现。

92. 答:当腑实应下失下,邪气留连,正气内虚,不能运药,应采用扶正逐邪,即邪正合治,代表方为新加黄龙汤。

93. 答:对于痰热阻肺,腑有热结者,不能徒恃通下所能取效,须一面宣肺气之痹,一面逐肠胃之结,即脏腑合治法,代表方为宣白承气汤。

94. 答:对于阳明腑实,小肠热盛证,此时治法,一以通大便之秘,一以泻小肠之热,即二肠同治法,代表方为导赤承气汤。

95. 答:对于热入心包,阳明腑实者,徒攻阳明无益,须攻下泄热,以急消肾液亡失之虞,同时开少阴心窍方可,即两少阴合治法,代表方为牛黄承气汤。

96. 答:若因邪入阳明,肠腑阴液损伤太重,大便不通,可用养阴荡结的增液承气汤,因为阴血同源,故这种既养阴,又荡涤气分热结的方法,吴氏称为一腑之中,进行"气血合治"的方法。

97. 答:由于肠道阴液亏耗,大便不通,有如江河无水,船舶不能行驶一样,称为无

水舟停。

98. 答:因为阳为阴之使,阴为阳之根,当温病热盛时久,阴液极度耗损,阳气有脱失之虞,急当补益阴液以使阳气根固不至脱失,称为复阴留阳。

99. 答:去其中参、桂、姜、枣之补阳,加白芍收三阴之阴,故云加减复脉汤。

100. 答:上焦病见热厥以邪在心包络居多,当以芳香开窍为法,可取安宫牛黄丸或紫雪丹或至宝丹。而中焦则因阳明太实,上冲心包,当急下存阴,可取承气汤。下焦热厥,多阴虚风动,当育阴潜阳,可用三甲复脉汤或大定风珠。

101. 答:银翘散的立方原则是遵从《内经》"风淫于内,治以辛凉,佐以苦甘"法。

五、问答题

102. 答:银翘散的煎服法有三个特点:一是不宜过煎,"香气大出即取服",因"肺药取轻清,过煮则味厚而入中焦矣。"二是药先制成散剂再煎煮,可以使药物有效成分易于煎出而不至于过煎。三是频服取效,"病重者,约二时一服,日三服,夜一服;轻者三时一服,日二服,夜一服;病不解者,作再服。"

103. 答:银翘散与桑菊饮均为辛凉解表方剂,适用于风热侵犯肺卫之证。但银翘散中荆芥、豆豉等辛散透表之品合于大队辛凉药物中,其解表之力较胜,且银花、连翘用量大,并配竹叶,清热作用较强;桑菊饮多为辛凉之品,力轻平和,其解表之力逊于银翘散,方中加用杏仁宣通肺气,止咳作用较银翘散为优。所以风温初起邪袭肺卫而偏于表郁较重,以发热微恶寒、咽痛为主症者,宜用银翘散;偏于肺失宣降,表郁较轻,以咳嗽为主症者,宜用桑菊饮。

104. 答:吴氏在此所谓忌汗主要是指辛温发汗法,他认为温病忌汗的原因有三个方

面：一是温邪从口鼻而入，病初在手太阴肺，治宜辛凉清解，而辛温发汗无益；二因汗为心之液，发汗过多则容易伤及心阳，而出现神明内乱、谵语癫狂、内闭外脱之变；三是因为汗为五液之一，发汗过多不但伤阳，而且也会伤阴。但此说并不绝对，因为一方面辛凉清解方药投之往往也有微微汗出之象，另一方面若表郁较重，或兼有阴湿为患者，往往需要加用少量辛温之品，以增强疏表透邪或温化之力。但临床必须注意不能过用辛温燥液之品，或发汗过多。

105. 答：白虎四禁是指"脉浮弦而细者，不可与也；脉沉者，不可与也；不渴者，不可与也；汗不出者，不可与也"。吴氏在此是以证候言病机，如叶子雨认为：脉弦细属足少阳，脉沉属足太阴，不渴为无内热，汗不出为表未解，故皆不宜用白虎汤。但临床不宜看死，如张锡纯认为"用白虎汤之定例，渴者加人参，其不渴者即服白虎汤原方。……且石膏原有发表之性，其不汗出者不正可借以发其汗乎？"吴又可也认为"里证下后，脉浮而微数，身微热，神思或不爽，此邪热浮于肌表，里无壅滞也，虽无汗，宜白虎汤，邪从汗解"。另外，吴氏自己也有"下后无汗脉浮者，银翘汤主之；脉浮洪者，白虎汤主之"之说。总之，白虎汤为治肺胃无形邪热的代表方，凡不属本证者皆不宜使用或单独使用白虎汤。

106. 答：湿温初起三禁是指禁汗、禁下和禁润。所谓湿温初起三禁是针对湿温初起时较易误诊的三种情况而言，若见恶寒头痛、身重疼痛，误认为伤寒而用辛温发汗之药，则会耗伤心阳，湿浊随辛温之品上蒙清窍，可致神昏、耳聋、目闭等症；若见胸闷不饥等湿热阻滞脾胃之症，误以为胃肠积滞而妄用苦寒攻下。则脾阳受损，脾气下陷，湿邪下趋而为洞泄；若见午后身热等而误认为阴虚，妄用滋腻阴柔之药，势必使湿邪锢结难

解，病情加重而难以治愈。但有时不能绝对拘于三禁之说，如湿温初起，邪在卫气，虽不能过于辛温发汗，但所用的芳香宣透之法也属于汗法，用药后往往有微汗邪透的效果，另外在湿温发展过程中，若形成阳明里实，或化燥伤阴，则当下当润。

107. 答："阳明温病，下之不通，其证有五"的五证及其治法方药分别是：

阳明腑实兼气阴两伤证，治宜益气养阴，攻下腑实，代表方为新加黄龙汤。

阳明腑实兼痰热阻肺证，治宜宣肺化痰，攻下腑实，代表方为宣白承气汤。

阳明腑实兼小肠热盛证，治宜导赤泄热，攻下腑实，代表方为导赤承气汤。

阳明腑实兼热入心包证，治宜清心开窍，攻下腑实，代表方为牛黄承气汤。

阳明腑实兼肠液亏虚证，治宜滋阴通便，代表方为增液承气汤。

108. 答：一、二、三加减正气散证的病机为湿浊困阻中焦，湿渐化热，但以三加减正气散证热象更明显，二加减正气散证尚见湿热阻滞经络；四、五加减正气散证的病机为湿浊从湿化、寒化。故五个加减正气散均以藿香、广皮、厚朴、茯苓四味为基本药物，以芳香化浊，理气化湿，一加减正气散加绵茵陈清利湿热；二加减正气散加通草、薏仁、清利湿热，大豆黄卷化蕴酿之湿热；三加减正气散加滑石辛淡而凉，清湿中之热；四加减正气散加草果急运坤阳；五加减正气散加苍术以燥脾湿。

109. 答：因为湿热之邪为阴阳合邪，湿为阴邪，其性粘滞，治当辛温宣散燥化，或淡渗，若片面强调清热，一派寒凉则容易凉遏湿邪，达不到清除湿邪的目的；而热为阳邪，易耗伤津液，治当寒凉清解，若片面强调祛湿，一派温燥淡渗则容易助热伤阴，热邪不但不除，反而更盛。所以说"徒清热则湿不退，徒祛湿则热愈炽"。此时不可偏治，

既要祛湿，又当清热，使湿热两分，代表方有黄芩滑石汤。

110. 答：治上焦如羽（非轻不举）是指治疗上焦病证要用轻清升浮的药物为主，因为非轻浮上升之品就不能达到在上的病位，用药剂量也要轻，煎煮时间也要短，不要过用苦寒沉降之品。治中焦如衡（非平不安）可从三个方面理解，其一：邪入中焦，用药既不可轻清上越，也不可重坠下趋，宜平衡气机升降为准；其二：对于中焦温热性质病证，要注意去邪气之盛而复正气之衰，使归于平；其三：对于中焦湿热性病证，要注意分消湿热，升脾降胃，不可偏治一边。治下焦如权（非重不沉）是指治疗下焦病证要注意使用重镇平抑、厚味滋潜之品，使之直达于下。

模拟试题 1

一、填空题

1. ____点大成片，有触目之形，无碍手之质，压之_____。____小而琐碎，形如粟米，突出于皮面，抚之碍手，消退后常有_____。

2. 风温初起以_____为其特征，多发于_____季节。

3. 湿温的辨证，首先应辨析_____，其次是辨别病位的_____，再次是_____。

4. 对于温病的治疗叶天士《温热论》认为："在卫____之可也，到气才可_____，入营犹可_____，……入血就恐_____，直须_____。"

二、选择题

（一）A型题

1. 医学史上第一部温病学专著是：
   - A.《温热论》
   - B.《肘后备急方》
   - C.《温热经纬》
   - D.《温病条辨》
   - E.《温疫论》

2. 《外感温病篇》作者是：
   - A. 叶天士　　　B. 吴鞠通
   - C. 薛生白　　　D. 王孟英
   - E. 陈平伯

3. 有关温病的特点，以下哪种提法欠妥：
   - A. 病因是感受外邪所致
   - B. 有传染性，流行性
   - C. 有季节性，地域性
   - D. 病程发展具有阶段性
   - E. 临床表现有共同性

4. 下列病种中，哪种属伏气温病：
   - A. 风温　　　B. 春温
   - C. 暑温　　　D. 湿温
   - E. 秋燥

5. "伏寒化温"的学说源于：
   - A.《温热论》　　　B.《内经》
   - C.《脉经》　　　D.《温病条辨》
   - E.《伤寒论》

6. 下列发热类型哪项不属于气分：
   - A. 寒热往来　　　B. 壮热
   - C. 身热夜甚　　　D. 日晡潮热
   - E. 身热不扬

7. 发热，咳嗽，胸闷，心烦，口渴，肌肤外发红疹，舌赤，苔薄黄，脉数，其病变阶段是：
   - A. 气分　　　B. 卫分
   - C. 气营　　　D. 营分
   - E. 血分

8. 血分热毒极盛最可能见到的舌象是：
   - A. 舌紫起刺（杨梅舌）
   - B. 紫晦而干（猪肝舌）
   - C. 绛舌光亮如镜（镜面舌）
   - D. 绛而干燥
   - E. 舌苔老黄，焦燥起刺

9. 舌质紫绛苔白厚如积粉见于：
   - A. 温疫病湿热秽浊郁闭膜原
   - B. 温病兼有胃中宿滞，挟秽浊郁伏
   - C. 湿遏热伏的征象
   - D. 湿阻气分，浊邪上泛

E. 浊之气上泛，胃气衰败

10. 热在营血而兼有痰湿秽浊之舌象为：

    A. 舌绛而兼黄白苔

    B. 舌绛上罩粘腻苔垢

    C. 舌淡红无津，色不荣润

    D. 舌紫而瘀暗，扪之潮湿

    E. 舌淡紫青滑

11. 温病邪留三焦，气化失司，治宜：

    A. 宣气化湿　　B. 分消走泄

    C. 辛寒清气　　D. 开达膜原

    E. 腑泄热

12. 在清解气热法的运用上，下列提法
欠妥的是：

    A. 热初传气，表犹未净者，可在清
       气泄热中合以透表之品

    B. 清解气热法用于邪已离表又未入
       里之热证

    C. 气热亢盛，津液受伤者，可在清
       气泄热中合以生津养液之品

    D. 热入气分，壅阻于肺者，可在清
       气泄热中合以宣畅肺气之品

    E. 热壅气分，郁而化火者，宜清热
       泻火

13. 风温之名，首见于：

    A. 《内经》

    B. 《伤寒论》

    C. 《温热论》

    D. 《温病条辨》

    E. 《湿热病篇》

14. 风温邪热壅肺之表现为：

    A. 身热，咳喘，舌红苔黄，脉数。

    B. 发热，微恶风寒，干咳不已，舌
       边尖红，舌苔薄白而干，右脉数
       大。

    C. 发热，微恶风寒，舌边尖红，舌
       苔薄白欠润，脉浮数。

    D. 身热，干咳无痰，气逆而喘，口
       鼻干燥，舌边尖红，苔薄白燥或

薄黄燥，脉数。

    E. 身热，咳嗽痰涎壅盛，喘促不
       宁，便秘，苔黄腻，脉右寸实
       大。

15. 身热，下利稀便，色黄秽实，肛门
灼热，咳嗽，胸脘烦热，口渴，舌红苔黄，
脉数。治宜：

    A. 小陷胸加枳实汤

    B. 宣白承气汤

    C. 麻杏石甘汤

    D. 王氏连朴饮

    E. 葛根芩连汤

16. 温病身热已退，肺胃阴伤，干咳不
已，口舌干燥而渴，舌红少苔，治宜：

    A. 增液汤　　B. 生脉散

    C. 桑杏汤　　D. 沙参麦冬汤

    E. 竹叶石膏汤

17. 身热，口苦而渴，干呕，心烦，小便
短赤，胸胁不舒，舌红，苔黄，脉弦数。治宜：

    A. 黄芩汤加豆豉，玄参

    B. 小柴胡汤

    C. 蒿芩清胆汤

    D. 黄连温胆汤

    E. 清营汤加豆豉

18. 温病发热，口渴心烦，干咳气喘，
咽干鼻燥，胸满胁痛，舌边尖红，苔燥，脉
数。其治疗宜用：

    A. 翘荷汤

    B. 清燥救肺汤

    C. 桑杏汤

    D. 新加香薷饮

    E. 麻杏石甘汤

19. 在湿温病的诊断中，下列哪项提法
欠妥？

    A. 传变较慢，湿热留恋气分阶段较
       长

    B. 起病较缓，以气分为病变中心

    C. 多发于长夏和初秋季节

185

D. 病程中可出现蒙上流下，上闭下壅，弥漫三焦的变化。

E. 病程中，既可以从阳化，亦可从阴化，出现损伤阳气，致湿胜阳微

20. 伏暑的发病季节：
A. 春秋　　B. 春夏
C. 夏秋　　D. 秋冬
E. 冬春

21. 三仁汤，藿朴夏苓汤均可用于治疗湿温初起之证。其不同点在于后者较适用于：
A. 邪遏卫气，湿邪偏重者
B. 湿邪偏于卫表而化热尚不明显者
C. 邪遏卫气，湿渐化热者
D. 卫气同病，湿热并重者
E. 邪在上焦，湿重热轻，肺气失宣者

22. 温病症见：发热，汗出不解，口渴不欲多饮，脘痞呕恶，心中烦闷，便溏色黄，小便短赤，苔黄腻，脉濡数。治宜选用：
A. 三仁汤
B. 三石汤
C. 白虎加苍术汤
D. 王氏连朴饮
E. 蒿芩清胆汤

23. 温病症见：身热不退，朝轻暮重，神识昏蒙，似清似昧，时或谵语，舌苔黄腻，治宜选用：
A. 先用苏合香丸，继用茯苓皮汤
B. 清宫汤送服至宝丹
C. 藿香正气散化裁，送服至宝丹
D. 菖蒲郁金汤为主，送服至宝丹
E. 清宫汤送服安宫牛黄丸

24. 对"轻法频下"下列哪个说法是错误的：
A. 不宜峻剂猛攻
B. 大便转烂为度
C. 要连续攻下

D. 用药量宜轻
E. 用于暑湿积滞，郁结肠道

25. 暑湿病，病人寒热似疟，心烦口渴，脘痞，身热，午后较甚，入暮尤剧，天明得汗诸症稍减，但胸腹灼热不除，苔黄白而腻，脉弦数。其辨证是：
A. 暑湿郁阻少阳
B. 邪阻膜原
C. 暑伤心肾
D. 暑湿余邪未净
E. 邪留阴分

26. 三石汤中的"三石"是指：
A. 滑石，石膏，磁石
B. 滑石，石菖蒲，石膏
C. 滑石，寒水石，石菖蒲
D. 石膏，寒水石，石菖蒲
E. 石膏，寒水石，滑石

27. 下列证候哪个不属于大头瘟的临床特征：
A. 发热恶寒　　B. 身痛酸楚
C. 咽痛糜烂　　D. 头面红肿
E. 壮热口渴

28. 壮热，汗多，口渴，烦躁，咽喉红肿糜烂，气道阻塞，声哑气急，丹痧密布，赤紫成片，舌绛干燥，遍起芒刺，状如杨梅，脉细数，其治疗最适宜的处方是：
A. 普济消毒饮　　B. 清咽栀豉汤
C. 黄连解毒汤　　D. 清瘟败毒饮
E. 凉营清气汤

29. 叶天士认为：温邪在表初用辛凉轻剂，挟湿则加入：
A. 芦根，牛蒡　　B. 芦根，滑石
C. 芦根，薄荷　　D. 薄荷，牛蒡
E. 薄荷，滑石

30. 吴鞠通认为太阴风温初起但热不恶寒而渴者，以什么方治疗：
A. 辛凉轻剂桑菊饮
B. 辛凉平剂银翘散

C. 辛凉重剂白虎汤

D. 桂枝汤

E. 达原饮

（二）B 型题

A. 清营泄热　　B. 气血两清

C. 气营两清　　D. 凉血散血

E. 清心泻火

1. 温病症见壮热，口渴，头痛，烦躁不安，肌肤发斑，衄血，舌绛苔黄，治宜：

2. 灼热，躁狂不安，斑疹密布，各种出血，舌绛少苔，治宜：

A. 暑瘵　　B. 暑风

C. 暑秽　　D. 暑厥

E. 中暑

3. 夏日卒然晕倒，不省人事，手足逆冷者为：

4. 夏日卒然晕倒，手足抽搐，厉声呻吟，角弓反张为：

A. 栀子豉汤　　　B. 黄芩汤

C. 黄连阿胶汤　　D. 导赤清心汤

E. 栀子豉汤加花粉

5. 身热心烦，口苦口渴，小便短赤，舌红苔黄，脉弦数。治宜：

6. 身热，心烦不得卧，舌红苔黄，脉细数，治宜：

A. 黄芩、连翘、蒌皮

B. 黄连、厚朴、蔻仁

C. 杏仁、厚朴、滑石

D. 苡仁、茯苓、车前子

E. 黄柏、连翘、黄连

7. 暑湿弥漫三焦，可据三焦各部暑湿轻重的不同而予加减。如上焦见症明显加：

8. 暑湿弥漫三焦，可据三焦各部暑湿轻重的不同而予加减。如下焦见症明显加：

A. 中阳偏旺　　B. 胃家实

C. 中焦气机壅滞　　D. 脾胃健运

E. 中阳偏虚

9. "中气实则病在阳明，中气虚则病在太阴"，其中"中气实"的最佳解释是：

10. "若湿热之证，不挟内伤，中气实者，其病必微"，其中"中气实"的最佳解释是：

（三）X 型题

1. 伏邪温病的治疗原则是：

A. 直清里热　　B. 和解少阳

C. 养阴托邪　　D. 透邪外达

E. 清热祛湿

2. 气分证的辨证要点是：

A. 壮热　　B. 不恶寒

C. 口渴　　D. 汗多

E. 苔黄

3. 湿热病邪的致病特点有：

A. 易伤肺胃之阴

B. 传变较慢，病势缠绵

C. 初起即可见阳明证

D. 病变过程以脾胃为中心

E. 易有邪犯手足厥阴之变

4. 温病寒热往来见于：

A. 湿热痰浊郁阻少阳，枢机不利

B. 邪留三焦，气化失司

C. 热结肠腑，阳明腑实

D. 湿热秽浊郁闭膜原

E. 湿中蕴热，热为湿遏

5. 温病泄卫透表法有：

A. 疏风泄热

B. 疏表润燥

C. 透热转气

D. 外散表寒，内祛暑湿

E. 宣表化湿

6. 牛黄承气汤由下列哪几组药物组成：

A. 安宫牛黄丸　　B. 厚朴

C. 生大黄　　　　D. 枳实

E. 芒硝

7. 新加香薷饮证病因属何气交杂：

A. 寒　　B. 痰

C. 湿　　D. 暑

E. 燥

8. 发热，卒然腹中绞痛，痛甚如刀割，欲吐不得吐，欲泻不得泻，烦躁闷乱，甚则面色青惨，昏愦，四肢逆冷，头汗如雨，舌淡苔白，脉沉伏。方用：

A. 行军散　　　B. 紫雪丹

C. 玉枢丹　　　D. 猴枣散

E. 安宫牛黄丸

9.《温热论》中治疗邪气始终在气分流连的"益胃"之法是指：

A. 和胃降逆　　B. 补益胃气

C. 清气生津　　D. 宣展气机

E. 灌溉汤液

10. 吴鞠通五个加减正气散所治病证均有湿浊内郁，阻滞气机，脾胃升降失司的病理变化，病机中兼有湿蕴化热的有：

A. 一加减正气散

B. 二加减正气散

C. 三加减正气散

D. 四加减正气散

E. 五加减正气散

三、改错题

1. 伏邪温病是指感受当令之邪即时而发的温病。

2. 秋燥邪在气分，燥干清窍，治疗宜用桑杏汤。

3. 湿温病是湿热病邪引起的，以肺为病变中心的急性外感热病。

4. 区别阳湿伤表和阴湿伤表的关键在于发热与否。

四、简答题

1. 试述伏暑邪郁少阳的证候、治法和常用方剂？

2. 温病使用清解气热法时，应注意哪些问题？

五、问答题

1. 湿温初起治禁是什么？如何理解？

2. 在温病临床中，如何区别运用黄连阿胶汤、大定风珠、青蒿鳖甲汤？

六、病例分析

冯某某，女，52 岁，已婚，1991 年 7 月 17 日初诊。

主诉：发热咳嗽 5 天。

病史概要：患者 5 天前洗澡后受凉起病，初起发热恶风，头痛，咽痛，咳嗽痰白，自服"感冒药"后体温略减，第二天发热又起，渐至 39.5℃，咳嗽加剧，咳引胸痛，痰渐转黄稠，疲乏纳呆，欲呕。诊时见面色赤垢，痰黄稠带褐，小便黄，舌红、苔黄腻，脉滑数。胸部 X 线透视报告：大叶性肺炎并胸膜炎。

对该病例进行诊断（包括病名和证型），辨证分析，拟出治法和方药。

 答案

一、填空题

1. 斑　退色　疹　脱屑

2. 肺卫症状　冬春

3. 湿热偏盛程度　上下深浅　审证情虚实转化

4. 汗　清气　透热转气　耗血动血　凉血散血

二、选择题

（一）A 型题

1. E　2. E　3. A　4. B　5. B　6. C　7. C

8. A　9. A　10. B　11. B　12. B　13. B

14. A　15. E　16. D　17. A　18. B　19. B

20. D　21. B　22. D　23. D　24. B　25. A

26. E　27. C　28. E　29. B　30. B

1. B 2. D 3. D 4. B 5. B 6. C 7. A
8. D 9. A 10. D

（三）**X 型题**

1. A C D 2. A B C E 3. B C D
4. A B D 5. A B D E 6. A C 7. A C D
8. A C 9. C D E 10. A B C

三、改错题

1. 应改为：伏邪温病是指感受外邪伏藏于体内过时而发，病发于里的温病。

2. 应改为：秋燥邪在气分，燥干清窍，治疗宜用翘荷汤。

3. 应改为：湿温病是湿热病邪引起的，以脾胃为病变中心的急性外感热病。

4. 应改为：区别阳湿伤表和阴湿伤表的关键在于汗出与否。

四、简答题

1. 答：证候：寒热似疟，心烦口渴，脘痞，身热，午后较甚，入暮尤剧，天明得汗诸症稍减，但胸腹灼热不除，苔黄白而腻，脉弦数。治法：清泄少阳，分消湿热；方剂：蒿芩清胆汤。

2. 答：温病使用清解气热法时应注意：①本法所治为气分无形邪热，非邪热与有形实邪搏结所宜。②热邪未入气分不宜早用。③素体阳虚者使用本法时切勿过剂，中病即止，以免伐伤阳气。④苦寒药有化燥伤津之弊，热盛阴伤或素体阴虚者慎用。

五、问答题

1. 答：湿温初起三禁是指禁汗、禁下和禁润。所谓湿温初起三禁是针对湿温初起时较易误诊的三种情况而言，若见恶寒头痛、身重疼痛，误认为伤寒而用辛温发汗之药，

则会耗伤心阳，湿浊随辛温之品上蒙清窍，可致神昏、耳聋、目闭等症；若见胸闷不饥等湿热阻滞脾胃之症，误以为胃肠积滞而妄用苦寒攻下，则脾阳受损，脾气下陷，湿邪下趋而为洞泄；若见午后身热等而误认为阴虚，妄用滋腻阴柔之药，势必使湿邪锢结难解，病情加重而难以治愈。但有时不能绝对拘于三禁之说，如湿温初起，邪在卫气，虽不能过于辛温发汗，但所用的芳香宣透之法也属于汗法，用药后往往有微汗邪透的效果，另外在湿温发展过程中，若形成阳明里实，或化燥伤阴，则当下当润。

2. 答：①黄连阿胶汤适用于肾水亏于下，不能上济于心，心火亢于上，不能下交于肾，而致阴虚火炽的证候。②大定风珠适用于真阴欲竭，水不涵木，时时欲脱，纯虚无邪的虚风内动证。③青蒿鳖甲汤则适用于余邪虽轻，但深伏阴分，耗损阴液的余邪留伏阴分证。

六、病例分析

诊断：风温兼湿。

辨证：邪热壅肺兼痰湿内阻。

辨证分析：风温多发于冬春两季，但四季可见。本例发病虽在7月17日，但从其发病较急，初起以肺卫见证为特征，以肺为病变中心，且见气急痰鸣表现，符合风温特点。患者发病于夏暑雨湿较甚的季节，易兼湿为患，故除邪热壅肺的表现外，兼见疲乏、纳呆、欲呕，苔黄腻等湿的表现。故可诊断为风温兼湿，辨证为邪热壅肺兼痰湿内阻。

治法：清热宣肺，化痰祛湿。

方药：麻杏石甘汤加减：鱼腥草、滑石、生石膏各 30g，浙贝母、栝蒌皮、枇杷叶、前胡、桔梗、扁豆花各 12g，北杏仁（打）10g，丝瓜络15g，甘草6g。

模拟试题 2

一、填空题

1. 温病是由_____引起的，以发热为主症，具有_____、_____特点的一类急性外感热病。

2. 春温气营（血）两燔证的治疗，一般可用_____，证情严重的可用_____。

3. 大头瘟一般先由_____肿起，向_____蔓延，甚则波及_____。

4. 薛生白在《湿热病篇》湿热证提纲中指出："湿热证，始恶寒，后_____，_____，_____，_____。"

二、选择题

（一）A 型题

1. 提出疠气学说的医家是：
   A. 叶天士　　B. 戴天章
   C. 喻嘉言　　D. 吴又可
   E. 郭雍

2. 《温热经纬》的作者是：
   A. 叶天士　　B. 吴鞠通
   C. 薛生白　　D. 王孟英
   E. 吴又可

3. 以下哪种不属于温热性质的温病：
   A. 风温　　B. 春温
   C. 暑温　　D. 伏暑
   E. 秋燥

4. "夏暑发自阳明"语出：
   A. 吴又可　　B. 薛生白
   C. 叶天士　　D. 吴鞠通
   E. 陈平伯

5. 发热恶寒，汗出，口渴，心烦，头痛如劈，舌红苔黄，脉滑数。其辨证为：
   A. 卫分证　　B. 卫气同病
   C. 气分证　　D. 卫营同病
   E. 气营两燔

6. 神倦肢厥，手指蠕动，舌干绛而萎，脉虚弱，为：
   A. 肾精耗损　　B. 虚风内动
   C. 热盛动风　　D. 邪陷心包
   E. 湿蒙心包

7. 春温的致病因素是：
   A. 温邪　　B. 温毒病邪
   C. 疠气　　D. 湿热病邪
   E. 温热病邪

8. 舌绛不鲜，干枯而萎的舌象可见于：
   A. 火邪劫营，营阴受损
   B. 邪热久留，肾阴欲竭
   C. 热入心包
   D. 胃阴衰亡
   E. 邪热入营，营阴受伤

9. 心营热毒炽盛的舌象为：
   A. 舌绛而干燥
   B. 舌纯绛鲜泽
   C. 舌尖红赤起刺
   D. 舌红中有裂纹如人字型，或舌红中生有红点
   E. 舌绛不鲜，干枯而萎

10. 舌绛而兼黄白苔是因为：
    A. 邪热初传营分，气分之邪未尽
    B. 心营之热初起
    C. 邪热初传气分，卫分证未罢
    D. 气分热盛津液已伤

E. 脾湿未化，胃津已伤

11. 温病治疗中"分消走泄"法属于：
    A. 泄卫透表法
    B. 通下法
    C. 和解表里法
    D. 清解气热法
    E. 以上都不是

12. 下列哪项不属温病泄卫透表法：
    A. 透热转气
    B. 疏风泄热
    C. 外散表寒，内祛暑湿
    D. 宣表化湿
    E. 疏表润燥

13. 春温名首见于：
    A.《内经》　　　B.《难经》
    C.《千金方》　　D.《诸病源候论》
    E.《伤寒补亡论》

14. 肺热发疹证以其证候分析属于：
    A. 气分　　B. 气营同病
    C. 卫分　　D. 营分
    E. 卫气同病

15. 以下哪一项不属于宣白承气汤的药物组成：
    A. 生石膏　　　B. 黄芩
    C. 生大黄　　　D. 杏仁
    E. 瓜蒌皮

16. 壮热，头痛，口渴，烦躁若狂，肌肤发斑，吐血，衄血，舌红绛苔焦黄，脉数。治宜：
    A. 犀角地黄汤　　B. 清瘟败毒饮
    C. 犀地清络饮　　D. 神犀丹
    E. 清营汤

17. 身热，头晕胀痛，手足躁扰，狂乱痉厥，舌干绛，脉细数，治宜：
    A. 白虎汤加羚角、钩藤
    B. 羚角钩藤汤
    C. 清营汤加羚角、钩藤
    D. 清宫汤加羚角

E. 犀角地黄汤加羚角

18. 身热，尿黄，口渴，自汗，气短而促，肢倦神疲，苔黄干燥，脉虚无力，治宜：
    A. 白虎加人参汤
    B. 生脉散
    C. 王氏清暑益气汤
    D. 东垣清暑益气汤
    E. 连梅汤

19. 在湿温病的治疗中，下列哪项提法欠妥？
    A. 治疗总则是分解湿热，清热祛湿并治
    B. 湿重热轻者，以苦温芳化，燥湿运脾为主，辅以苦寒清热
    C. 热重湿轻者，以清泄胃热为主，兼以苦温燥湿
    D. 初起，邪遏卫气者，治宜芳香宣化，忌用淡渗利湿
    E. 若湿热完全化燥化火者，治疗则与一般温病相同

20. 对暑湿病的论述以下哪项是错误的：
    A. 发病缓慢
    B. 可邪留气分而病情缠绵难解
    C. 可迅速内陷营血
    D. 表现暑热见证
    E. 有湿邪郁阻的症状

21. 温病症见：恶寒少汗，身热不扬，午后热显，头重如裹，身重肢倦，胸闷脘痞，苔白腻，脉濡缓，最宜选用：
    A. 藿香正气散
    B. 藿朴夏苓汤
    C. 新加香薷饮
    D. 雷氏宣透膜原法
    E. 羌活胜湿汤

22. 温病症见：发热口渴，胸闷腹胀，肢酸倦怠，咽喉肿痛，小便黄赤，或身目发黄，苔黄而腻，脉滑数。治宜：
    A. 黄连解毒汤　　B. 三石汤

191

C. 王氏连朴饮　　　D. 清咽养营汤

E. 甘露消毒丹

23. 温病症见：高热汗出，面赤气粗，口渴欲饮，脘痞身重，苔黄微腻，脉滑数，治宜：

A. 蒿芩清胆汤

B. 三石汤

C. 甘露消毒丹

D. 白虎加苍术汤

E. 王氏连朴饮

24. 初冬，一病人发热，微恶风寒，少汗，头痛，心烦不寐，口干，舌绛少苔，脉浮细数，其辨证是：

A. 表寒里热　　　B. 热入心包

C. 卫营同病　　　D. 湿遏卫气

E. 卫气同病

25. 暑湿病，病人身热稽留，胸腹灼热，呕恶，便溏不爽，色黄如酱，苔黄垢腻，脉滑数，其辨证是：

A. 湿热证

B. 暑湿困阻中焦

C. 邪干胃肠

D. 暑湿挟滞，阻结肠道

E. 湿热困阻中焦

26. 暑湿在卫，症见发热无汗，恶寒，甚则寒战，身形拘急，胸脘痞闷，心中烦，时有呕恶，苔薄腻，脉浮弦。治宜：

A. 卫分宣湿饮　　　B. 新加香薷饮

C. 三仁汤　　　　　D. 藿香正气散

E. 雷氏清凉涤暑法

27. 西医学中哪种疾病与烂喉痧相类似：

A. 猩红热　　　B. 流行性腮腺炎

C. 白喉　　　　D. 急性扁桃腺炎

E. 百日咳

28. 身热如焚，气粗而促，烦躁口渴，咽痛，目赤，头面及耳周红肿，大便秘结，小便热赤短少，舌赤苔黄，脉数，其治疗宜用：

A. 普济消毒饮　　　B. 黄连解毒汤

C. 清咽栀豉汤　　　D. 调胃承气汤

E. 通圣消毒散

29. 叶天士所述"泻南补北"一法是指：

A. 温补肾阳，祛寒救逆

B. 滋肾救阴，清心泻火

C. 通腑泄热，急下存阴

D. 甘寒滋润，清养肺胃

E. 清心凉营，生津养液

30. 吴鞠通所谓湿温初起治疗"三禁"是指：

A. 汗、吐、下　　　B. 汗、下、润

C. 吐、下、和　　　D. 温、清、消

E. 清、养、透

（二）B 型题

A. 宣气化湿　　　B. 分消走泄

C. 轻清宣气　　　D. 宣表化湿

E. 分利湿热

1. 湿温病初起，湿中蕴热，湿遏表里气机的治法是：

2. 湿热阻于下焦，膀胱气化失司治法是：

A. 叶天士　　　B. 吴鞠通

C. 喻嘉言　　　D. 吴又可

E. 刘河间

3. 创制清燥救肺汤的医家是：

4. 创制桑杏汤的医家是：

A. 银翘散加藿香，郁金

B. 银翘散加天花粉

C. 银翘散加马勃，玄参

D. 银翘散加杏仁

E. 桑菊饮

5. 风温"邪袭肺卫"兼肺气被郁咳嗽较甚者，宜用：

6. 风热病邪侵袭肺卫出现以咳嗽为主要表现者，宜用：

A. 清络饮

B. 薛氏五叶芦根汤

192

C. 真武汤

D. 薛氏扶阳逐湿汤

E. 薛氏参麦汤

7. 湿温病，身热已退或有低热，口渴唇燥，神识不清，倦语，不思饮食，舌红苔少，脉虚数。选用：

8. 湿温病，身热已退，或有低热，脘中微闷，知饥不食，苔薄腻。选用：

A. 舌根白，舌尖红。

B. 恶寒发热，身重关节疼痛，不为汗解。

C. 发热，汗出胸痞，口渴舌白。

D. 恶寒发热，肌肉微疼，始终无汗。

E. 恶寒无汗，身重头痛。

9. 阳湿伤表之候为：

10. 阴湿伤表之候为：

（三）X 型题

1. 新感温病的特点是：

A. 感邪即发

B. 传变迅速

C. 初起出现表热证，无里热证

D. 初起即见里热见症，且其证候表现与当令主气的致病特点不一致

E. 初起可见里热见症，但其临床表现与当令主气的致病特点一致

2. 暑热病邪的致病特点是：

A. 先犯上焦肺卫

B. 先入阳明气分

C. 易于耗气伤津

D. 病变以中焦脾胃为主

E. 易于兼挟湿邪

3. 营分证的辨证要点是：

A. 身热夜甚   B. 心烦谵语

C. 斑疹显露   D. 口干欲饮

E. 舌红绛

4. 温病出现大汗，可能是由于：

A. 病初起，邪在卫分，邪郁肌表

B. 气脱亡阳

C. 津气外泄，亡阴脱变

D. 气分热炽，迫津外泄

E. 热灼营阴，营阴耗损

5. 清解气热法有：

A. 清泄少阳   B. 通腑泄热

C. 辛寒清气   D. 清热泻火

E. 轻清宣气

6. 下列方中，含有生地、玄参、麦冬三味药的是：

A. 新加香薷饮   B. 清营汤

C. 清宫汤   D. 增液承气汤

E. 大定风珠

7. 春温见身热，心烦不得卧，舌红苔黄或薄黑而干，脉细数。其治法是：

A. 攻下   B. 滋肺胃

C. 育肾阴   D. 清心火

E. 养心安神

8. 暑温与湿温病的鉴别点，主要根据：

A. 发病季节   B. 起病缓急

C. 初起证候   D. 传变快慢

E. 病情轻重

9. 疫毒流行之时，患者突然出现发热，暴吐暴泻，吐出物酸腐热臭，混有食物残渣，泻下物热臭难闻，呈黄水便，甚至如米泔水，头痛身痛，烦渴，脘痞，腹中绞痛，小便黄赤灼热，舌苔黄腻，脉濡数。其治疗应选用：

A. 连朴饮   B. 蚕矢汤

C. 达原饮   D. 桂苓甘露饮

E. 燃照汤

10. 有关斑疹的论述，下列哪些出自《温热论》：

A. 宜见不宜见多

B. 斑从肌肉出，属胃；疹从血络出，属经

C. 斑属血者恒多，疹属气者不少

D. 红轻、紫重、黑危

E. 斑疹皆是邪气外露之象

三、改错题

1. 温病是由外邪引起的一类急性外感热病。

2. 温病虚风内动，治用羚角钩藤汤加止痉散。

3. 薛氏五叶芦根汤与清络饮组方中均有薄荷叶。

4. 叶天士认为邪留三焦的治疗当和解表里之半。

四、简答题

1. 风温邪热壅肺的证候，治法和选方是什么？

2. 为什么说斑疹宜见不宜见多？

五、问答题

1. "阳明温病，下之不通，其证有五"是指哪五证？其治法方药分别是什么？

2. 湿温初起，三仁汤与藿朴夏苓汤如何区别运用？并说明其理由。

六、病例分析

朱某，女，32岁，就诊时间：2000年10月5日。

病史：患者两天前国庆出游，食街边凉粉后，当晚即感腹胀，阵发性腹痛，次日晨（4/10）出现发热，恶寒，纳呆，脘痞，自服"保济丸"2支后症状不见好转，至傍晚腹胀加剧，大便3次，即去医院就医。测体温 T39℃，腹胀，不恶寒，恶心欲呕，自觉胸中闷热，大便溏色黄而臭，粘而不爽，色黄如酱，四肢关节疼痛重胀感明显，舌红，苔黄腻，脉滑数。

对该病例进行诊断（包括病名和证型），辨证分析，拟出治法和方药。

📖 答案

一、填空题

1. 温邪　热象偏重　易化燥伤阴
2. 加减玉女煎或化斑汤　清瘟败毒饮
3. 面颊、鼻旁　眼、耳、面部　头皮
4. 但热不寒　寒出胸痞　舌白　口渴不引饮

二、填空题

（一）A 型题

1. D　2. D　3. D　4. C　5. B　6. B　7. E
8. B　9. D　10. A　11. C　12. A　13. E
14. B　15. B　16. A　17. B　18. C　19. D
20. A　21. A　22. E　23. D　24. C　25. D
26. B　27. D　28. E　29. B　30. B

（二）B 型题

1. D　2. E　3. C　4. B　5. D　6. E　7. E
8. B　9. B　10. E

（三）X 型题

1. A C E　　2. B C E　　3. A B E
4. B C D　　5. C D E　　6. B D　　7. C D
8. B C D　　9. B E　　10. A C E

三、改错题

1. 应改为：温病是由温邪引起的一类急性外感热病。

2. 应改为：温病虚风内动，治用三甲复脉汤或大定风珠。

3. 应改为：薛氏五叶芦根汤与清络饮组方中均有荷叶。

4. 应改为：叶天士认为邪留三焦的治疗当分消走泄。

四、简答题

1. 答：证候：身热，汗出，烦渴，咳喘，或咯痰黄稠，或带血，胸闷胸痛，舌红苔黄，脉滑数。

治法：清热宣肺平喘。

选方：麻杏石甘汤。

2. 答：因为温病出现斑疹是邪气外露的表现，故宜见；但斑疹太多说明邪气深重，故不宜见多。

五、

1. 答："阳明温病，下之不通，其证有五"的五证及其治法方药分别是：

阳明腑实兼气阴两伤证，治宜益气养阴，攻下腑实，代表方为新加黄龙汤。

阳明腑实兼痰热阻肺证，治宜宣肺化痰，攻下腑实，代表方为宣白承气汤。

阳明腑实兼小肠热盛证，治宜导赤泄热，攻下腑实，代表方为导赤承气汤。

阳明腑实兼热入心包证，治宜清心开窍，攻下腑实，代表方为牛黄承气汤。

阳明腑实兼肠液亏虚证，治宜滋阴通便，代表方为增液承气汤。

2. 答：三仁汤、藿朴夏苓汤二方均有杏、蔻、苡、朴药物，均具开上，畅中，渗下功能，能宣化表里之湿而透泄邪热，故都可用于湿温初起，邪遏卫气之证。两者区别在于，藿朴夏苓汤中有藿、夏、二苓、豆豉，其芳香化湿透表之力较强，较适用于病变偏于卫表，而化热尚不明显者。三仁汤中则有通草，滑石，竹叶，重在渗泄湿中之热，故其清利湿热之力较强，更为适用于湿渐化热而表证较之藿朴夏苓汤证不大显著者。

六、病例分析

诊断：伏暑。

辨证：暑湿积滞，郁结肠道。

辨证分析：发病季节在秋季，发病急骤，初起见短暂恶寒，随即见高热，胸中烦闷等暑湿气分热盛，故可诊断为伏暑。食街边凉粉后，积滞肠间，与暑湿互结。暑湿积滞交结郁蒸，故身热稽留；邪结肠道，传导失司，故大便溏而不爽，色黄如酱；暑湿积滞蕴结于里，则胸腹灼热；四肢关节疼痛重胀感明显为暑湿阻滞经络；胃气不降，浊气上逆，则恶心呕吐；舌苔黄而垢腻，脉滑数，均为里有暑湿积滞之象。

治法：导滞通下，清热化湿。

方药：枳实导滞汤加减：枳实 10g，生大黄 6g，山楂 15g，槟榔 10g，川朴 6g，川连 6g，六曲 10g，连翘 10g，紫草 10g，白通草 10g，甘草 6g。

水煎服，日 1 剂，分两次服用。

模拟试题 3

一、填空题

1. 对于下法的运用，叶天士指出："伤寒邪热在里，劫烁津液，下之宜＿＿＿；此（湿温病）多湿邪内搏，下之宜＿＿＿。伤寒大便溏为＿＿＿＿，不可再下；湿温病大便溏为＿＿＿＿，必大便＿＿＿，慎不可再攻也"

2. 吴鞠通《温病条辨》指出："阳明温病，下之不通，其证有五：应下失下，正虚不能运药，不运药者死，＿＿＿＿＿主之。喘促不宁，痰涎壅滞，右寸实大，肺气不降者，＿＿＿＿＿主之。左尺牢坚，小便赤痛，时烦渴甚，＿＿＿＿＿主之。邪闭心包，神昏舌短，内窍不通，饮不解渴者，＿＿＿＿＿主之。津液不足，无水舟停者，间服＿＿＿＿＿，再不下者，＿＿＿＿＿主之。"

3. 叶天士引张凤逵所说："暑病首用＿＿＿＿，继用＿＿＿＿，再用＿＿＿＿"，概括了暑温邪在气分阶段不同证型的治疗大法。

4. "上燥＿＿＿＿，中燥＿＿＿＿，下燥＿＿＿＿"可作为秋燥初、中、末三期治疗大法的概括。

二、选择题

（一）A 型题

1. 从概念、发病机理和治疗原则上将温病与伤寒明确区分开来的医家是：
   A. 王叔和　　B. 孙思邈
   C. 朱肱　　　D. 王安道

   E. 刘河间
2. "邪之所着，有天受，有传染"，语出：
   A.《内经》　　　B.《难经》
   C.《温疫论》　　D.《温病条辨》
   E.《温热论》
3. "伏寒化温"的学说源于：
   A.《温热论》　　B.《内经》
   C.《脉经》　　　D.《温病条辨》
   E.《伤寒论》
4. 下列发热类型哪项不属于气分：
   A. 寒热往来　　B. 壮热
   C. 身热夜甚　　D. 日晡潮热
   E. 身热不扬
5. 血分热毒极盛最可能见到的舌象是：
   A. 舌紫起刺（杨梅舌）
   B. 紫晦而干（猪肝舌）
   C. 绛舌光亮如镜（镜面舌）
   D. 绛而干燥
   E. 舌苔老黄，焦燥起刺
6. 舌质紫绛苔白厚如积粉见于：
   A. 温疫病湿热秽浊郁闭膜原
   B. 温病兼有胃中宿滞，挟秽浊郁伏
   C. 湿遏热伏的征象
   D. 湿阻气分，浊邪上泛
   E. 浊之气上泛，胃气衰败
7. 热在营血而兼有痰湿秽浊之舌象为：
   A. 舌绛而兼黄白苔
   B. 舌绛上罩粘腻苔垢
   C. 舌淡红无津，色不荣润
   D. 舌紫而瘀暗，扪之潮湿
   E. 舌淡紫青滑

8. 温病治疗中"分消走泄"法属于：
   A. 泄卫透表法　　B. 通下法
   C. 和解表里法　　D. 清解气热法
   E. 以上都不是

9. 在清解气热法的运用上，下列提法欠
妥的是：
   A. 热初传气，表犹未净者，可在清
      气泄热中合以透表之品
   B. 清解气热法用于邪已离表又未入
      里之热证
   C. 气热亢盛，津液受伤者，可在清
      气泄热中合以生津养液之品
   D. 热入气分，壅阻于肺者，可在清
      气泄热中合以宣畅肺气之品
   E. 热壅气分，郁而化火者，宜清热
      泻火

10. 症见发热，微恶风寒，无汗或少汗，
头痛，咳嗽，口微渴，颈肿咽痛，苔薄白，舌边尖
红，脉浮数。选用下列哪一处方最适宜：
   A. 普济消毒饮
   B. 清咽栀豉汤
   C. 银翘散
   D. 桑菊饮
   E. 银翘散加马勃，玄参

11. 宣白承气汤证属吴鞠通所说的哪种
治法：
   A. 气血合治法　　B. 二肠合治法
   C. 邪正合治法　　D. 脏腑合治法
   E. 两少阴合治法

12. 温病身热已退，肺胃阴伤，干咳不
已，口舌干燥而渴，舌红少苔，治宜：
   A. 增液汤　　B. 生脉散
   C. 桑杏汤　　D. 沙参麦冬汤
   E. 竹叶石膏汤

13. 温病高热，神昏谵语，喉中痰鸣，
治宜选用：
   A. 至宝丹　　　　B. 紫雪丹
   C. 安宫牛黄丸　　D. 苏合香丸

   E. 玉枢丹

14. 身灼热，神昏谵语，口干漱水不欲
咽，皮肤、黏膜血斑进行性扩大，舌质深绛，
脉细数而涩。治宜：
   A. 犀角地黄汤　　B. 清瘟败毒饮
   C. 犀地清络饮　　D. 神犀丹
   E. 清营汤

15. 身热，口苦而渴，干呕，心烦，小
便短赤，胸胁不舒，舌红，苔黄，脉弦数。
治宜：
   A. 黄芩汤加豆豉，玄参
   B. 小柴胡汤
   C. 蒿芩清胆汤
   D. 黄连温胆汤
   E. 清营汤加豆豉

16. 身热心烦，小便色黄，口渴自汗，
气短而促，肢倦神疲，苔黄干燥，脉虚无力，
证属：
   A. 暑入阳明，津气受伤
   B. 暑湿伤气
   C. 暑伤津气
   D. 津气欲脱
   E. 暑伤心肾

17. 清燥救肺汤治疗秋燥病中哪个证型
最合适：
   A. 燥干清窍
   B. 肺燥肠热，络伤咳血
   C. 肺胃阴伤
   D. 燥热伤肺
   E. 燥热犯卫

18. 在湿温病的治疗中，下列哪项提法
是欠妥的？
   A. 治疗总则是分解湿热，清热祛湿
      并治
   B. 湿重热轻者，以苦温芳化，燥湿
      运脾为主，辅以苦寒清热
   C. 热重湿轻者，以清泄胃热为主，
      兼以苦温燥湿

D. 初起，邪遏卫气者，治宜芳香宣化，忌用淡渗利湿

E. 若湿热完全化燥化火者，治疗则与一般温病相同

19. 患者，女，23岁，3月6日因野外作业，淋雨后当晚感身体不适。初为恶寒少汗，身体微热，午后较重，头身酸重，肢倦乏力，胸闷脘痞，不欲饮食，苔腻，脉濡缓。5天来未见好转，发热不退，汗出，口渴不欲饮，苔黄腻，脉濡数。其诊断为：

    A. 伏暑　　B. 暑湿

    C. 风温　　D. 湿温

    E. 暑温

20. 温病症见：寒热往来，寒甚热微，身痛有汗，手足沉重，呕逆胀满，苔白厚腻如积粉，脉缓。病机为：

    A. 湿浊偏盛，邪阻膜原，阳气受郁

    B. 湿热郁阻少阳，枢机不利，郁热偏重

    C. 湿热久留，阳气受伤，气机受郁

    D. 湿热郁伏，阳气受伤，湿盛阳微

    E. 寒湿郁表，卫阳受遏，邪正交争

21. 温病症见：发热，汗出不解，口渴不欲多饮，脘痞呕恶，心中烦闷，便溏色黄，小便短赤，苔黄腻，脉濡数。治宜选用：

    A. 三仁汤

    B. 三石汤

    C. 白虎加苍术汤

    D. 王氏连朴饮

    E. 蒿芩清胆汤

22. 温病症见：发热口渴，胸闷腹胀，肢酸倦怠，咽喉肿痛，小便黄赤，身目发黄，苔黄而腻，脉滑数，治宜选用：

    A. 三仁汤

    B. 白虎加苍术汤

    C. 王氏连朴饮

    D. 银翘散加板蓝根、射干

    E. 甘露消毒丹

23. 暑天初起症见发热恶寒，头痛无汗，身形拘急，胸痞心烦，舌苔薄腻。为：

    A. 冒暑　　B. 暑秽

    C. 暑风　　D. 暑痫

    E. 暑瘵

24. 暑湿病，病人寒热似疟，心烦口渴，脘痞，身热，午后较甚，入暮尤剧，天明得汗诸症稍减，但胸腹灼热不除，苔黄白而腻，脉弦数。其辨证是：

    A. 暑湿郁阻少阳

    B. 邪阻膜原

    C. 暑伤心肾

    D. 暑湿余邪未净

    E. 邪留阴分

25. 东垣清暑益气汤组成中哪一项是错误的：

    A. 黄芪，党参，苍术

    B. 升麻，橘皮，白术

    C. 泽泻，黄柏，麦冬

    D. 黄芩，栀子，芦根

    E. 当归，青皮，六曲

26. 大头瘟初起，头面红肿热痛而未成脓时，可使用下列何方外敷：

    A. 碧玉散　　B. 金黄散

    C. 玉钥匙　　D. 锡类散

    E. 珠黄散

27. 壮热，汗多，口渴，烦躁，咽喉红肿糜烂，气道阻塞，声哑气急，丹痧密布，赤紫成片，舌绛干燥，遍起芒刺，状如杨梅，脉细数，其治疗最适宜的处方是：

    A. 普济消毒饮　　B. 清咽栀豉汤

    C. 黄连解毒汤　　D. 清瘟败毒饮

    E. 凉营清气汤

28. 患者，38岁，旅游时经过疫区，8月3日回家后出现发热，头痛，胁肋胀痛，脘痞腹胀，恶心呕吐，口不渴，身重乏力，便溏，苔白腻，脉濡。治宜：

    A. 胃苓汤　　B. 燃照汤

C. 达原饮　　D. 蚕矢汤

E. 神犀丹

29. 叶天士认为用苦泄法治疗湿热痰浊内结于胃之证，症见胃脘痞闷，其舌象应是：

A. 白而不燥　　B. 灰白不燥

C. 或黄或浊　　D. 黄白相兼

E. 黄而干燥

30. "阴湿伤表"和"阳湿伤表"临床主要鉴别点在于：

A. 有无发热　　B. 有无恶寒

C. 有无口渴　　D. 有无汗出

E. 有无头痛

（二）B 型题

A. 王叔和　　B. 刘河间

C. 叶天士　　D. 王安道

E. 朱肱

1. 提出"六气皆从火化"的医家是：

2. 首先提出"温病不得混称伤寒"的医家是：

A. 银翘散加藿香，郁金

B. 银翘散加天花粉

C. 银翘散加马勃，玄参

D. 银翘散加杏仁

E. 桑菊饮

3. 风温"邪袭肺卫"兼肺气被郁咳嗽较甚者，宜用：

4. 风湿"邪袭肺卫"兼胸膈闷者，宜用：

A. 藿朴夏苓汤　　B. 王氏连朴饮

C. 三仁汤　　　　D. 甘露消毒丹

E. 新加香薷饮

5. 湿温初起，邪遏卫气，湿重于热，表湿明显者，治疗宜选：

6. 湿温初起，湿中蕴热，里湿较甚者，治疗宜选：

A. 叶天士　　B. 薛生白

C. 吴鞠通　　D. 王孟英

E. 吴又可

7. 明确提出导致湿温病的原因是"内不能运水谷之湿，外复感时令之湿"的医家是：

8. 明确提出导致湿温病的原因是"太阴内伤，湿饮停聚，客邪再至，内外相引"的医家是：

A. 承气辈　　　B. 复脉汤

C. 枳实导滞汤　　D. 黄连阿胶汤

E. 加减复脉汤

9. 风温、温热、温疫、温毒、冬温，邪热羁留阳明日久，若症见"身热面赤，口干舌燥，甚则齿黑唇裂，脉沉实者"，治宜选用：

10. 风温、温热、温疫、温毒、冬温，邪热羁留阳明日久，若症见"脉虚大，手足心热甚于手足背者"，治宜选用：

（三）X 型题

1. 以下哪些不属新感温病的特点：

A. 感邪即发

B. 传变迅速

C. 初起出现表热证，无里热证

D. 初起即见里热见症，且其证候表现与当令主气的致病特点不一致

E. 初起可见里热见症，但其临床表现与当令主气的致病特点一致

2. 湿热病邪的致病特点是：

A. 病位以肺为主

B. 病位以脾胃为主

C. 易于困遏清阳，阻滞气机

D. 病势缠绵，传变较慢

E. 易于逆传心包

3. 气分证的辨证要点是：

A. 壮热　　B. 不恶寒

C. 口渴　　D. 汗多

E. 苔黄

4. 温病寒热往来见于：

A. 湿热痰浊郁阻少阳，枢机不利

B. 邪留三焦，气化失司

C. 热结肠腑，阳明腑实

D. 湿热秽浊郁闭膜原

E. 湿中蕴热，热为湿遏

5. 清解气热法有：

A. 清泄少阳　　B. 通腑泄热

C. 辛寒清气　　D. 清热泻火

E. 轻清宣气

6. 吴鞠通提出用白虎汤有四禁，是指：

A. 脉浮弦而细者　　B. 脉沉者

C. 便溏者　　D. 汗不出者

E. 不渴者

7. 风温邪袭肺卫，兼挟颈肿咽痛者，可用银翘散加：

A. 山栀子　　B. 马勃

C. 黄芩　　D. 浙贝

E. 玄参

8. 鉴于伏暑发病季节有秋冬迟早之不同，因而又有以下哪些名称？

A. 伏暑秋发　　B. 冬月伏暑

C. 伏暑晚发　　D. 晚发

E. 初春伏暑

9. 菖蒲郁金汤方中，除菖蒲郁金外尚有：

A. 炒山栀子，青连翘

B. 玉枢丹

C. 鲜竹叶，淡竹沥

D. 木通，竹芯草

E. 粉丹皮

10. 《温热论》中治疗邪气始终在气分流连的"益胃"之法是指：

A. 和胃降逆　　B. 补益胃气

C. 清气生津　　D. 宣展气机

E. 灌溉汤液

三、改错题

1. 三甲复脉汤中的"三甲"是指鳖甲、龟甲和穿山甲。

2. 透热转气常用的药物为犀角、玄参、羚羊角之类。

3. 暑湿积滞，郁结肠道，下之宜猛。

4. 牙齿光燥如石为肾阴枯竭之象。

四、简答题

1. 温病运用祛湿清热法时应注意什么？

2. 王氏清暑益气汤和东垣清暑益气汤的药物组成及主治有何不同？

五、问答题

1. 湿热病，湿热结于下焦，而表阳暂亡，见手足冷，脉细如丝或绝，为何不治以温阳法，而主以五苓散加减治疗？

2. 如何理解"治上焦如羽（非轻不举）、治中焦如衡（非平不安）、治下焦如权（非重不沉）。"

六、病例分析

某男，16岁，学生。首诊日期：1995年2月18日

主诉：因高热、头痛、呕吐1天，由急诊入院。

病史简介：患者于本月16日，外出受凉后出现发热、头痛、微恶寒、口渴、心烦等，自服"感冒药"治疗未见好转，今起诸症加重，头痛如劈，呕吐频频、有力，由其家人送来急诊。接诊时体温40℃，烦躁，面色红赤，头痛难忍，汗出湿衣，肌肤斑点，颈项强直，呼吸气粗，口渴欲饮，呕吐时作；查克氏征（＋），布氏征（十），脑脊液混浊，血象白细胞总数及中性粒细胞明显增高，舌红苔黄干，脉洪数。

对该病例进行诊断（包括病名和证型），辨证分析，拟出治法和方药。

📖答案

一、填空题

1. 猛　轻　邪已尽　邪未尽　硬

2. 新加黄龙汤　宣白承气汤　导赤承气汤　牛黄承气汤　增液　增液承气汤

3. 辛凉　甘寒　酸泄酸敛

4. 治气　增液　治血

二、选择题

（一）A 型题

1. D　2. C　3. B　4. C　5. A　6. A　7. B
8. C　9. B　10. E　11. D　12. D　13. C
14. B　15. A　16. C　17. D　18. D　19. D
20. A　21. D　22. E　23. A　24. A　25. D
26. B　27. E　28. A　29. C　30. D

（二）B 型题

1. B　2. D　3. D　4. A　5. A　6. C　7. C
8. B　9. A　10. E

（三）X 型题

1. B D　2. B C D　3. A B C E　4. A B D
5. C D E　6. A B D E　7. B E　8. A B C D　9. A B C D E　10. C D E

三、改错题

1. 应改为：三甲复脉汤中的"三甲"是指鳖甲、龟甲和牡蛎。

2. 应改为：清解营热常用的药物为犀角、玄参、羚羊角之类。

3. 应改为：暑湿积滞，郁结肠道，下之宜轻。

4. 应改为：牙齿光燥如石为胃热津伤之象。

四、简答题

1. 答：温病运用祛湿清热法时应注意如下几点：①应权衡湿与热的偏轻偏重，用祛湿、清热之品有所侧重。②如湿已化燥者，不可再用。③素体阴亏者慎用。

2. 答：王氏清暑益气汤的药物有：西洋参、石斛、麦冬、黄连、竹叶、知母、荷梗、甘草、粳米、西瓜翠衣，主要用于暑温，暑热伤及津气而出现自汗，气短神疲，舌苔黄而干燥等表现者。东垣清暑益气汤的药物有：黄芪、苍术、党参、升麻、橘皮、白术、泽泻、黄柏、麦冬、当归、六曲、五味子、甘草，主要用于暑湿，暑湿内蕴而损及元气，而见身热自汗，神疲气短，大便溏薄，苔腻脉浮大无力等表现者。

五、问答题

1. 答：因为表阳暂亡不得恢复与湿热阻结于下焦，使表里不通，在里之阳气一时不能达于肌表有关，此时只需祛湿通阳，使表里相通，里阳外达，表阳即可恢复，而"通阳不在温，而在利小便"，故以五苓散为主加减治疗。若妄用温阳法，有化燥伤阴之虞。

2. 答：治上焦如羽（非轻不举）是指治疗上焦病证要用轻清升浮的药物为主，因为非轻浮上升之品就不能达到在上的病位，用药剂量也要轻，煎煮时间也要短，不要过用苦寒沉降之品。治中焦如衡（非平不安）可从三个方面理解，其一：邪入中焦，用药既不可轻清上越，也不可重坠下趋，宜平衡气机升降为准；其二：对于中焦温热性质病证，要注意去邪气之盛而复正气之衰，使归于平；其三：对于中焦湿热性病证，要注意分消湿热，升脾降胃，不可偏治一边。治下焦如权（非重不沉）是指治疗下焦病证要注意使用重镇平抑、厚味滋潜之品，使之直达于下。

六、病例分析

诊断：春温。

辨证：气营两燔。

辨证分析：患者发病于春季，初起表里同病，因治疗不当，病情发展，见高热，面色红赤，头痛难忍，汗出湿衣，口渴欲饮，脉洪数等阳明胃热盛的表现，符合春温起病的特点，初起即见里热证，发展迅速等。又因热盛津伤，邪热内迫营血，故见肌肤发斑，颈项强直可知有动风之势；面色红赤，头痛难忍，舌红苔黄均为胃热炽盛之征象。

治法：清气泄热，凉血化斑，佐以熄风。

方药：化斑汤加减：水牛角（先煎）30g，玄参15g，生石膏（先煎）30g，知母12g，大青叶30g，葛根30g，芦根15g，钩藤（后下）12g，蚤休15g，地龙10g，姜竹茹10g，甘草6g。清水800ml煎取200ml，分2次温服，每日2剂。